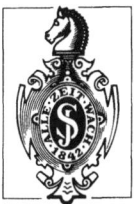

Hans-Rudolf Henche · Jörg Holder

Die Arthroskopie des Kniegelenks

Diagnostik und Operationstechniken

Zweite, neubearbeitete und erweiterte Auflage

Zeichnungen von
F. Freuler und M. Jauch

Mit 225 meist farbigen Abbildungen
in 391 Einzeldarstellungen

Springer-Verlag Berlin Heidelberg GmbH

Priv.-Doz. Dr. Hans-Rudolf Henche
Kreiskrankenhaus Rheinfelden
7888 Rheinfelden

Dr. Jörg Holder
Friedberger Anlage 31
6000 Frankfurt 1

ISBN 978-3-662-06628-7   ISBN 978-3-662-06627-0 (eBook)
DOI 10.1007/978-3-662-06627-0

CIP-Kurztitelaufnahme der Deutschen Bibliothek

Henche, Hans-Rudolf:
Die Arthroskopie des Kniegelenks: Diagnostik u. Operationstechniken
Hans-Rudolf Henche; Jörg Holder.
Zeichn. von F. Freuler u. M. Jauch. –
2. Aufl. – Berlin; Heidelberg; New York
London; Paris; Tokyo: Springer, 1988

NE: Holder, Jörg

Dieses Werk ist urheberrechtlich geschützt. Die dadurch begründeten Rechte, insbesondere die der Übersetzung, des Nachdrucks, des Vortrags, der Entnahme von Abbildungen und Tabellen, der Funksendung, der Mikroverfilmung oder der Vervielfältigung auf anderen Wegen und der Speicherung in Datenverarbeitungsanlagen, bleiben, auch bei nur auszugsweiser Verwertung, vorbehalten. Eine Vervielfältigung dieses Werkes oder von Teilen dieses Werkes ist auch im Einzelfall nur in den Grenzen der gesetzlichen Bestimmungen des Urheberrechtsgesetzes der Bundesrepublik Deutschland vom 9. September 1965 in der Fassung vom 24. Juni 1985 zulässig. Sie ist grundsätzlich vergütungspflichtig. Zuwiderhandlungen unterliegen den Strafbestimmungen des Urheberrechtsgesetzes.

© Springer-Verlag Berlin Heidelberg 1978 and 1988
Ursprünglich erschienen bei Springer-Verlag Berlin Heidelberg New York 1988
Softcover reprint of the hardcover 2nd edition 1988

Die Wiedergabe von Gebrauchsnamen, Handelsnamen, Warenbezeichnungen usw. in diesem Werk berechtigt auch ohne besondere Kennzeichnung nicht zu der Annahme, daß solche Namen im Sinne der Warenzeichen- und Markenschutz-Gesetzgebung als frei zu betrachten wären und daher von jedermann benutzt werden dürften.

Produkthaftung: Für Angaben über Dosierungsanweisungen und Applikationsformen kann vom Verlag keine Gewähr übernommen werden. Derartige Angaben müssen vom jeweiligen Anwender im Einzelfall anhand anderer Literaturstellen auf ihre Richtigkeit überprüft werden.

Reproduktion der Abbildungen: Graphische Kunstanstalt G. Dreher, 7000 Stuttgart

Vorwort zur zweiten Auflage

Wir erleben z. Z. einen Siegeszug der Arthroskopie und arthroskopischen Chirurgie, wie ihn sich nur wenige vor 10 Jahren hätten träumen lassen. Diese stürmische Entwicklung machte eine Neuauflage notwendig. Bei genauem Hinsehen handelt es sich nicht um eine Neuauflage, sondern um eine wesentlich veränderte und stark erweiterte Neufassung des gesamten Buches. Um einen vollständigen Überblick über die verschiedenen diagnostischen und insbesondere operativen Techniken im arthroskopischen Verfahren geben zu können, hat sich Jörg Holder bereit erklärt, an diesem Buch entscheidend mitzuarbeiten. Er hat so seine Kenntnisse und reiche Erfahrung in das Buch mit eingebracht. Ein weiterer Vorteil ist, daß Holder als lupenreiner „Wassermann" auf diese Technik besonders eingeht. Der Leser kann sich nun über beide Techniken der Gas- und Flüssigkeitsfüllung bestens informieren und die ihm angenehme Auswahl treffen.

Gegenüber der ersten Auflage ist besonders auffällig, daß das Schwergewicht der Arthroskopie – und dies wird in den nächsten Jahren noch mehr zunehmen – nicht mehr die Diagnostik, sondern eindeutig die Therapie darstellt.

Wir danken all denen, die für das Gelingen der 2. Auflage des Buches einen entscheidenden Teil beigesteuert haben, insbesondere unseren beiden Zeichnern.

Rheinfelden-Frankfurt,   Hans-Rudolf Henche
Oktober 1987   Jörg Holder

Vorwort zur ersten Auflage

Die Aussicht, mit einer dünnen Optik in ein Kniegelenk hineinzuschauen und so bei unklaren Kniebeschwerden die Diagnose exakt stellen zu können, hat Chirurgen und Orthopäden seit Anfang dieses Jahrhunderts fasziniert. Unabhängig voneinander haben Eugen Bircher und Kenji Takagi dieses Wagnis Anfang des 20. Jahrhunderts unternommen. Von ihren Zeitgenossen haben sie dafür keinen Beifall erhalten, denn es war ihnen nicht möglich, das Gesehene zu dokumentieren und die Zweifler zu überzeugen.

Da die Knorpelerkrankungen des Kniegelenks klinisch schwer zu diagnostizieren und zu beurteilen sind, ist es verständlich, daß an einer orthopädischen Klinik wie Basel die Methode der Arthroskopie früh erprobt wurde. Mein Lehrer, Herr Professor Dr. Erwin Morscher, hatte sich bei Robert W. Jackson in Toronto davon überzeugt, daß es möglich war, mit der Arthroskopie das Kniegelenkinnere zu inspizieren. Als er 1970 die Leitung der Orthopädischen Klinik, Basel, übernahm, gab er mir den damals recht unangenehmen Auftrag, mich mit der Arthroskopie des Kniegelenks zu befassen. Wir begannen 1971, solche Patienten arthroskopisch zu untersuchen, bei denen die Diagnose feststand und bei denen die Arthrotomie direkt im Anschluß an die Arthroskopie durchgeführt wurde.

Die ersten Untersuchungen endeten häufig kläglich. Wir gingen nach der von Watanabe in seinem Arthroskopie-Atlas beschriebenen Technik vor. Trotzdem gelang es uns nur selten, eine Knorpelfläche exakt zu identifizieren.

Mit Hilfe des Operationspersonals wurde im Verlauf der Jahre 1971/72 die beschriebene Untersuchungstechnik entwickelt. Besonderen Dank schulde ich Herrn Professor Hügin, der mit bei der Lösung technischer Probleme half.

In den letzten Jahren hat sich die Untersuchungsmethode der Arthroskopie an vielen Kliniken durchgesetzt. Die Anfragen der Kollegen, die mit dieser Methode beginnen wollten, brachten mich auf die Idee, meine Erfahrungen niederzuschreiben. Mein Buch soll auch diejenigen ermutigen, die wie ich die bittere Erfahrung machten, daß diese anscheinend so leichte Methode anfänglich unbefriedigende Ergebnisse bringt. Die Aufzählung der Komplikationen und Fehlerquellen nimmt deshalb in diesem „Kochbuch" einen gebührenden Raum ein.

Große Verdienste bei der Entstehung des Buches hat Dr. Franz Freuler, der die erklärenden Zeichnungen zu den Bilddokumenten lieferte. Ihm sei an dieser Stelle herzlich gedankt. Hilfe in der fotografischen Dokumentation erhielt ich in großem Ausmaß von Frau Thierstein, ohne deren präzise Arbeit diese Dokumentation wohl nicht entstanden wäre. Stellvertretend für alle Sekretärinnen möchte ich Fräulein R. Wagner meinen Dank aussprechen.

Mir ist bewußt, daß dieses Buch zu einem Zeitpunkt erscheint, da das Experimentieren mit der Arthroskopie der klinisch routinemäßigen Anwendung weicht. Im Laufe der nächsten Jahre wird diese Untersuchung mit Sicherheit einen weiteren kraftvollen Aufschwung nehmen. Wenn dieses Buch dazu beitragen kann, so ist sein Zweck erfüllt.

Rheinfelden, Mai 1978   H.R. Henche

Inhaltsverzeichnis

Allgemeiner Teil

1	Geschichtlicher Rückblick	3
2	Instrumentarium	6
2.1	Dicke des Arthroskops	6
2.2	Linsenqualität	6
2.3	Grundinstrumentarium	7
2.4	Doppelbetrachtersysteme	12
2.5	Operationsarthroskope	13
2.6	Photoausrüstung	13
2.7	Videosysteme	14
3	Wie erlernt man die Arthroskopie?	18
4	Dokumentation der Arthroskopieuntersuchung	21
4.1	Schriftliche Dokumentation	21
4.2	Photodokumentation	21
4.3	Videodokumentation	21
5	Indikationen zur Arthroskopie	24
6	Vorbereiten des Patienten für die Arthroskopie	25
6.1	Aufklärung und Einbestellung	25
6.2	Lagerung	25
7	Vorbereitungen der Operationsschwester zur Arthroskopie	29
8	Pflege des Instrumentariums	30
9	Anästhesie bei der Arthroskopie	31
9.1	Allgemeinnarkose	31
9.2	Regionalanästhesie	31
9.3	Lokalanästhesie	32
9.4	Technik der Lokalanästhesie	32
10	Zugänge zum Kniegelenk	35
11	Untersuchung in flüssigem oder gasförmigem Medium?	38
11.1	Auffüllen des Gelenks mit Flüssigkeit	38
11.2	Auffüllen des Kniegelenkinnenraums mit Gas	40
11.3	Auffüllen des Knieinnenraums mit Flüssigkeit im Wechsel mit Gas	42

12	Anatomische Vorbemerkungen	43
13	Die arthroskopische Untersuchung	46
13.1	Einführen des Arthroskops ins Kniegelenk	46
13.2	Inspektion des Kniegelenks bei lateralem Zugang in schematischer Reihenfolge	50
14	Pathologische Veränderungen des Knieinnenraums	66
14.1	Capsula synovialis	66
14.2	Pathologische Veränderungen des medialen Meniskus	66
14.3	Pathologische Veränderungen am lateralen Meniskus	71
14.4	Pathologie des Gelenkknorpels	74
14.5	Chondropathia patellae	78
14.6	Osteochondrosis dissecans	80
14.7	Pathologie des vorderen Kreuzbandes aus arthroskopischer Sicht	81
14.8	Pathologie des hinteren Kreuzbandes aus arthroskopischer Sicht	83
14.9	Pathologie der Plicae – Voroperierte Kniegelenke	85
15	Beurteilung und Begutachtung fraglich traumatischer Knieinnenschäden	88

Arthroskopische Operationen

16	Voraussetzungen für die operative Arthroskopie	93
16.1	Anästhesie	94
16.2	Lagerung	94
16.3	Blutsperre, Abdeckung	96
16.4	Gasfüllung, Flüssigkeitsspülung	96
16.5	Inzisionen	97
16.6	Operationsinstrumentarium	99
17	Entfernung freier Gelenkkörper	102
18	Arthroskopische Meniskusoperation	106
19	Technik der arthroskopischen Innenmeniskusoperation	108
19.1	Medialer Korbhenkelriß	108
19.2	Zirkulärer Hinterhornbasisriß	116
19.3	Lappenriß	123
19.4	Radiärer Einriß	129
19.5	Tangentiale, horizontale und inkomplette Einrisse	134
19.6	Degenerative Veränderungen und Auffaserungen	136
19.7	Subtotale mediale Meniskektomie	139
20	Technik der arthroskopischen Außenmeniskusoperation	141
20.1	Lateraler Korbhenkelriß	141
20.2	Laterale Hinterhornresektion	147
20.3	Laterale Vorderhornresektion	150
20.4	Lateraler Scheibenmeniskus	154

21	Eingriffe am Gelenkknorpel	158
22	Andere arthroskopische Operationen	165
22.1	Eingriffe an der Membrana synovialis	165
22.2	Resektion einer hypertrophischen medialen Plica synovialis	165
22.3	Eingriffe am Kreuzband	168
22.4	Meniskusnaht	168
22.5	„Lateral release"	169
22.6	Metallentfernung und Entfernung von Fremdkörpern	173
22.7	Elektrochirurgie	173
23	Abschluß der Operation und Weiterbehandlung	175
24	Komplikationen, Probleme und Gefahren der operativen Arthroskopie	178
25	Praxis der operativen Arthroskopie	180
26	Arthroskopische Operationen unter Gasfüllung des Kniegelenks	180
27	Miniarthrotomie in Lokalanästhesie	182
28	Ausblick	183
	Literaturverzeichnis	184
	Sachverzeichnis	189

Allgemeiner Teil

KAPITEL 1
Geschichtlicher Rückblick

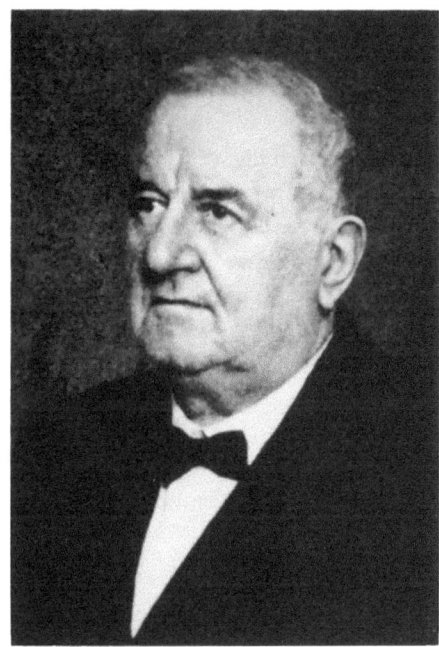

Abb. 1. Eugen Bircher

Das Bestreben der Ärzte, in das Innere der menschlichen Körperhöhlen hineinzuschauen, ist sehr alt. In der ersten Hälfte des 19. Jahrhunderts gelang es, den Kehlkopf, die Ohren und den Augenhintergrund zu spiegeln. Die Namen Ludwig Thürk, Freiherr von Troeltsch und Hermann Helmholtz bleiben mit diesen Pioniertaten für immer verbunden.

Die Erfindung des weißglühenden Platindrahtes und damit die Erfindung des elektrischen Lichtes machte es möglich, das Licht in die Körperhöhlen selbst hineinzubringen. Die ersten Versuche, die Harnblase und den Magen zu spiegeln, wurden in der 2. Hälfte des 19. Jahrhunderts unternommen. Max Nitze gilt als Vater der Zystoskopie. Ihm gelang es im Mai 1879 mit dem von ihm und von dem Instrumentenbauer Joseph Leitner entwickelten Apparat, das Innere der Blase für das Auge sichtbar zu machen. Die erste erfolgreiche Gastroskopie wurde wahrscheinlich von Mikulicz in Breslau ausgeführt. Ihm gelang es, bereits 1881 Einzelheiten im Bereich des Magens – wie z.B. das Pförtnerspiel – zu erkennen.

Die Entdeckung der Kohlefadenglühlampe durch Thomas Edison brachte für sämtliche endoskopischen Untersuchungsverfahren einen neuen Aufschwung. Die Zystoskopie war um die Jahrhundertwende bereits ein Routineverfahren. Auch Gastroskope – noch mit starrem Rohr – kamen wenige Jahre später heraus. Etwa parallel dazu entwickelte sich die Laparoskopie. Jakobaeus entwarf zusammen mit der Fa. Georg Wolff ein Instrument zur Inspektion der Bauchhöhle. Dieses Instrument sollte auch zum ersten Mal dazu benutzt werden, das Kniegelenkinnere sichtbar zu machen.

Der Schweizer Chirurg Eugen Bircher (Abb. 1) unternahm in den Jahren 1919/20 die ersten Versuche mit dem Laparoskop von Jakobaeus, das Kniegelenkinnere an Leichen zu betrachten. 1920/21 erfolgte die Anwendung beim Menschen. In seiner berühmt gewordenen Arbeit – der ersten Arbeit über die Arthroskopie überhaupt – im Zentralblatt für Chirurgie aus dem Jahre 1921 berichtete er über die Anwendung des Laparoskops für die Arthroskopie des Kniegelenks an 18 Patienten. Es gelang ihm, 13mal eine sichere Diagnose zu stellen, die durch die nachfolgende Operation bestätigt wurde. 3 Fälle blieben unsicher in der Deutung. Er berichtete nur von 2 Fehldiagnosen bei tuberkulösen Prozessen. Bircher führte den Eingriff fast immer in Allgemeinnarkose durch. Die Gelenkfüllung erfolgte mit Sauerstoff und Stickstoff.

Ein Jahr später, im Jahre 1922, berichtete Bircher in einer Arbeit über die Pathologie und Diagnose der Meniskusverletzungen über 20 endoskopisch untersuchte Kniegelenke. Es war ihm damals schon gelungen, 8 von 9 operativ bestätigten Meniskusverletzungen endoskopisch zu erkennen. Eugen Bircher schrieb am Schluß seiner Arbeit: „Die Methode der Arthroskopie gestattet uns, das Gelenkinnere sichtbar zu machen und krankhafte Veränderungen zu erkennen, d.h. die Diagnose aufgrund der Gesichtsbeobachtungen sicherzustellen. Sie ist dadurch allen übrigen Untersuchungsmethoden überlegen und läßt, ähnlich wie die Endoskopie der Blase, bestimmte Operationsindikationen stellen. Sie wird auch, wie diese, auf Widerstände stoßen, sicher aber an Boden gewinnen und sich so ausbauen lassen, daß sie, wie die Zystoskopie, unentbehrlich wird."

Unabhängig von Bircher hatte der Japaner K. Takagi aus Tokyo ab 1918 Versuche mit einem Zystoskop unternommen, das Kniegelenkinnere sichtbar zu machen (Abb. 2 und 3). So berichtet jedenfalls sein Schüler M. Watanabe. 1920 entwickelte er ein spezielles Gerät für die Endoskopie des Kniegelenks mit einem Durchmesser von 7,3 mm. Dieses Instrument war wegen seiner Dicke für die praktische Anwendung aber nicht geeignet. Erst im Jahre 1931 gelang es ihm, ein Arthroskop mit einem Durchmesser von 3,5 mm zu entwickeln. Takagi erweiterte die Kniegelenkhöhle durch Auffüllen mit Kochsalzlösung. Die erste Veröffentlichung über sein Arthroskop kam im Jahre 1933 in der Japanischen Zeitschrift für Orthopädie heraus.

Im englischen Sprachraum erschien die erste Arbeit über die Arthroskopie des Kniegelenks im Jahre 1925 von P.H. Kreuscher.

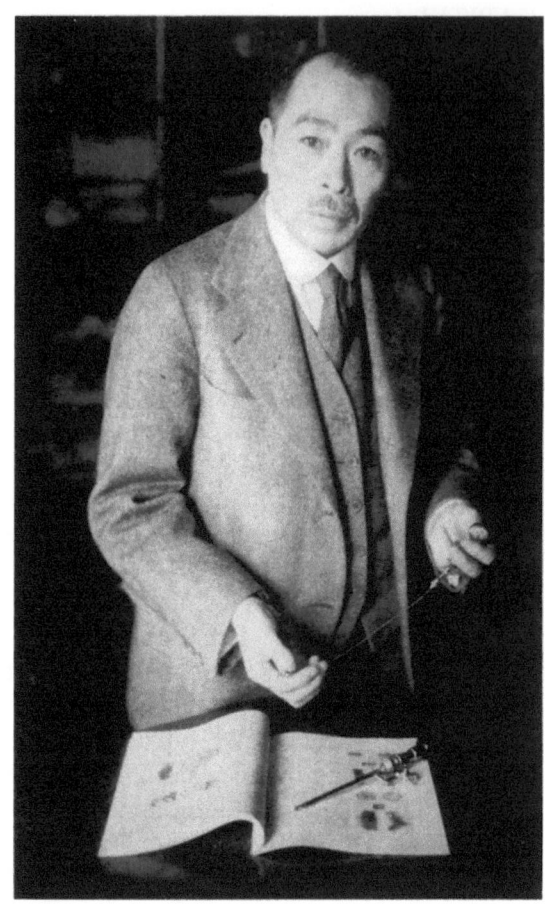

Abb. 2. K. Takagi

Abb. 3. Arthroskopie im Kantonsspital Aarau 1920

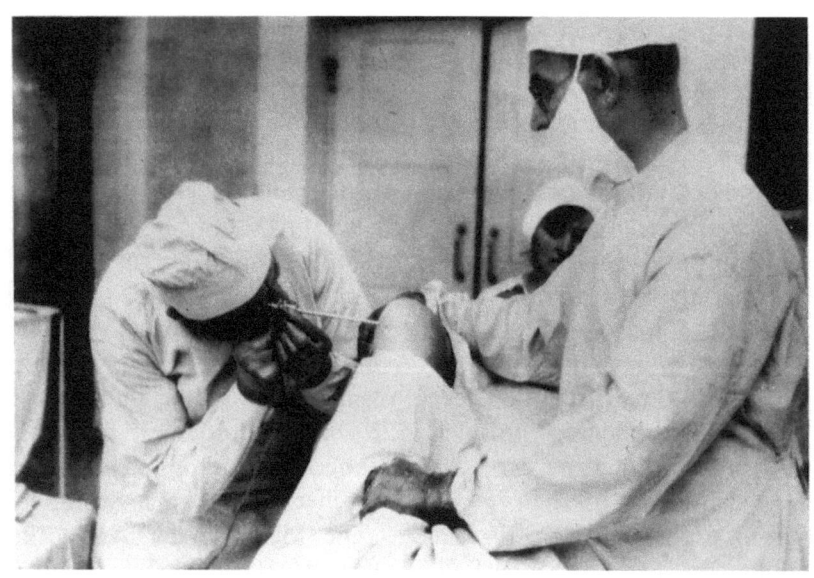

Dieser beschrieb ein von ihm eigens für die Arthroskopie entwickeltes Instrument. Er hielt diese Untersuchung für die Früherkennung der Meniskusläsion als besonders geeignet.

In New York arbeiteten zu Beginn der 30er Jahre M.S. Burman, H. Finkelstein und L. Mayer am „Hospital for Joint Diseases" ebenfalls an einem Instrumentarium zur Kniegelenkarthroskopie. Nach einer kurzen Veröffentlichung aus dem Jahre 1931 erschien 1934 eine Zusammenfassung des bisherigen Entwicklungsstandes. Diese Arbeit beschrieb zum ersten Mal eine genaue Technik der Arthroskopie. Die Autoren bevorzugten die Lokalanästhesie. Die Spülung erfolgte mit Ringer-Lösung. Nach Darstellung einer Systematik der Kniegelenkuntersuchung schilderten sie offen die Komplikationsmöglichkeiten während der Untersuchung. Sie berichteten über 30 untersuchte Fälle, wobei ihnen die Gonarthritis und die Meniskusläsion als Hauptindikationen für die arthroskopische Untersuchung des Gelenks erschienen.

In Deutschland wurde die Entwicklung dieser Untersuchungsmethode weiter fortgeführt. Im Jahre 1937 berichtete R. Sommer über mehrere Patienten, die er arthroskopisch untersuchte.

Auf Technik und Komplikationen während der Untersuchung ging er in seiner Veröffentlichung im Zentralblatt für Chirurgie nicht genauer ein. Gleich ihm hatte auch der Rheumatologe J. Vaupel, nur in Kenntnis der ersten Versuche von Bircher, die Arthroskopie in die Kniegelenkdiagnostik einzuführen versucht. Vaupel betonte als Rheumatologe deren Wichtigkeit bei der chronischen Arthritis. Es wurden von ihm einzelne Kniegelenke bis zu 3mal hintereinander arthroskopiert. Er erhoffte, dadurch Aufschlüsse über den Verlauf je nach Aussehen der Synovialis zu erhalten. Vaupel bemühte sich auch, seine Befunde photographisch festzuhalten. Während er für die normale Untersuchung ein Arthroskop mit einem Durchmesser von 3,1 mm benutzte, entwickelte er für die photographische Dokumentation ein Instrument mit einem Durchmesser von 4,7 mm. Der damalige Stand der Phototechnik ermöglichte jedoch noch keine guten Aufnahmen.

In einer Arbeit von K.H. Wilcke aus dem Jahre 1939 wurde eine gute Zusammenfassung über den damaligen technischen Stand der Arthroskopie im deutschen und englischen Sprachraum gegeben. Wilcke führte seine Arthroskopien nur an Leichen durch. Er beschrieb genau die Technik der Untersuchung. Kolorierte photographische Aufnahmen lassen den ungenügenden Stand der Phototechnik erkennen. In seiner Zusammenfassung schrieb er: „Die Endoskopie ist in geeigneten Fällen ein Verfahren, das die Untersuchungsmethoden des Kniegelenks und seiner Diagnostik bereichert, aber doch wohl nicht so, daß sie als Regeluntersuchung beim Lebenden empfohlen werden könnte."

Nach dem 2. Weltkrieg ging der Hauptanstoß zur Entwicklung der Arthroskopie des Kniegelenks von Japan aus. Anläßlich der Jahrestagung der Japanischen Orthopädischen Gesellschaft 1953 berichteten M. Watanabe, K. Sato und W. Kawashima über die klinische Anwendung dieser Untersuchung. 4 Jahre später, 1957, kam die Erstauflage des Atlas für Arthroskopie von M. Watanabe, S. Taketa und H. Ikeuchi heraus. Dieser Atlas schuf die Grundlage für die anschließende weltweite Verbreitung der Arthroskopie des Kniegelenks.

Die arthroskopische Chirurgie begann ebenfalls in Japan. Am 5.4.1962 entfernte Watanabe das erste Teilstück eines Meniskus. Die Anfänge waren außerordentlich schwierig. Es ist das große Verdienst von O'Connor, die Technik der operativen Arthroskopie entscheidend weiterentwickelt zu haben. Wichtige Anstöße kamen auch durch die Veröffentlichungen von R. Jackson und L. Johnson. Letzterer steht für die Entwicklung vieler arthroskopischer Operationen. Die Europäer lernten erst in den 70er Jahren wieder von den Amerikanern. Über England (Dandy) und Schweden (Eriksson, Gillquist) setzte sich die Verbreitung zunächst der diagnostischen und rasch darauf der operativen Arthroskopie auch im deutschsprachigen Raum durch.

KAPITEL 2

Instrumentarium

Bei der Anschaffung eines Arthroskops müssen dem zukünftigen Benutzer die verschiedenen Vor- und Nachteile der einzelnen Systeme bekannt sein. Als allgemeine Gesichtspunkte können gelten:

2.1 Dicke des Arthroskops

Bei der Inspektion des Kniegelenks spielt die Dicke des Arthroskops, d.h. der äußere Durchmesser des Trokars, eine gewisse Rolle. Noch vor wenigen Jahren glaubte man, mit sehr dünnen Arthroskopen besser in den hinteren Recessus des Kniegelenks vordringen zu können und dann auch bessere Sicht zu haben. Dies hat sich als weitgehend unwichtig erwiesen. Die Standarddicke der heutigen Arthroskope beträgt im äußeren Durchmesser 4–6 mm. In der Praxis hat sich herausgestellt, daß durch genügende Ausweitung des Kniegelenks und entsprechende Wahl der Blickwinkel mit einem solchen Arthroskop sämtliche Anteile des Kniegelenks ausreichend und gut betrachtet werden können. Dünnere Arthroskope liefern keine gute Bildqualität. Das Argument der geringeren Verletzungsgefahr des Knorpels bei Benutzung eines möglichst dünnen Arthroskops fällt bei standardisiertem Untersuchungsgang durch einen geübten Untersucher ebenfalls weg. Das dünne Arthroskop ist störungsanfälliger. Durch Verbiegung von Glasfasern kommt es zur Trübung der Optik und auch leichter zum Bruch des Endoskops.

2.2 Linsenqualität

Grundsätzlich kann man 2 optische Systeme unterscheiden: Linsensysteme (Abb. 4) und Glasfibersysteme. Das traditionelle Linsensystem mit hintereinanderliegenden Linsen wurde zugunsten des sog. Stablinsensystems verlassen. Die Kombination von Glasfiberelementen und Stablinsen ist möglich und wird heute fast allgemein angewendet (Storz, Olympus, Wolf). Entscheidend für die Bildqualität ist das Auflösungsvermögen des optischen Systems. Hier ist das Linsensystem einer Fiberglasoptik, die nur ein begrenztes Auflösungsvermögen hat, weit überlegen. Am deutlichsten wird dies bei der Dokumentation der arthroskopischen Befunde durch die Photographie.

Abb. 4. Linsensysteme

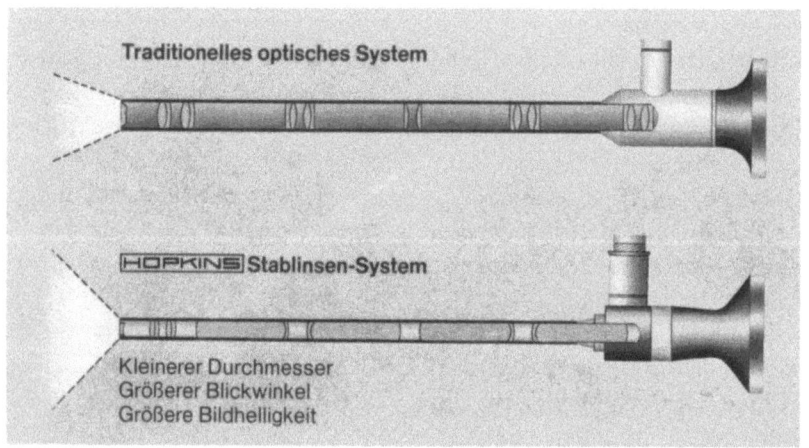

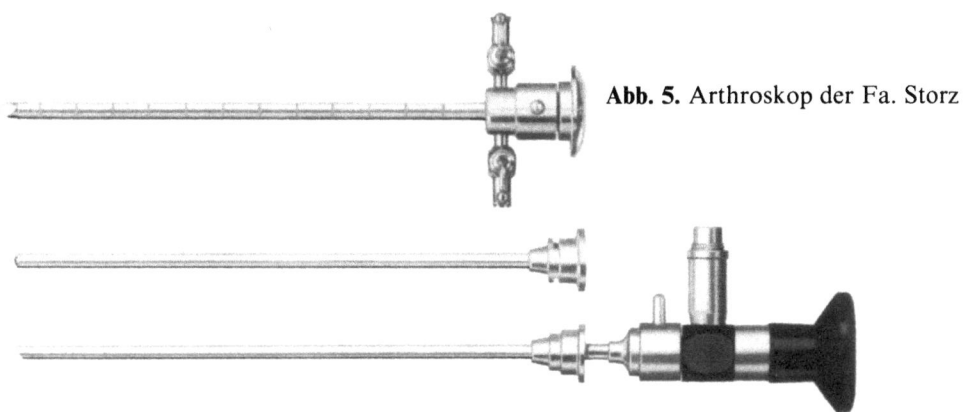

Abb. 5. Arthroskop der Fa. Storz

2.3 Grundinstrumentarium

Die Zusammenstellung des Grundinstrumentariums für die Arthroskopie soll am Beispiel des Arthroskops der Fa. Storz (Tuttlingen) besprochen werden (Abb. 5). Das Kernstück des Instrumentariums bildet die Stablinsenoptik, die gegenüber einem konventionellen Linsensystem eine erhöhte Lichtleitqualität aufweist. Die 4-mm-Optik ist in der Standardausführung 15 cm lang und weist in der Nähe des Okulars einen Anschluß für das Lichtleitkabel auf. Diese Optik ist, wie auch bei allen anderen Herstellern, in mehreren Ausführungen bezüglich der Blickrichtung erhältlich. Standardmäßig wird von fast allen Untersuchern die 30-%-Winkeloptik bevorzugt (Abb. 6). Erhältlich sind noch die 70-%-Winkeloptik, die insbesondere zur Inspektion der hinteren Recessus des Kniegelenks verwendet wird und die Geradeausoptik. Vorteil der Geradeausoptik ist, daß der Untersucher sein Instrument exakt in die Blickrichtung vorschieben kann. Auch bei der 30-%-Optik ist es noch möglich, den Raum zu sehen, in den das Instrument vordringt. Anders dagegen die 70-%-Optik. Sie bietet einen reinen Seitblick. Das Vorschieben des Instrumentes wird schwierig und ist mit ständiger Veränderung der Blickrichtung und letztlich nur blind

Abb. 6. Blickrichtungen und Gesichtsfeld der Optiken

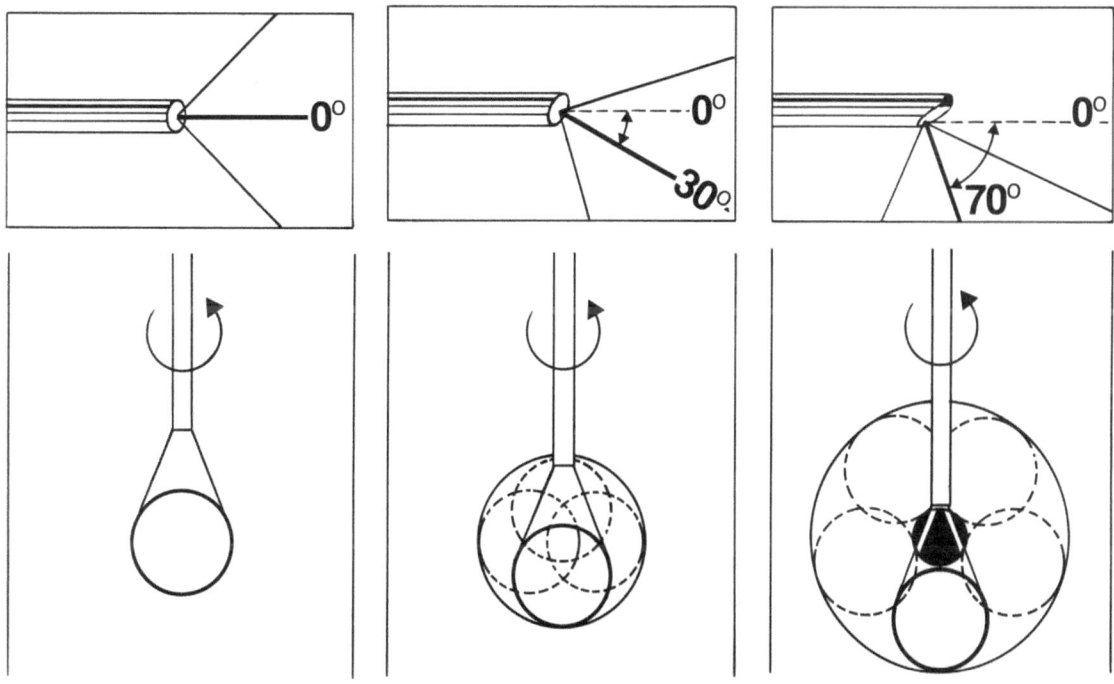

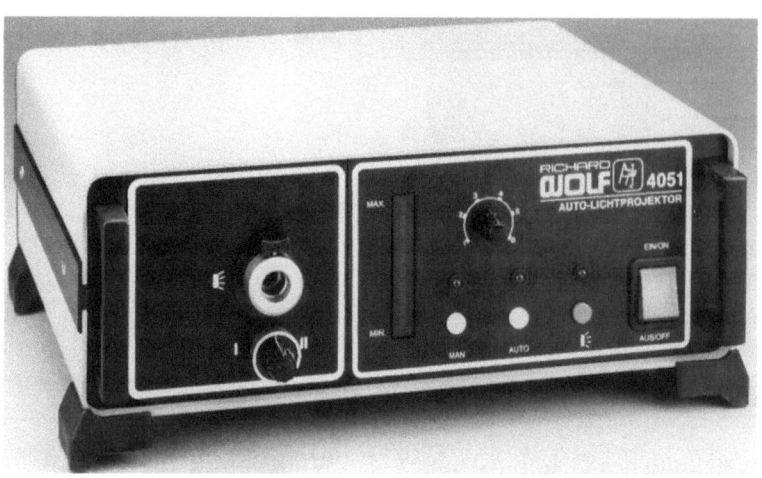

Abb. 7. Lichtquelle der Fa. Wolf

möglich. Die Benutzung dieser Optik bedarf der besonderen Erfahrung des Untersuchers.

Entscheidend wichtig ist, daß der Untersucher sich klarmacht, daß durch die Abwinklung der Blickrichtung das Gesichtsfeld durch Drehen der Optik um ein Vielfaches erweitert werden kann (Abb. 7). Eins der entscheidensten Kriterien, ob ein Untersucher die Arthroskopie beherrscht, ist der Umgang und das Wissen um die Möglichkeit dieser Blickfelderweiterung. Der Untersucher wird dann durch reines Drehen am Arthroskop, ohne Lageveränderung des Instruments, einen Rundblick im Knie vornehmen können. Ihm sollte immer bewußt sein, wohin sein Blick gerichtet ist. Dem Anfänger hilft die Diaphanie während der Untersuchung oder auch der palpierende Finger von außen. Als Merkmal für die Blickrichtung gilt bei allen Winkeloptiken der Anschluß des Lichtleitkabels. Je nach Firma ist das Lichtleitkabel entweder in Blickrichtung der Optik oder entgegengesetzt angebracht. Es kann nicht genug betont werden, daß dem wenig geübten Untersucher die Stellung seines Arthroskops im Knie und somit seine Blickrichtung immer bewußt sein muß.

Das optische System liegt während der Untersuchung in der Trokarhülse und wird durch diese feste Metallhülse vor Verbiegungen und somit Verletzungen geschützt. Die Trokarhülse hat gewöhnlich einen Durchmesser von ca. 6 mm und läßt – bei den verschiedenen Instrumentenherstellern etwas unterschiedlich – einen Spalt zwischen Trokarhülse und optischem System, damit Spülflüssigkeit bzw. Gas in das Knie eingebracht werden kann. Die Trokarhülse wird ergänzt durch den spitzen und stumpfen Trokar, mit deren Hilfe sie in das Kniegelenk eingelegt wird (s. arthroskopische Untersuchung). An der Trokarhülse selbst sind gewöhnlich 1–2 Anschlußhähne angebracht. Sie dienen zum Anschließen des Gas- oder Wasserzulaufs und zum Anschluß der Saugpumpe. Auf leichte Bedienung dieser Hähne, möglichst durch einen Finger, sollte geachtet werden. An der Trokarhülse ist ebenfalls ein Verschluß zum Arretieren der Optik angebracht. Die Instrumentenhersteller haben verschiedene Arretierungssysteme. Der Benutzer sollte darauf achten, daß auch hier die Bedienung unkompliziert ist und daß die Arretierung sich nicht zu leicht bei dem Untersuchungsgang öffnet. Das Einführen der Trokare in die Trokarhülse, die Verriegelung derselben, das Herausnehmen der Trokare und das Auswechseln durch die Optik und die Verriegelung derselben muß von dem Untersucher blind beherrscht werden. Eine vorherige Übung „im Trockenen" und noch besser an einem Modellknie ist deshalb unbedingt notwendig. Am Arthroskop, dicht in der Nähe des schwarzen Kunststoffokulars, befindet sich der Anschluß für das Kaltlicht. Das

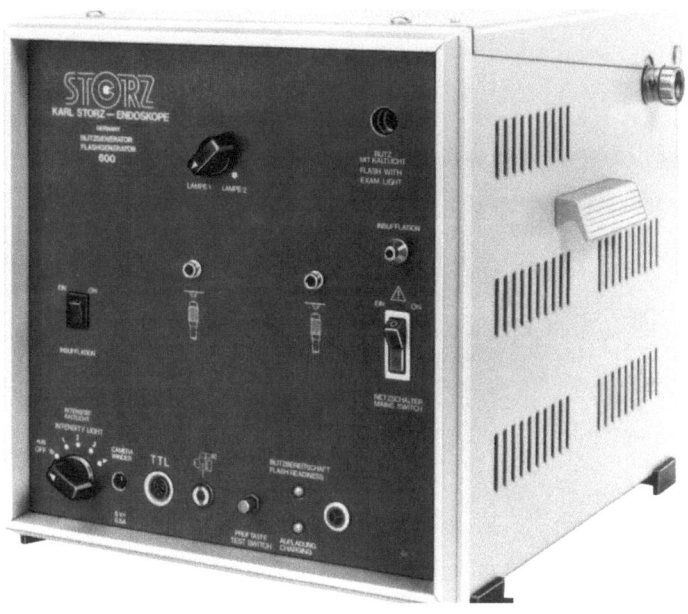

Abb. 8. Lichtquelle der Fa. Storz

Kaltlichtkabel, meist ca. 1 m lang, gehört noch zum sterilen Teil des Instrumentariums. Die Glasfaserkabel haben sich in den letzten Jahren stark verbessert. Es ist heute möglich, durch sie sehr viel Licht ohne großen Lichtverlust in das Kniegelenkinnere zu bringen. Der Anschluß an die Optik muß sicher und einfach sein. Das unsterile Ende des Glasfaserkabels wird an die Kaltlichtfontäne angeschlossen. Tritt im Verlauf von Monaten ein Lichtverlust auf, so muß neben der Optik auch das Lichtkabel geprüft werden. Häufig sieht man schon Veränderungen an den Enden des Kabels (Verschmorungen durch starke Hitzebildung).

Lichtquellen gibt es in den verschiedensten Ausführungen und in unterschiedlichster Lichtstärke (Abb. 8). Es ist vorteilhaft, wenn in dem Gerät ein Elektronenblitz für die Photodokumentation der Befunde miteingebaut ist. Die von allen Firmen in ähnlicher Größe und Qualität angebotenen Kaltlichtfontänen geben genügend Licht, um Videoaufzeichnungen möglich zu machen. Da aber für solche Aufzeichnungen fast nie zuviel Licht zur Verfügung steht, kann es sinnvoll sein, insbesondere bei Inspektion von nichtreflektierenden Flächen im Kniegelenk, eine sehr starke Lichtquelle zu benutzen. Eine Möglichkeit ist hier die Xenonlichtquelle. Dieses Licht genügt dann auch, um Filmaufnahmen im Kniegelenk vorzunehmen.

Neben den Herstellern von kompletten Arthroskopiesystemen einschließlich des Arbeitsinstrumentariums für die operative Arthroskopie haben sich in den letzten Jahren einige Firmen auf die Herstellung von arthroskopischen Instrumenten spezialisiert.

Die Fa. Stille liefert Operationsinstrumente für die Arthroskopie von hoher Qualität. Die Fa. Akufex hat besondere Griffsysteme für die bequeme Handhabung während der arthroskopischen Operationen entworfen. Instrumente dieser Firma zeichnen sich durch gute Qualität und Haltbarkeit aus. Die Fa. Arthrex stellt ebenfalls arthroskopisches Operationsinstrumentarium mit individuellem Design und hohem Qualitätsstandard her (Abb. 9, 10). Das weitgefächerte Angebot dieser Firmen ermöglicht es, Untersuchungs- und Arbeitsinstrumente der verschiedenen Firmen zu kombinieren – je nach Bedarf des Operateurs.

Als eine der ersten hat die Fa. Aesculap einen sogenannten Arthroresektor entworfen (Abb. 11). Es handelt sich um ein Hochfrequenzinstrumentarium für die elektrische Resektion von Gewebe im Kniegelenk. Ob die

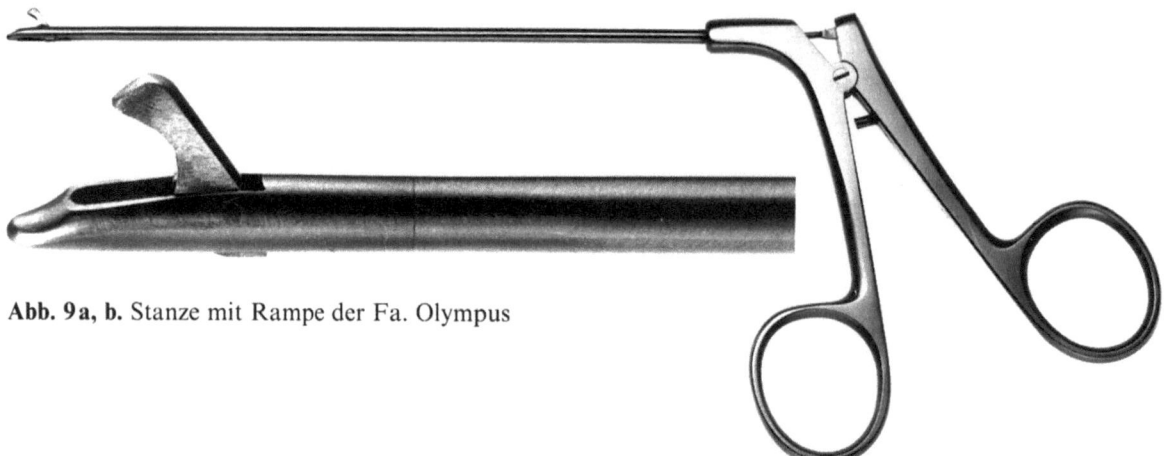

Abb. 9a, b. Stanze mit Rampe der Fa. Olympus

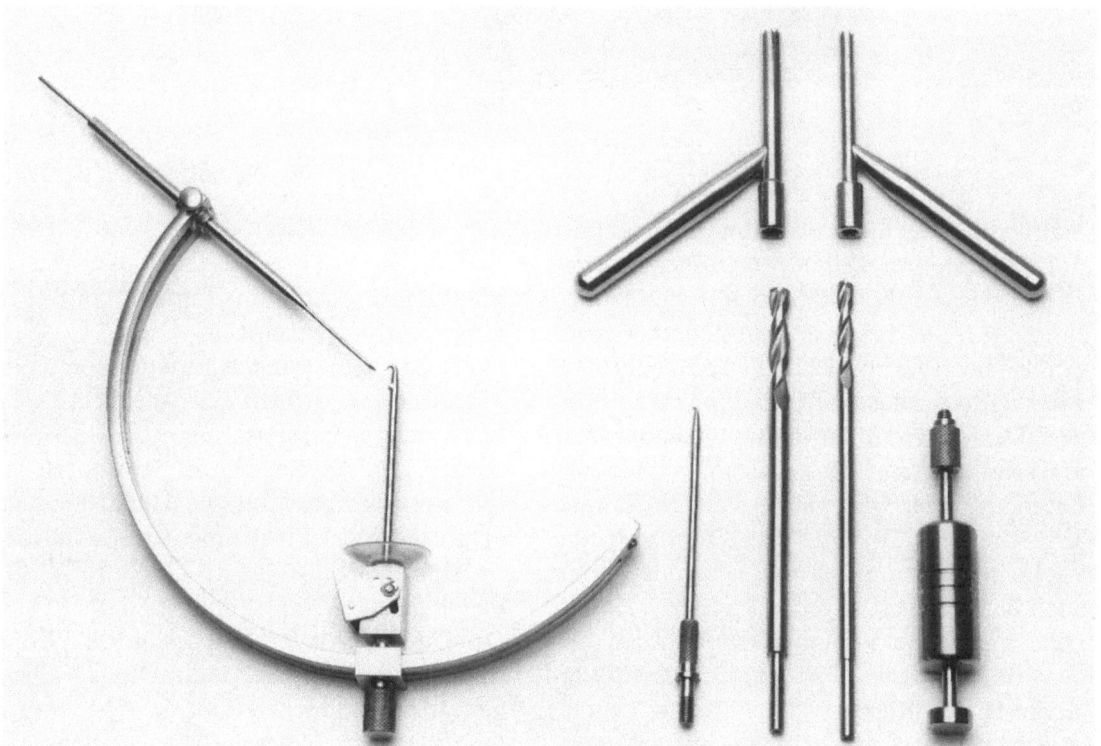

Abb. 10. Zusatzinstrumentarium für arthroskopische Kreuzbandplastiken (Fa. Arthrex)

Elektroresektion (s. S. 173) in der Lage sein wird, die konventionelle Operationsmethodik wenigstens teilweise abzulösen, kann heute noch nicht gesagt werden.

Immer wichtiger für die operative Arthroskopie werden die sog. motorgetriebenen Instrumente. Es handelt sich um rotierende Messer und Fräsen, die durch einen Motor angetrieben im Kniegelenk schneiden und schleifen können. Diese Shaversysteme werden ebenfalls von verschiedenen Firmen angeboten. Die Rotationsinstrumente eignen sich besonders zur Glättung von defekten Knorpelflächen. Verbunden mit einem Absaugsystem ist der Einsatz dieser Instrumente nur unter Wasser möglich (Abb. 12).

Die rotierenden Messer eignen sich dazu, bei degenerativen Meniskopathien die Ränder der Menisken zu glätten und zu säubern. Aufgrund der relativen Dicke der Shaversy-

Abb. 11. Elektroresektor der Fa. Aesculap

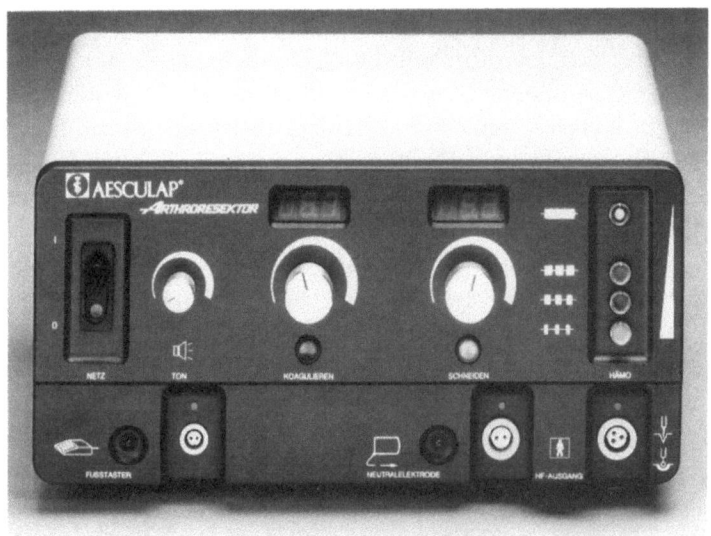

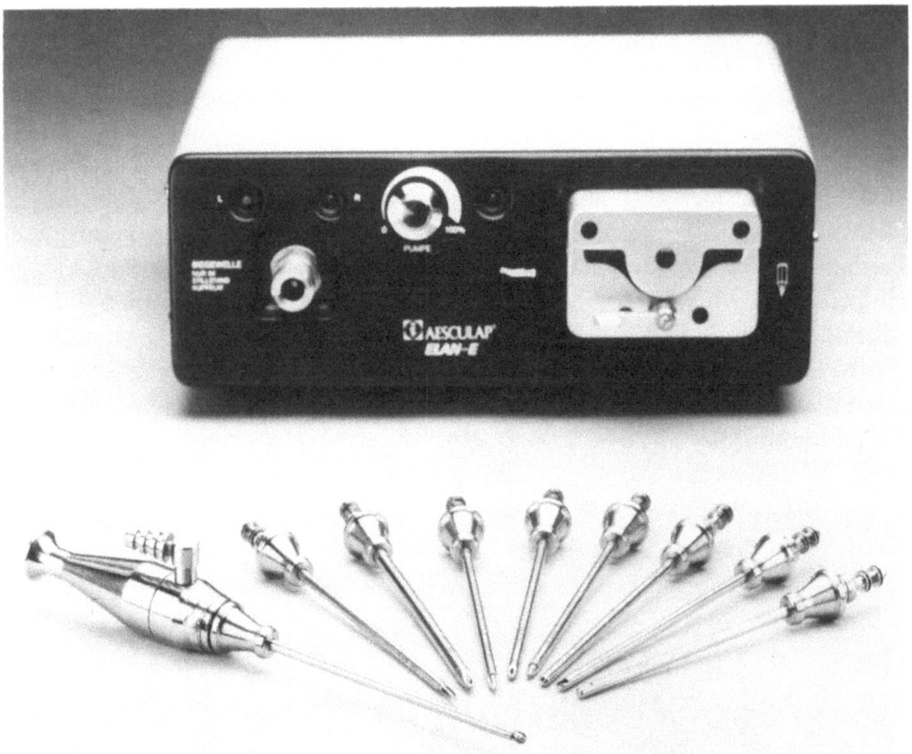

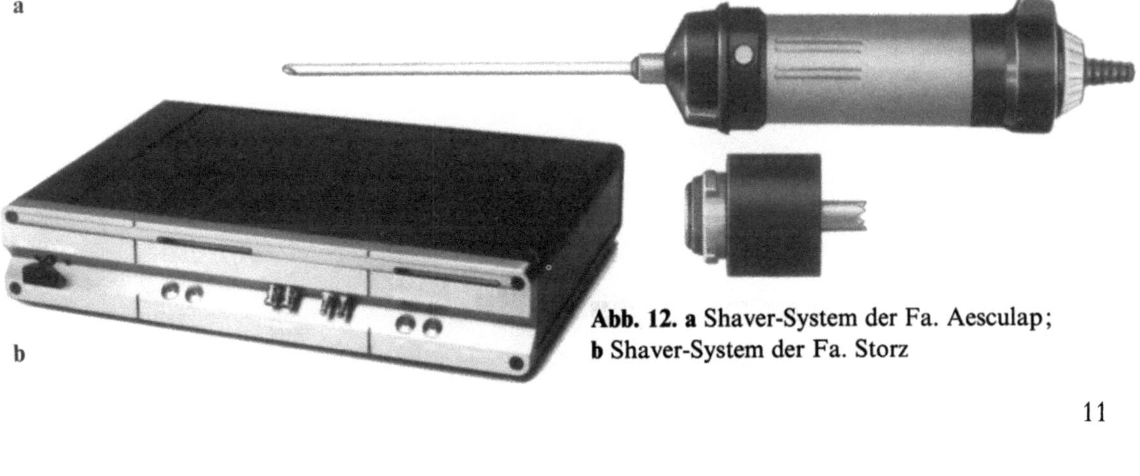

Abb. 12. a Shaver-System der Fa. Aesculap; **b** Shaver-System der Fa. Storz

steme ist der Einsatz im medialen Hinterhornbereich aber durchaus beschränkt. Auch die Entfernung der Synovialis – die endoskopische Synovektomie – ist mit dem rotierenden Messer möglich. Ob diese Art der Synovektomie gegenüber der konventionellen Art Vorteile aufweist, müssen die Erfahrungen der nächsten Jahre ergeben. Mit der Verbesserung der Shaversysteme und der technischen Perfektion ist diese Möglichkeit jedoch sehr wahrscheinlich.

2.4 Doppelbetrachtersysteme

An weiterem Zubehör gehören zu dem System verschiedene Arten von Doppelbetrachtern. Dies sind Ansatzstücke an die Optik, die es einem 2. Beobachter möglich machen, zusammen mit dem Untersucher in das Kniegelenkinnere hineinzuschauen. Ein solches Zubehör ist zum Erlernen der Arthroskopie von größter Wichtigkeit. Auch hier gilt, daß bei Linsensystemen die Qualität des Bilds nicht sehr stark abnimmt. Der Stabdoppelbetrachter zwingt den Mituntersucher häufig in eine unbequeme Stellung. Der Untersucher selbst wird durch den Zusatzbetrachter gestört. Die Sterilität ist durch das schwere Ansatzstück ebenfalls häufig gefährdet.

Die Gliederoptik im Linsensystem, ursprünglich zur Bildübertragung auf eine Fernsehkamera entwickelt, hat nicht den Nachteil der Starrheit durch ihre 2–4 Gelenke. Der Lichtverlust ist etwas größer als im Stabbetrachter. Ihr entscheidender Nachteil ist, daß der Mitbetrachter eine vollkommen andere Rotation des Bilds sieht, d.h. Untersucher und Mitbetrachter können sich bei unklaren Befunden nicht exakt gemeinsam orientieren. Dies war auch der entscheidende Nachteil bei der Übertragung auf den Bildschirm durch ein solches Linsensystem. Wird trotzdem eine solche Gliederoptik als Übungshilfe benutzt, so empfiehlt es sich, eine Arthroskopieoptik mit einer Markierung einzusetzen. Diese Markierung dient dann der gemeinsamen Orientierung der Untersucher (Abb. 13).

Das flexible Fiberglasdoppelbetrachtungsgerät ist für den Untersucher und die Lernenden bzw. Lehrenden außerordentlich bequem, läßt jedoch in seiner Lichtqualität und damit Bildqualität zu wünschen übrig. Der Lichtverlust ist gegenüber dem Stablinsensystem wesentlich höher. Bei genügendem Lichtangebot durch eine starke Lichtquelle ist ein flexibles Doppelbetrachtungsgerät den starren Systemen vorzuziehen. Durch das mangelnde Auflösungsvermögen (Fiberglasoptik) hat der Mitarbeiter aber nicht das scharfe Bild des Untersuchers. Für die Orientierung über klare Befunde genügt das System aber durchaus.

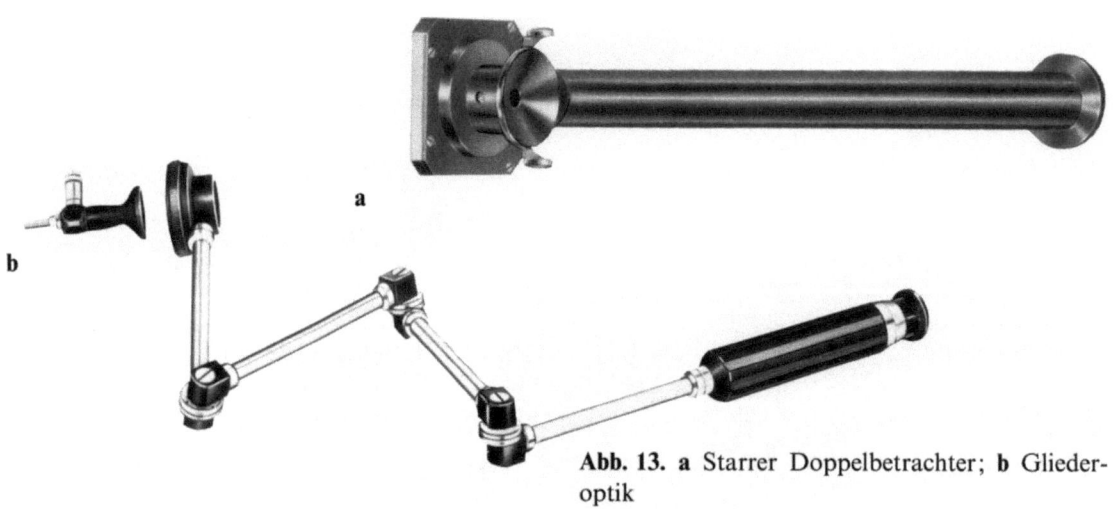

Abb. 13. a Starrer Doppelbetrachter; **b** Gliederoptik

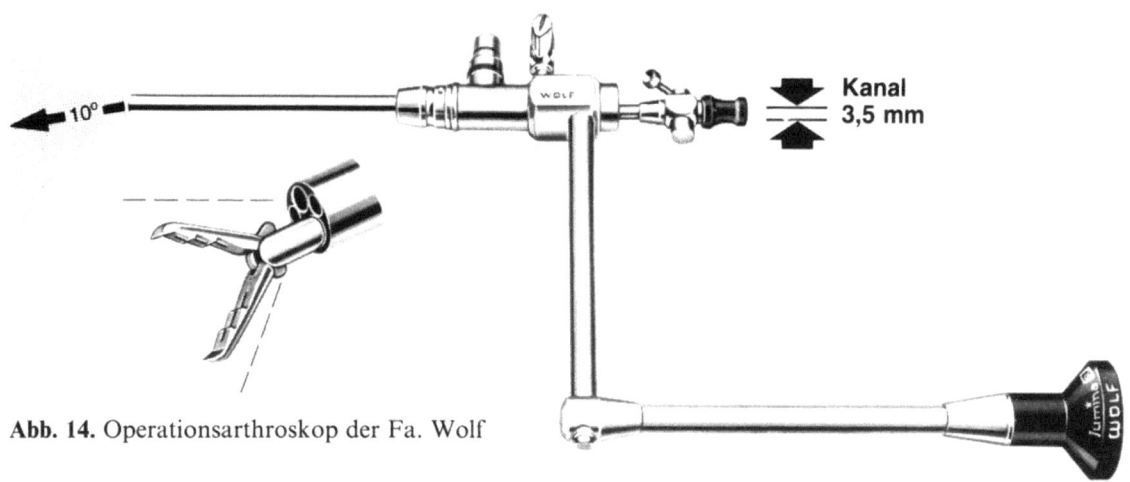

Abb. 14. Operationsarthroskop der Fa. Wolf

2.5 Operationsarthroskope

Die verschiedenen Arthroskopiesysteme der Firmen Storz, Wolf (Abb. 14), Olympus, Aesculap oder Stryker haben sich in den letzten Jahren immer mehr angeglichen. O'Connor, der mit der Fa. Wolf das Arthroskopiesystem erarbeitet hat, unterschied zwischen dem Diagnostikarthroskop und dem Operationsarthroskop. Auch heute werden noch Operationsarthroskope angeboten. Sie haben sich jedoch nicht bewährt, da das Operationsinstrument parallel zur Optik vorgeschoben wird und keine Bewegungsfreiheit für das Arbeitsinstrument besteht. Die Stablinsensysteme der Firmen sind im Prinzip ähnlich, jedoch von verschiedenen Herstellern. Sie unterscheiden sich im Blickwinkel und im Weitwinkel. Die Qualität der Optiken ist, soweit dies die Autoren beurteilen können, bei den führenden Firmen nicht unterschiedlich.

2.6 Photoausrüstung

Zur Dokumentation der erhaltenen Befunde ist nach wie vor die Photographie das wichtigste Dokument. Die Fa. Storz bietet eine Polaroidkamera an, mit deren Hilfe es gelingt, die wichtigsten Befunde innerhalb von Minuten ausreichend in genügender Qualität auf einer Bildfläche von 3 cm im Durchmesser festzuhalten. Die Fa. Olympus hat mit ihrer Kamera Olympus OM 2 neue Maßstäbe gesetzt (Abb. 15, 16). Neben einer Datenwand ist die Belichtung jetzt automatisch

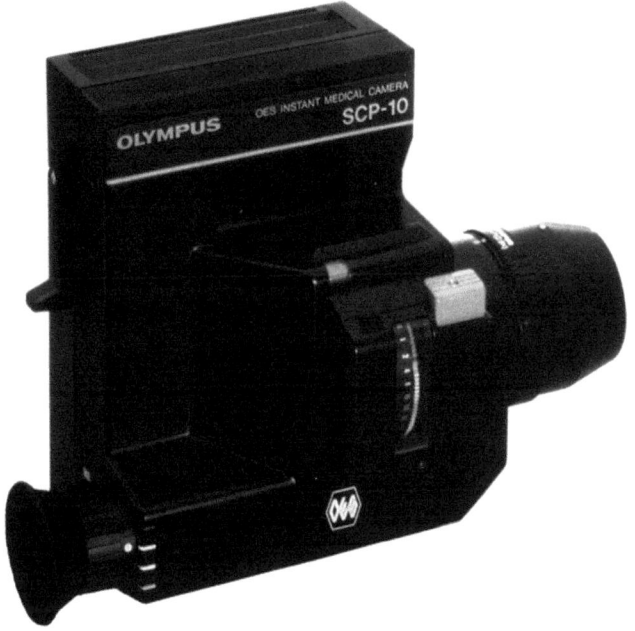

Abb. 15. Polaroidkamera der Fa. Olympus

gesteuert. Diapositive vom Knieinneren, mit den früheren Systemen oft schwierig zu erhalten, sind jetzt mit großer Sicherheit und guter Qualität möglich.

Eine neue Entwicklung bahnt sich an. Es wird wahrscheinlich schon in den nächsten Monaten möglich sein, mit einer neuentwickelten Polaroidkamera direkt von dem Monitor die wichtigsten Bilder abzunehmen. Systeme dieser Art sind in der Entwicklung und liefern jetzt schon befriedigende Bilder. Die Abnahme des Photos vom Monitor hat den großen Vorteil, daß die unsterile Kamera nicht noch auf einen Nebenschluß des Sy-

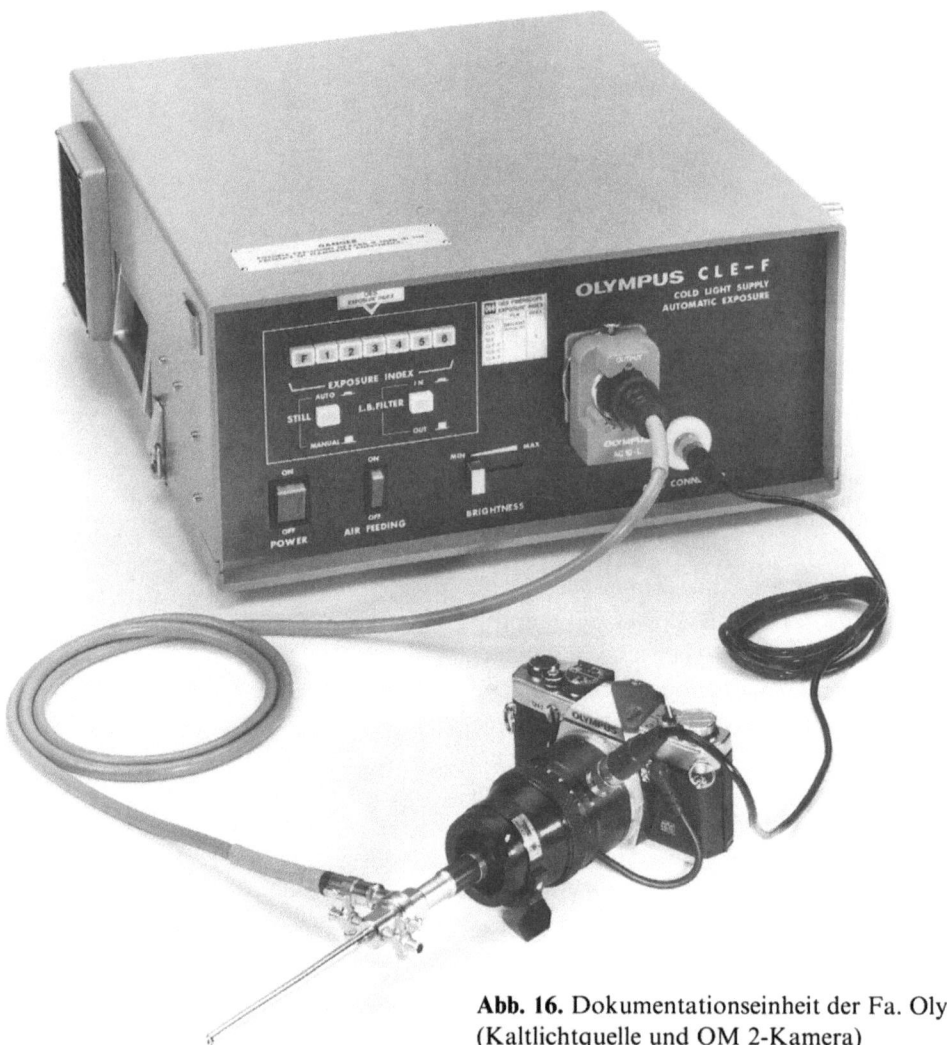

Abb. 16. Dokumentationseinheit der Fa. Olympus (Kaltlichtquelle und OM 2-Kamera)

stems angebracht werden muß. Dies erspart Zeit und Umstände.

2.7 Videosysteme

Bevor es technisch möglich wurde, das Bild auf den Fernsehschirm zu übertragen, konnte der Chirurg nur direkt durch die Optik in das Kniegelenk sehen. Dies war und ist eine „halbsterile" Operation. Das Auge des Untersuchers kam sehr nah an die Optik. Der schwarze optische Teil wurde dann immer als unsteriles Gebiet erklärt. Dies ist v.a. bei längerdauernden arthroskopischen Operationen auf Dauer nicht mehr zu kontrollieren und kann zu einem erhöhten Risiko führen. Erst die Übertragung des Bildes auf den Fernseh-schirm mittels einer Videokamera macht die vollständige Sterilität durch entsprechendes Abdecken möglich. Die Entwicklung der großen Röhrenkamera hat sich im Laufe der letzten Jahre weiter verbessert. Es gibt inzwischen von vielen Anbietern kleine handliche Röhrenkameras. Außerdem gibt es Chipkameras, die das Format einer Zigarettenschachtel haben. Mit einer normalen Lichtquelle ist es möglich, gute Monitorbilder zu erhalten. Selbstverständlich wird es immer nötig sein, daß die Arthroskopie auch durch den direkten Blick ins Knie erlernt wird. Hier hat der Untersucher auch mehr den plastischen Eindruck, wobei auch die Tiefenschärfe besser ist als auf dem Monitor. Trotzdem hat es enorme Vorteile, wenn mehrere Personen gleichzeitig das Fernsehbild verfol-

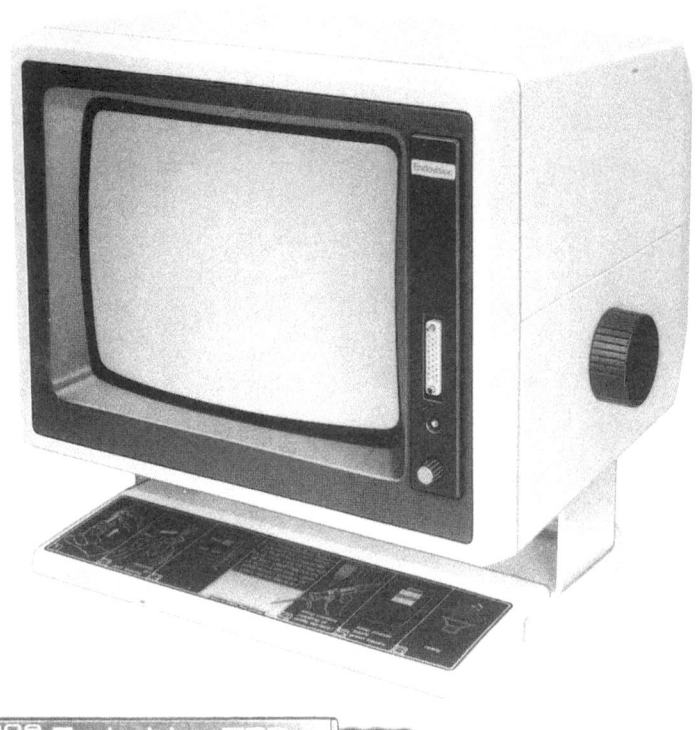
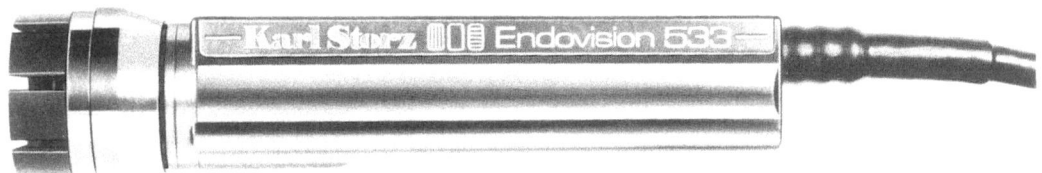
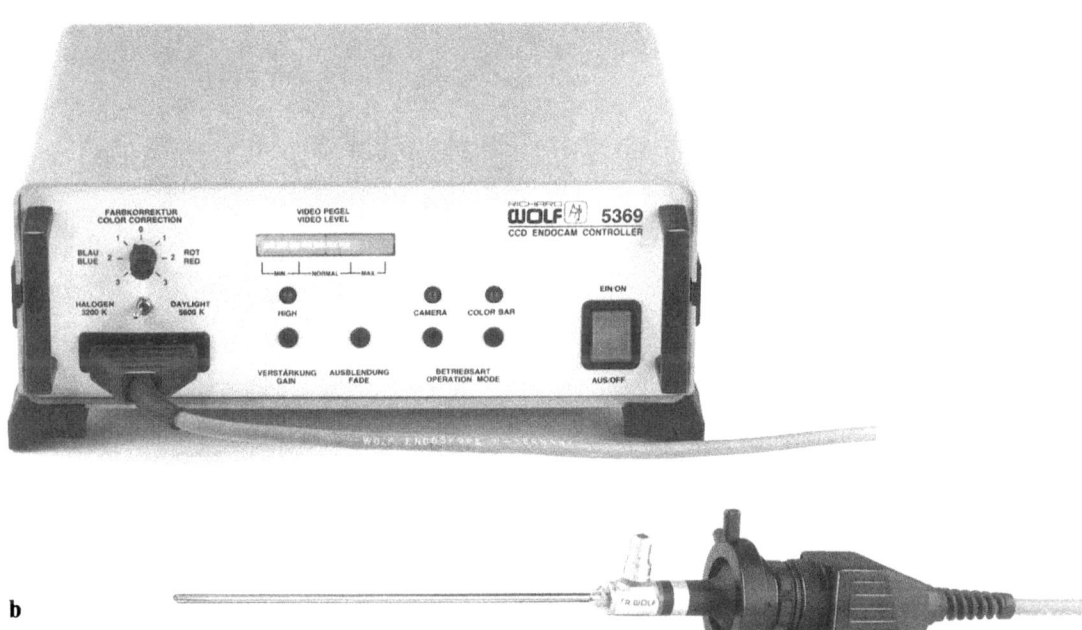

Abb. 17. a Röhrenendokamera der Fa. Storz;
b Chipkamera der Fa. Wolf

Abb. 18. U-matic-Videorecorder

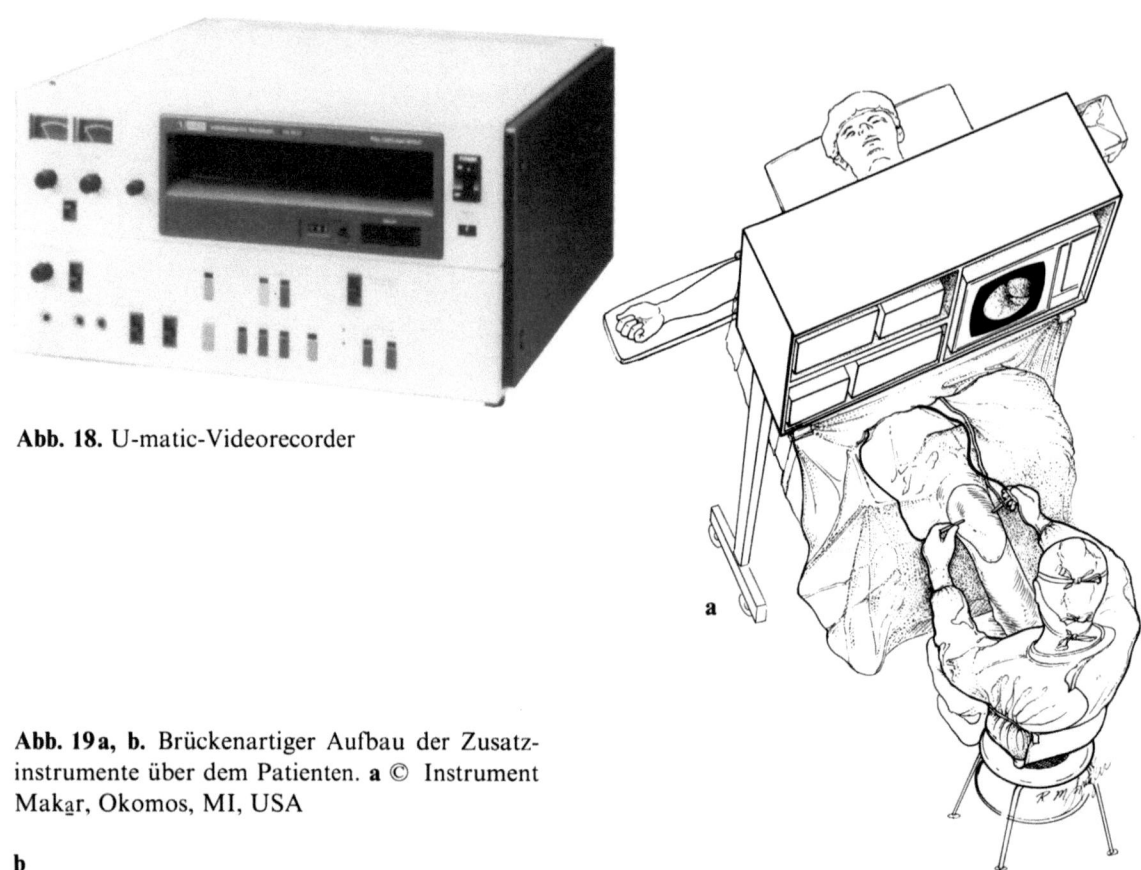

Abb. 19 a, b. Brückenartiger Aufbau der Zusatzinstrumente über dem Patienten. **a** © Instrument Makar, Okomos, MI, USA

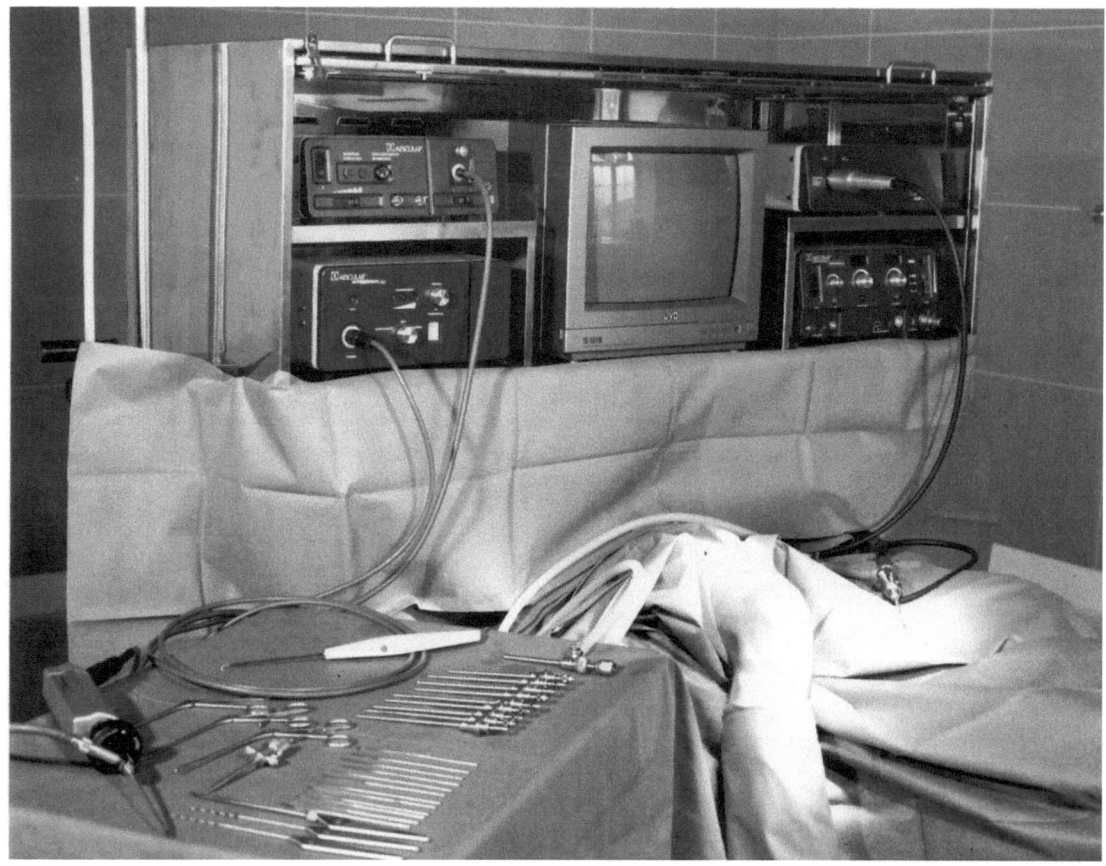

gen und den Knieinnenraum beurteilen können.

Zur Zeit scheinen die relativ kleinen Röhrenkameras (Abb. 17a) den sogar sterilisierbaren Chipkameras (Abb. 17b) noch in der Qualität etwas überlegen. Vor Anschaffung eines solchen Systems sollten mehrere Modelle geprüft und die Wahl nach Qualität, Preis und Bedarf getroffen werden. Empfehlenswert ist, den Fernsehmonitor auf die Gegenseite zu plazieren, so daß das Bild für den Operateur und seinen Assistenten gut einsehbar ist. Der Patient kann ebenfalls die Operation auf diese Weise mitverfolgen. Das Kabel der Fernsehkamera wird möglichst in hohem Bogen, evtl. mit einem Rollensystem, über den Patienten auf die Gegenseite geführt und kann so möglichst spannungslos am Arthroskop angeschlossen werden. Auch hier ist es vorteilhaft, diese Montage und die Übungen mit Kamera und Monitor an einem Kniemodell zu üben.

An ein solches Fernsehsystem kann selbstverständlich ein Videogerät angeschlossen werden. Zur Aufzeichnung finden sämtliche Systeme Verwendung. Für Routine und Dokumentation sind sicherlich VHS, Betamax oder ähnliches ausreichend. Sollen wissenschaftliche Bänder hergestellt werden, empfiehlt sich die Anschaffung des U-matic-Systems (Abb. 18). Dieses System ist international am weitesten verbreitet. Ein Überspielen auf ein Normalsystem ist jederzeit möglich. Heute hat sich bewahrheitet, was seit Jahren abzusehen war. Die arthroskopische Operation ist letztlich nur dann steril und sicher ausführbar, wenn die Übertragung des Bildes auf einen Monitor erfolgt. Neben der entspannten allgemeinen Atmosphäre in einem Operationssaal, wo alle am Geschehen teilhaben dürfen, sind nur so die Probleme der Sterilität sicher gelöst. Die Gruppierung der einzelnen Hilfsinstrumente einschließlich des Videosystems um Patienten und Untersucher ist unterschiedlich. Angenehm ist, das System brückenartig über dem Patienten aufzubauen (Abb. 19). Der Untersucher sitzt dann am Fußende des Operationstisches vor dem abgedeckten Kniegelenk und hat vor sich im Blickfeld den Monitor und die übrigen Instrumente. Der Nachteil dieser Anordnung ist, daß ein wacher Patient die Operation auf diese Weise nicht mitverfolgen kann. In diesem Fall bietet sich die Gruppierung der Zusatzinstrumente links und rechts vom Operationstisch an.

KAPITEL 3
Wie erlernt man die Arthroskopie?

Äußere Voraussetzungen für die Ausführung einer Arthroskopie sind, daß Untersuchung und evtl. Operation in einem Operationssaal ausgeführt werden. Wer die Arthroskopie erlernen will, muß außerdem bereits eine gewisse Erfahrung in der Kniechirurgie besitzen. Darüber hinaus ist der endoskopische Eingriff und insbesondere die endoskopische Operation an weitere Voraussetzungen gebunden. Der Operateur sollte z.B. nicht ungeduldig sein. Die Operation findet in einem abgedunkelten Raum statt, und somit schon in einer ganz anderen Atmosphäre als die offene Arthrotomie. Nicht jedem – oft erfahrenen – Chirurgen ist es zuzumuten, diese Methode zu lernen und seine bisherigen erfolgreichen Methoden durch diese komplizierte, anfänglich nervenaufreibende „Schlüssellochmethode" zu ersetzen.

Selbstverständlich ist auch das Lesen der einschlägigen Literatur eine wichtige Voraussetzung. Parallel zu dem Studium der Literatur steht die Information über das Instrumentarium und das Zusehen bei einem Kollegen, der die Arthroskopie bereits praktiziert. Dann kann der Lernende schon häufig entscheiden, ob die Methode für ihn in Frage kommt.

In den letzten Jahren haben sich weltweit sog. Arthroskopiekurse durchgesetzt. In einer mehrtägigen Schulung werden den Auszubildenden von erfahrenen Arthroskopikern die theoretischen Kenntnisse vermittelt. Dabei sollte jedoch auch die Praxis nicht vernachlässigt werden, da das Üben an Kniemodellen und die Instruktion durch den Erfahrenen für den Anfänger eine wirkungsvolle Hilfe ist. Er wird mit dem Instrumentarium vertraut und kann eine systematische Untersuchung des Kniegelenks erlernen. Es bleibt jedoch fraglich, ob es an einem Modell überhaupt gelingen kann, ähnliche Situationen

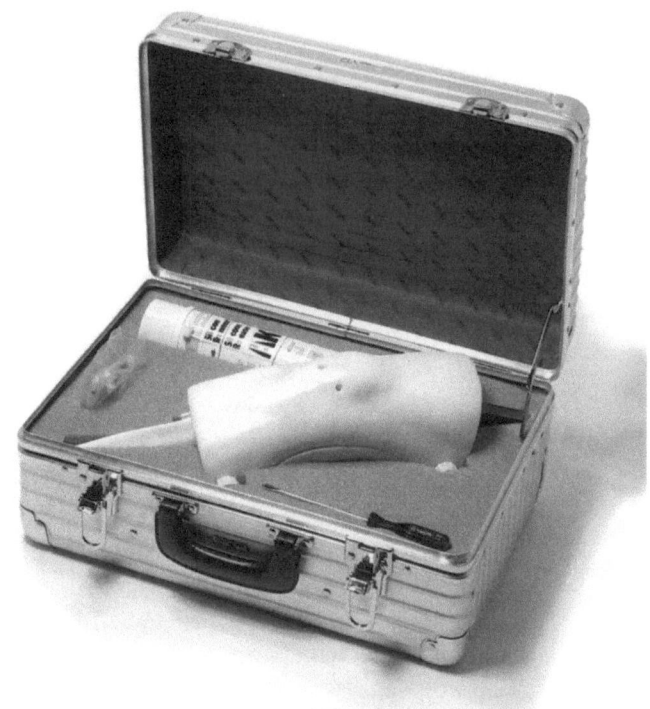

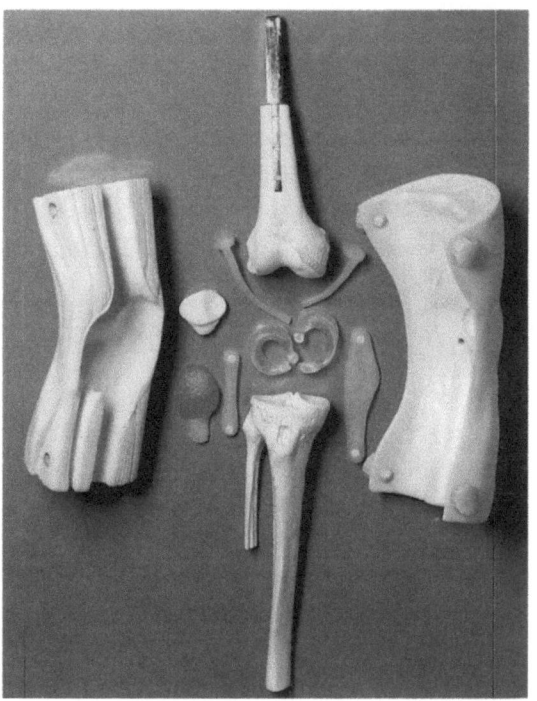

Abb. 20a, b. CLA-Kniemodell

wie bei der Operation an einem Patienten zu simulieren. Viele Kniegelenkmodelle sind dazu tatsächlich nicht geeignet. Die Fa. Sommer in Coburg hat ein Kniegelenkmodell entwickelt (Abb. 20), welches speziell auf die arthroskopischen Belange ausgerichtet ist. Mit Hilfe dieses Modells kann der Lernende sich mit dem Instrumentarium vertraut machen und den Untersuchungsgang mit Handhabung des Instrumentariums erlernen. Außerdem lernt er den Vergrößerungseffekt einzuschätzen, den die Optik bei sehr nahem Herangehen an den zu betrachtenden Gegenstand erzeugt.

Am wichtigsten ist aber das Trainieren des Untersuchungsgangs. Mit der 30°-Optik, und wenn möglich mit der Videokamera, werden bestimmte Einstellungen geübt.

Beispiel am rechten Kniegelenk: Eingehen von lateral im typischen anterolateralen Zugang. Einstellen des medialen Kondylus mit der 30°-Winkeloptik Blickrichtung nach oben. Durch Bewegen des Unterschenkels in die verschiedenen Beugegrade kommt die gesamte Gelenkfläche des medialen Kondylus ins Blickfeld.

Der mediale Kondylus bleibt bei 30°-Flexion eingestellt. Drehen des Lichtkabelansatzes nach links (wenn das Lichtkabel entgegengesetzt zur Blickrichtung steht) um 90°. Dabei kommt der Körper und das Vorderhorn des medialen Meniskus ins Blickfeld.

Drehen des Lichtkabels von der Ausgangsstellung um 90° nach rechts. Dabei kommt die laterale Kante des medialen Kondylus mit dem Zugang in den hinteren Recessus und evtl. schon dem Hinterhorn des medialen Meniskus ins Blickfeld. Hierbei ist meist ein leichtes Vorschieben des Arthroskops nötig, um das Hinterhorn des medialen Meniskus zu sehen.

Wiedereinstellung des Arthroskops auf den medialen Kondylus mit Blickrichtung nach oben. Die Arthroskopspitze wird zur interkondylären Region bewegt und über die Plica synovialis infrapatellaris (im Modell nicht vorhanden) hinweggehoben. Einstellung des vorderen Kreuzbandes. Einstellung des lateralen Kondylus. In ähnlicher Weise wird nur durch Rotation des Arthroskops der laterale Meniskus aufgesucht. Selbstverständlich ist beim Übungsmodell eine exakte „Viererposition" wie beim Patientenknie nicht möglich und somit der gesamte Untersuchungsgang auch nicht simulierbar. Ent-

Abb. 21. Übungen am Kniemodell

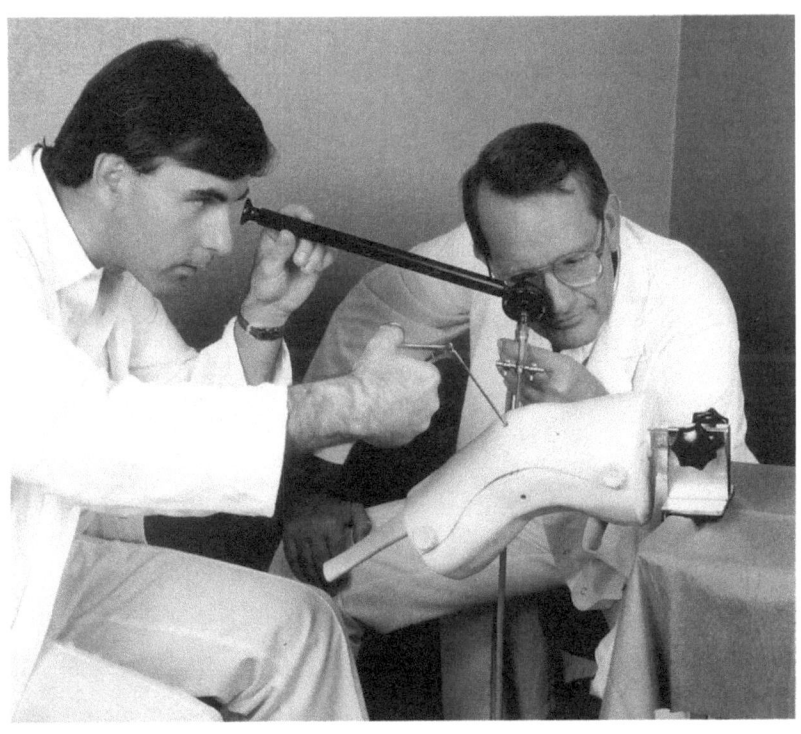

scheidend ist aber für den Übenden, daß er, wie an den Menisken, auch im Femoropatellargelenk allein durch das Drehen der Optik einmal die Unterseite der Patella und das andere Mal die Trochlea im Blickfeld hat. Diese Handgriffe zu erlernen und sich hier schon eine gewisse Routine anzueignen, nützt dem Untersucher und v.a. den ersten 50 Untersuchten (Abb. 21).

Hat der Lernende genügend Routine mit dem Instrumentarium am Modell entwickelt, kann die Untersuchung „in vivo" mit Narkose begonnen werden. Selbstverständlich bleibt es zunächst bei der diagnostischen Arthroskopie. Nach der ersten Erfahrung und beim Auftauchen der ersten Probleme ist ein zweiter Arthroskopiekurs oder ein Besuch bei einem versierten Kollegen eine empfehlenswerte Ergänzung. Erst jetzt können die persönlichen Probleme des einzelnen besprochen, Fehler abgestellt und neue Wege gezeigt werden. Jeder Arthroskopiker merkt nach einer großen Anzahl von diagnostischen Arthroskopien, daß sein Können in die Nähe der arthroskopischen Operation rückt. Fast immer wird er zur Diagnostik ein Tasthäkchen benutzt haben. Das Auffinden des Tasthakens im Knie ist nicht so einfach, wie man zunächst annehmen möchte. Sehr häufig werden die Instrumente über Kreuz gehalten und es gelingt nicht, das Häkchen ins Gesichtsfeld zu bringen. Der Untersucher spürt aber meist, daß sich die Instrumente im Knieinneren berühren; man führt dies zunächst sogar absichtlich herbei und läßt dann durch Zusammenführen der äußeren Instrumentenden die inneren Enden voneinander gleiten, wodurch das Instrument automatisch ins Blickfeld gelangt. Ein geeigneter Ort zum Suchen des Instrumentendes ist die Interkondylenregion. Unter Sicht wird die Spitze des Instruments dann zum Ort des „Einsatzes" begleitet. Dies ist am Modell hervorragend trainierbar.

KAPITEL 4

Dokumentation der Arthroskopieuntersuchung

Wie bei jeder anderen Operation muß für diesen Eingriff eine Dokumentation angelegt werden. Es stehen mehrere Möglichkeiten zur Auswahl, die meistens kombiniert werden müssen.

4.1 Schriftliche Dokumentation

Nach wie vor bleibt die schriftliche Niederlegung des Befundes bei der Arthroskopie oder bei der arthroskopischen Operation der wichtigste Bestandteil des Eingriffs. Am besten bewährt haben sich halbschematische Operationsberichte. Neben dem Kopf mit den persönlichen Daten sollten kurz Anamnese und klinischer Befund aufgeführt bzw. angekreuzt werden können. Eine schematische Zeichnung macht es dem Operateur möglich, seinen Befund mit wenigen Strichen niederzulegen. Unerläßlich erscheint es im Moment noch, durch einen kurzen individuellen Operationsbericht die Gesamtsituation während der Arthroskopie darzustellen. Es ist nicht möglich, durch reine Schematisierung den Eingriff so darzustellen, daß jeder Leser einen korrekten Eindruck erhält (Abb. 22). Wichtig erscheint, daß der Operationsbericht, v.a. die für eine Computererfassung vorbereiteten Teile, übersichtlich bleibt und nicht zu viele Daten gesammelt werden. Jeder wissenschaftlich tätige Untersucher wird sich deshalb seinen Operationsbogen selbst erstellen müssen bzw. Angaben ergänzen. Wichtig ist, daß eine Zeitangabe auf dem Operationsbericht erfolgt. Schätzungen, v.a. bei arthroskopischen Operationen, sind erfahrungsgemäß völlig unzuverlässig. Bei Nichtvorhandensein eines Narkoseprotokolls sollte eine Zeituhr eingestellt werden.

4.2 Photodokumentation

Die Dokumentation im schriftlichen Operationsbericht wird ergänzt durch die Photodokumentation. Gegen Ende der Arthroskopie, v.a. bei diagnostischen Eingriffen, können Photos auch mit unsteriler Kamera angefertigt werden. Es bieten sich hier Polaroidphotos an. Mit einem Vergrößerungsaufsatz können recht scharfe und für die Sofortinformation ausreichende Polaroidphotos mit einem Durchmesser von 4 cm angefertigt werden.

Zum Aufbau einer Photodokumentation eignen sich selbstverständlich Dias am besten. Anfänglich ist sicher von Vorteil, bei jedem Patienten die Hauptbefunde photographisch festzuhalten. Mit zunehmender Erfahrung des Untersuchers kann in Fällen ohne pathologischen Befund auf eine Photodokumentation verzichtet werden. Während der Anfänger meist recht viel dokumentieren möchte, wird der Erfahrene sich auf wenige Bilder oder auf den Hauptbefund beschränken. Es empfielt sich, die Diapositive sofort mit der Nummer des Patienten zu versehen, um Verwechslungen zu vermeiden. Mit einer Datenrückwand, wie bei modernen Kameras üblich, stellt dies heute kein Problem mehr dar. Da später die Bilder oft nicht recht eingeordnet werden können, empfielt es sich, schon im Operationsbericht auf diese Dokumentation hinzuweisen. Dies erleichtert die spätere Zuordnung erheblich. Die Anfertigung von Photodokumenten bei arthroskopischen Operationen ist mit Sterilitätsproblemen verbunden. Deshalb wird die Abnahme der Photos vom Monitor eine sehr gute Alternative werden. Auch das elektronische Ausdrucken von Papierbildern ist sicher in naher Zukunft möglich und kann so verbessert werden, daß die Sofortinformation des weiterbehandelnden Arztes gewährleistet ist.

4.3 Videodokumentation

Voraussetzung für die Dokumentation eines Eingriffs auf Videoband ist eine gut funktionierende TV-Anlage. Das professionelle Bandsystem U-matic eignet sich hierfür am besten. Es genügt den höchsten Ansprüchen für Aufnahme und Wiedergabe. Eine Übertragung auf einfache Videosysteme sowie das Überspielen auf das amerikanische Video-System (NTSC) ist möglich. Das Aufnehmen der gesamten Operation ist oft zu aufwendig. Der Operateur sollte deshalb durch eine Fußschaltung in der Lage sein, die wichtigsten OP-Schritte festzuhalten.

Abb. 22. AS-Operationsbericht ▷

Orthopädische Abteilung
Kreiskrankenhaus Rheinfelden
Chefarzt PD Dr.med. H.R. Henche

AS-NR:
Datum:
Name d. Pat.:
Geb.-Datum:

Arthroskopiebericht

- ☐ Kniegelenk
- ☐ Schultergelenk
- ☐ andere Gelenke

☐ rechts ☐ links

Arthroskopische Diagnose:

Arthroskopische Therapie:

Therapie-Vorschlag:

Zugang:
- ☐ lateral ☐ medial ☐ suprapatellar
- ☐ ventral ☐ dorsal
- ☐ 2 Zugänge ☐ 3 Zugänge ☐ 4 Zugänge

Dauer: min.   **Komplikationen:**

Anlaß: **Anamnese:**
- ☐ Unklare Diagnose ☐ Trauma
- ☐ Umfangsbeurteilung einer ☐ Erguß ☐ serös ☐ blutig
  erwarteten Läsion ☐ Einklemmung
- ☐ Verlaufskontrolle ☐ Nachgeben des Kniegelenkes
- ☐ OP ☐ Instabilitätsgefühl

Kniegelenks-Befund:
- ☐ Druckdolenz Gelenkspalt ☐ medial ☐ lateral
- ☐ Druckdolenz femoro-patellar ☐ Schwellung ☐ Erguß
- ☐ Streckdefizit ☐ Beugedefizit

- ☐ seitliche Instabilität ☐ medial ☐ lateral
- ☐ vordere Schublade ☐ Lachmann ☐ Pivot-shift
- ☐ hintere Schublade

Arthrogramm: ☐ positiv ☐ negativ ☐ nicht gemacht

Vorgängige Operationen: Art: _____ Datum: _____

/// leichter Knorpelschaden
▓ schwerer Knorpelschaden
✦ Ulcus
▬ ausgefüllt
≋ überdehnt
⌒ fehlende Struktur
☐ allgemein
☐ Video

Anästhesie: ☐ lokal ☐ spinal
Dokumentation: ☐ Polaroid ☐ Dia
Bericht:

KAPITEL 5

Indikationen zur Arthroskopie

Die Arthroskopie ist dann indiziert, wenn es mit klinischen und röntgenologischen Untersuchungen des Kniegelenks nicht gelingt, eine klare Diagnose zu stellen. Dies gilt für den chronischen Knieschmerz genauso wie für die akute Verletzung. Wird als Ursache der Beschwerden eine Störung im Knieinnenraum vermutet, so ist die Arthroskopie die Untersuchung, die darüber die exakteste Auskunft geben kann. Die Indikationen zur Arthroskopie sind:

1. Diagnosestellung bei klinisch und röntgenologisch nicht sicher einzuschätzenden Kniegelenkschmerzen oder Verletzungen.
2. Mit der Arthroskopie kann eine exakte Verlaufkontrolle vorgenommen werden. Es kann überprüft werden, ob Knorpeltransplantate korrekt eingeheilt oder Kreuzbandnähte und -plastiken ihre Funktion ausreichend erfüllen.
3. Die Operationstaktik kann festgelegt werden, v.a. bei frisch verletzten Kniegelenken. Auch kann entschieden werden, ob bei klinisch und röntgenologisch eindeutigen Knorpelschäden eine Operation notwendig wird oder nicht.
4. Die Arthroskopie hilft bei objektiv nicht zu erfassenden chronischen Kniebeschwerden, die Situation endgültig zu klären und den Patienten, meist auch den Eltern junger Mädchen (bei welchen unklare Knieschmerzen häufig vorkommen), Sicherheit zu verschaffen, daß kein schweres Knieleiden vorliegt.
5. Die Arthroskopie dient nicht nur diagnostischen Eingriffen. Zunehmend können durch Perfektionierung der Instrumente und der Techniken operative Eingriffe ausgeführt werden. Neben Entfernung von freien Gelenkkörpern stehen Meniskusoperationen hier im Vordergrund (s. Kap. 18ff). Die einzige Forderung, die an den operativen Eingriff während der Arthroskopie gestellt werden muß, ist, daß die Operation zumindest die gleiche Qualität aufweisen muß wie bei der Arthrotomie.

KAPITEL 6
Vorbereiten des Patienten für die Arthroskopie

6.1 Aufklärung und Einbestellung

Die Indikation zur Arthroskopie wird sich fast immer während einer Konsultation des Orthopäden oder Unfallchirurgen in dessen Praxis oder Ambulanzräumen ergeben. Schon hier sollte dem Patienten erklärt werden, in welcher Art die Anästhesie erfolgt und wie in etwa der Ablauf des Eingriffs vonstatten geht. Selbstverständlich müssen auch Komplikationen, v.a. die Möglichkeit der Infektion, erwähnt werden. Bei chronischen Beschwerden – nicht beim akuten Trauma – sollten wenigstens einige Tage vergehen, bis die eigentliche Untersuchung vorgenommen wird. Der Patient hat hier Gelegenheit, nochmals selbst darüber zu entscheiden, ob er die Untersuchung wirklich ausführen lassen will. Schwieriger ist die Stellung des Operateurs bei sog. Auftragsuntersuchungen. Stellt ein überweisender Kollege die Indikation, so wird der Patient häufig direkt zum arthroskopischen Untersuchungstermin einbestellt und zu diesem Zeitpunkt zum ersten Mal vom Operateur gesehen. Ist der Chirurg von der Richtigkeit der Indikation nicht überzeugt, so sollte er den Mut aufbringen, den operativen Eingriff nicht auszuführen.

Da in allen Kliniken und Praxen die Kapazität für arthroskopische Untersuchungen und Operationen begrenzt ist, werden Termine für diesen Eingriff bei chronischen Fällen oft schon Wochen vorher vergeben. Dies hat den Vorteil, daß bei der möglichst schriftlichen Einbestellung die Aufklärung über Verlauf und Komplikationsmöglichkeit dem Patienten zugesandt wird. Dieser kann dann zu Hause durch die Unterschrift in der Einverständniserklärung bekunden, daß der Eingriff nicht überstürzt erfolgte. Das Schreiben bringt der Patient am Untersuchungstag mit. Es enthält auch praktische Hinweise, z.B., daß der Patient nüchtern zur Untersuchung erscheinen sollte und daß er nicht mit dem eigenen Wagen kommen kann (Abb. 23)

Wird die Arthroskopie ambulant ausgeführt, so erfolgt das Einschleusen in den Operationssaal durch entsprechend geschultes Personal. Der Patient wird mit Operationssaalkleidung versehen. Das Kniegelenk wird für den Eingriff mit Rasur und Desinfektion mit alkoholischer Lösung vorbereitet. Sehr wichtig ist die Betreuung des Patienten vom Betreten des ungewöhnlichen Umkleideraums vor dem Operationssaal bis zum Beginn und während der Operation. Die dünne Operationskleidung und die meist recht kühl gehaltenen Operationsräume können Patienten nicht nur aus Angst zittern lassen. Zuspruch während der oft nicht zu vermeidenden Wartezeit und eine warme Decke wirken hier Wunder.

Neben Rasur und Desinfektion ist schon die Probelagerung auf dem Operationstisch mit dem Beinhalter sinnvoll. Dies ist v.a. dann wichtig, wenn die Operation in Lokalanästhesie ausgeführt wird. Es hat sich bewährt, daß der Patient neben dem Operateur, den er nicht sehen kann, auch von einer Schwester am Kopfende des Operationstisches während der ganzen Operation betreut wird. Beim Betrachten der Vorgänge auf dem Monitor ist diese Ablenkung an sich schon gegeben. Der Patient entspannt dann die Beinmuskulatur wesentlich besser. Dies erleichtert selbstverständlich die Untersuchung.

6.2 Lagerung

Wir bevorzugen die Lagerung des Patienten auf dem Operationstisch in Rückenlage. Das Kniegelenk wird in einem für die Arthroskopie konstruierten Beinhalter gelagert. Die seitlichen Stützen des Beinhalters ermöglichen, daß sowohl Valgus- als auch Varusstreß kräftig ausgeführt werden können. Der Beinhalter selbst wird durch eine dafür zugeschnittene Abdeckung steril überzogen (Abb. 24).

Orthopädische Abteilung **GUT AUFBEWAHREN!!**

Kreiskrankenhaus Rheinfelden

Kinderklinik Lörrach

Merkblatt für den Patienten

Art und Bedeutung der Kniegelenksspiegelung und ihre Nachbehandlung

Sehr geehrter Patient!

Die Spiegelung des Kniegelenkes (Arthroskopie) ermöglicht es, Schäden und Verletzungen im Gelenkinnenraum zu beurteilen. Zusätzlich ist es in den letzten Jahren möglich geworden, durch verfeinerte Technik und Spezialinstrumente manche Schäden und Verletzungen im Kniegelenk arthroskopisch zu beseitigen und somit die herkömmlichen operativen Methoden zu ersetzen. Diese Methode hat für Sie den Vorteil, daß sie in aller Regel ambulant und mit einem für Sie relativ geringen Risiko durchgeführt werden kann.

Art der Untersuchung:

In örtlicher Betäubung wird über einen kleinen Schnitt ein circa bleistiftdickes optisches Instrument (Arthroskop) in das Kniegelenk eingeführt. Der Zugang wird in der Regel seitlich außen unter der Kniescheibe gewählt. Nach Einführung des Instrumentes wird Gas und/oder Flüssigkeit unter dosiertem Druck eingefüllt. Es kann nun jegliche Struktur im Kniegelenk genau betrachtet werden; das Bild wird bei uns direkt über eine Videokamera auf ein Fernsehgerät übertragen und kann von Ihnen mitverfolgt werden.
Auf Wunsch können Sie eine Video-Kopie in VHS erhalten.
Unkostenerstattung ca. 60,– DM
Häufiger ist es notwendig, mit einem Taststab die Gelenkbinnenstrukturen zu prüfen, dieses Instrument wird durch einen zweiten kleinen Zugang in das Gelenk eingeführt.
Nach Abschluß der Untersuchung wird die Luft bzw. die Flüssigkeit wieder abgesaugt, die Instrumente entfernt und der kleine Schnitt mit einer Naht verschlossen.
Bestimmte Schäden und Verletzungen können in der gleichen Sitzung arthroskopisch operiert werden (z.B. Meniskusriß oder freier Gelenkkörper).
Dazu bedarf es in der Regel keiner weiteren Betäubung. Die Nachbehandlung ist dann entsprechend dem durchgeführten Eingriff zu beachten und einzuhalten.

Verhalten nach einer diagnostischen Arthroskopie:

Sie haben nach dem Eingriff einen Verband angelegt bekommen. Dieser soll nicht einschnüren und ist notfalls von Ihnen zu lockern. Nach 48 Stunden können Sie ihn selbst entfernen und die Wunde(n) mit einem normalen Heftpflaster bekleben.

Für die ersten 2 Tage sollen Sie sich schonen, bitte laufen Sie möglichst wenig, das Knie kann jedoch für einige Schritte voll belastet werden. Bei Schmerzen und Spannungsgefühl ist das Auflegen eines Eisbeutels sowie die strikte Hochlagerung des untersuchten Beines notwendig. Schmerzmittel können bei Bedarf genommen werden.

Ein „Glucksen und Quatschen" im Kniegelenk ist normal und rührt von noch gering vorhandener Flüssigkeit oder Gas im Gelenk her, dieses wird vollständig resorbiert. Sollte jedoch das Spannungsgefühl im Gelenk zunehmen, so suchen Sie bitte Ihren Arzt auf, der dann eventuell das Knie nochmals punktieren muß.

Die Fäden bzw. der Faden ist nach 8–10 Tagen zu entfernen. Waschen und Duschen ist nach 2 Tagen wieder erlaubt. Baden sollte jedoch für 2 Wochen vermieden werden.

Verhalten nach arthroskopischer Operation:

Zusätzlich zu dem eben Angeführten gilt eine konsequentere und länger einzuhaltende Schonung. Die genaue Festlegung richtet sich nach dem individuellen Eingriff und ist unterschiedlich. Sie werden von uns jeweils darüber informiert. In aller Regel ist das Benutzen von 2 Unterarmgehstützen unter Entlastung des behandelten Beines erforderlich. Bitte fangen Sie am 2. Tag mit Muskelanspannungsübungen der Oberschenkelstreckmuskulatur (auf der Vorderseite des Oberschenkels) an und führen Sie diese 3 × am Tag für mindestens 10 Minuten lang durch. Eine kurzfristige Vorstellung bei Ihrem Arzt oder bei uns ist notwendig zur Kontrolle des Befundes. Bitte denken Sie daran, daß trotz des kleinen Schnittes ein operativer Eingriff in Ihrem Gelenk stattgefunden hat und eine längere Heilungsphase vorhanden ist.

Im Falle von unerwartet starken Schmerzen, Rötung, Unterschenkelschwellung und Fieber gehen Sie bitte sofort zu Ihrem Arzt oder zu uns.

Telefon Kreiskrankenhaus Rheinfelden: 07623/94371.

PD Dr.med. Henche
– Chefarzt –

Abb. 23. Aufklärungsbogen für den Arthroskopiepatienten

Nach Vorbereitung des gesamten Beins wie zur Arthrotomie, d.h. nach Desinfektion mit' einer geeigneten Lösung, werden Fuß- und Unterschenkel durch einen sterilen Strumpf abgedeckt. Der Oberschenkel wird in der steril überzogenen Beinhalterung gelagert. Danach erfolgt die Abdeckung mit großen Operationstüchern, wie dies bei Arthrotomie üblich ist. Auf eine Abdeckung des Kniegelenks mit einer Folie verzichten wir vollständig. Folienteile könnten mit den Trokaren in das Kniegelenk gerissen werden.

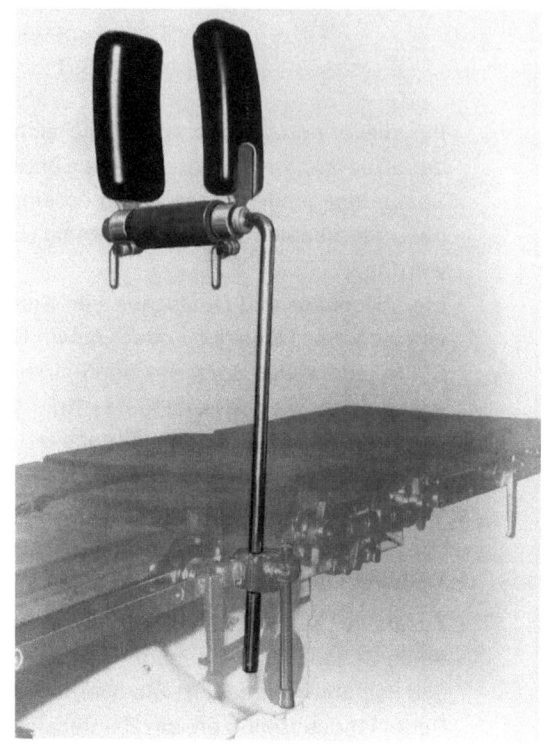

Abb. 24. Beinhalter der Fa. Maquet

KAPITEL 7

Vorbereitungen der Operationsschwester zur Arthroskopie

Die Vorbereitungen zur Arthroskopie erschöpfen sich nicht darin, daß der Patient auf dem Operationstisch korrekt gelagert und abgedeckt wird. Um den Operationstisch gruppieren sich das aufwendige unsterile Zusatzinstrumentarium und das eigentliche Arthroskopieinstrumentarium mit den Anschlüssen zum unsterilen Teil. Auf der Seite des zu operierenden Knies steht der vorbereitete sterile Tisch für das Arthroskopieinstrumentarium. Je nachdem welche Art der Untersuchung und Operation ausgeführt werden soll, liegen hier die Instrumente griffbereit, in jedem Fall die Trokarhülse mit den Mandrins und dem Arthroskop. Sterile Schläuche für Gas- oder Wasserfüllung werden entsprechend an die unsterilen Zusatzapparate angeschlossen. Das Lichtkabel wird ebenfalls nach Anschluß an das Arthroskop an die Lichtquelle, die im Rücken des Operateurs plaziert wird, angeschlossen. Der Operateur hat nun vor sich das zu untersuchende Knie, auf der einen Seite in Richtung Fuß des Patienten seinen Assistenten, der die entsprechenden Bewegungen im Knie ausführt und auf der anderen Seite das sterile Tischchen mit den Operationsinstrumenten. Im Rücken des Operateurs befindet sich das unsterile Zusatzinstrumentarium, wie z.B. Gas- oder Flüssigkeitsinsufflator, Absaugpumpe und Lichtquelle. Auf der anderen Seite des Operationstisches wird zweckmäßigerweise die TV-Anlage mit dem Videorecorder plaziert. Das Kabel zur Kamera muß über den Patienten (geeignet ist eine Aufhängung mit Rollensystem) auf die Seite des Untersuchers geführt werden. Die Kamera selbst und wenigstens 1 m des Kamerakabels Richtung Monitor werden mit einer sterilen Hülle überzogen. Diese Hülle umgibt auch das Okular des Arthroskops, so daß bei der Arthroskopie mittels Videokamera kein unsteriler Teil des Instrumentariums in Kauf genommen werden muß. Blickt der Untersucher direkt durch das Arthroskop, so muß der schwarze Teil des Arthroskops (Okular) als unsteril gelten.

KAPITEL 8
Pflege des Instrumentariums

Sämtliche Teile des arthroskopischen Instrumentariums werden wie alle üblichen operativen Instrumente gesäubert und im Autoklaven sterilisiert. Eine Sonderstellung nimmt die Optik ein. Die Gassterilisation mit Acetylen ist sicherlich die schonendste Art für das optische System. Diese Sterilisationsmöglichkeit ist nicht überall vorhanden. Sie hat außerdem den Nachteil, daß der Sterilisation selbst eine Auslüftungszeit von 24 h im sog. Auslüftungsstrang folgen muß, d.h. die Okulare sind nur 1mal innerhalb von 24 h benutzbar. Gleiches gilt für die Sterilisation in Formalindampf. Hier muß die Einlage der Optik ebenfalls 24 h lang erfolgen. Eine Schnelldesinfektion ist durch Cydexlösung möglich. Nach 20–30 min Einlage in die bakterienabtötende Lösung ist die Wiederverwendung des Arthroskops möglich. Der Nachteil dieser Sterilisationsform ist, daß die Cydexlösung Sporen nicht abzutöten vermag. Beobachtungen, daß die Infektionsrate bei dieser Art der Keimfreimachung höher liegt als bei der Gassterilisation, sind nicht bekannt.

Neben der Sterilisation ist auch die Pflege der feinen Instrumente und eine Überprüfung ihrer Funktionstüchtigkeit von großer Wichtigkeit. Die Optiken müssen nach jeder Untersuchung auf ihre Qualität beurteilt werden. Verbiegungen verursachen Brüche des Lichtleitsystems, was zu Lichtmangel während der Untersuchung führt. Am ehesten macht sich dies bei der Qualität der Photos bemerkbar. Die Lichtleitkabel selbst müssen ebenfalls auf ihre Funktionstüchtigkeit überprüft werden. Ablagerungen an den Glasfaserbündeln an den Enden der Kabel führen zu enormem Lichtverlust. Insbesondere bei Benutzung sehr starker Lichtquellen (Xenolampe) kann es zum Anschmoren der Glasfaserenden und somit zu schnellem hohem Lichtverlust kommen.

Bei den Instrumenten muß insbesondere darauf geachtet werden, daß bei den sehr feinen Operationsinstrumenten die Branchen der Zangen und Scheren keine Ermüdungsbrüche erleiden. Eine gute Pflege und Kontrolle des Instrumentariums vermindert so die Risiken der Instrumentenbrüche während der Operation im Kniegelenk. Insbesondere bei der Gasfüllung des Kniegelenks muß auch auf die Dichtigkeit der Schlauchsysteme größter Wert gelegt werden. Bei zunehmender Alterung der Schläuche kann das System an Druck verlieren und somit die Übersichtlichkeit im Knie mangelhaft werden. Druckverlust im Knie ist häufig der Ausdruck ungenügender Wartung des geschlossenen Systems.

Ist dem Gasinsufflator ein Bakterienfilter nachgeschaltet, so muß auch hier eine regelmäßige Wartung bzw. ein Austausch des Filters nach Vorschrift erfolgen.

KAPITEL 9
Anästhesie bei der Arthroskopie

Grundsätzlich können 3 verschiedene Anästhesieformen bei der Arthroskopie und der arthroskopischen Operation angewendet werden. Welche Form dann gewählt wird, hängt auch von äußeren Umständen und Zwängen ab. Zum einen spielt die Übung und Sicherheit des Operateurs eine entscheidende Rolle. Zum anderen kommen in manchen Fällen auch Wünsche der Krankenhausverwaltung oder der Krankenkassen zum Tragen.

Da jede Anästhesie Risiken beinhaltet, muß der Operateur sämtliche Vor- und Nachteile der verschiedenen Anästhesieverfahren kennen und zusammen mit den äußeren Umständen und den Wünschen des Patienten seine Entscheidung treffen. Die Festlegung auf nur eine einzige Narkoseform ist nicht empfehlenswert.

9.1 Allgemeinnarkose

Die Allgemeinnarkose hat erhebliche Vorteile. Sie wird v.a. von den Operateuren angewendet, die sich im Übungsstadium befinden und noch keine sehr große Routine mit der diagnostischen Arthroskopie oder auch operativen Eingriffen haben. Der Patient ist vollständig entspannt. Eine Blutsperre ist gut anzulegen. Der Chirurg steht bei Untersuchung und Operation nicht unter Zeitdruck. Ein weiterer Vorteil ist, daß der Patient nach dem Aufwachen die Beine sofort wieder bewegen kann.

Die Nachteile der Allgemeinnarkose sind aber nicht unerheblich. Vor allen Dingen kann kein Gespräch mit dem Patienten geführt werden. Dieser muß schon vorher dem Operateur eine Art „Generalvollmacht" aushändigen, damit dieser nach Gutdünken über Diagnostik bzw. operativen Eingriff entscheiden kann. Das bedeutet für manchen Patienten eine unangenehme Situation, insbesondere wenn es um Eingriffe geht, deren Erfolgsquoten als nicht zu hoch bezeichnet werden können. Weitere Nachteile sind, daß bei Benutzung von Beinhaltern die Seitenbänder im Kniegelenkbereich verletzt werden können. Durch einen kräftigen Assistenten kann der Druck bzw. Zug an dem Seitenband bei Varus- oder Valgusstreß so erheblich werden, daß es zu Teilrupturen oder sogar zu Rupturen des Bandapparats kommen kann. Es sind auch schon Frakturen des Oberschenkels auf diese Weise provoziert und in der Literatur beschrieben worden (Saillant et al. 1986). Ein weiterer Nachteil ist, daß der Patient sich nicht bemerkbar machen kann, wenn z.B. die Flüssigkeit oder das Gas mit zu hohem Druck in die Muskulatur des Ober- oder Unterschenkels – v.a. bei frischen Verletzungen – hineingepreßt wird. Bei der Allgemeinnarkose besteht somit eine erhöhte Thrombosegefahr, insbesondere auch deshalb, weil die Blutsperre sehr häufig angewendet wird. Als einen weiteren Nachteil kann man die Tatsache ansehen, daß bei der Allgemeinnarkose der Zeitdruck auf den Operateur vollständig entfällt. Für manche Operateure wirkt sich das insofern als nachteilig aus, als diese begonnene Operationen, die sich als nicht durchführbar erweisen, unbedingt weiter fortsetzen wollen. Es kommen dann Operationszeiten zustande, die für den Patienten als abträglich zu betrachten sind. Diesen Nachteil darf man allerdings der Allgemeinnarkose nicht selbst anlasten. Hier muß jeder Untersucher bzw. Operateur selbst entscheiden, wo er, v.a. für den operativen Eingriff, seine persönliche Zeitgrenze setzt.

9.2 Regionalanästhesie

Als Regionalanästhesie kommt eigentlich nur die Spinalanästhesie in Frage, deren Hauptvorteil darin besteht, daß sie im Gegensatz zur Epiduralanästhesie eine vollständige Muskelerschlaffung bringt. Im Gegensatz zur Allgemeinnarkose ist jetzt ein Gespräch mit dem Patienten möglich. Der Patient kann evtl. auf dem Monitor seinen Befund selbst kontrollieren und die Entscheidung über das weitere Vorgehen mittreffen. Der Untersucher kommt bei dieser Art der Anästhesie, was die Wirkung der Narkose anbetrifft, in keinen Zeitdruck. Da der Patient jedoch meist wach ist und die Operation mehr oder weniger verfolgt, kann der Operateur nicht, wie bei der Allgemeinnarkose, unbegrenzt den Eingriff ausdehnen. Die Spinalanästhesie hat aber auch Nachteile. Es kommt zu der bekannt langen und unkontrollierten Aufwachphase. Der Patient muß für einige Stunden im Krankenhaus beobachtet und versorgt werden. Die Beine können nicht sofort gut bewegt werden. Auch hier erscheint bei angelegter Blutsperre die Thrombosegefahr erhöht. So wie bei der Allgemeinnarkose kann der Patient auch keinen Schmerz angeben, wenn Flüssigkeit oder Gas in das Gewebe um das Kniegelenk durch erhöhten Druck eingepreßt wird. Eine weitere unangenehme Folge, v.a. bei jungen Menschen, ist der nicht selten nach der Spinalanästhesie auftretende Kopfschmerz. Dieser kann mehrere Tage anhalten und den Patienten hindern, seiner Arbeit nachzugehen, wenn die Folgen der Arthroskopie am Knie längst abgeklungen sind. Im übrigen gelten bei der Spinalanästhesie auch noch die Nachteile, die schon bei der Allgemeinnarkose erwähnt wurden. Auch hier kann ein kräftiger Assistent bei der Untersuchung Verletzungen am Kniegelenk oder Oberschenkel hervorrufen.

9.3 Lokalanästhesie

Die eleganteste Form der Anästhesie ist unumstritten die Lokalanästhesie, v.a. für die diagnostische Arthroskopie. Sie hat auch den Vorteil, daß der Untersucher nicht unmittelbar einen Anästhesisten benötigt. Der Patient sollte allerdings aufgefordert werden, nüchtern zu dieser Untersuchung zu erscheinen, nicht wegen der Lokalanästhesie, sondern wegen der evtl. zu erwartenden, extrem selten auftretenden Komplikationen bei dieser Anästhesieform. Bei Überschreitung der erlaubten Menge des Lokalanästhetikums kann es zum Blutdruckabfall und in noch selteneren Fällen zu einem anfallähnlichen Ereignis (Petit mal) kommen. Der Patient wird zur Lokalanästhesie nüchtern einbestellt, damit der Anästhesist evtl. bei einem solchen Ereignis eine Intubation vornehmen kann. Eine „stand-by"-Position des Anästhesisten während der Arthroskopie in Lokalanästhesie ist deshalb dringend zu empfehlen. Bei über 4000 Arthroskopien in Lokalanästhesie war dies kein einziges Mal notwendig. Wir verzichten deshalb auch auf das Legen eines intravenösen Zugangs während der Lokalanästhesie. Häufig haben wir den Eindruck, daß ein Patient, der sich nach einem leichten Frühstück einer Arthroskopie in Lokalanästhesie unterzieht, diesen Eingriff besser verträgt als der seit Stunden nüchterne und deshalb hungrige Patient. Aus rechtlichen Gründen erscheint es uns jedoch angebracht, den Patienten aufzufordern, nüchtern zur Untersuchung zu kommen. Ähnliche Überlegungen gelten aber auch für den präoperativ zu legenden i.v.-Zugang.

9.4 Technik der Lokalanästhesie (Abb. 25)

Das Kniegelenk wird mit einer Seifenlösung eingerieben und von den Haaren befreit. Danach erfolgt Desinfektion mit einer alkoholischen Lösung oder dem für die Operation üblichen Desinfektionsmittel. Die Instillation des Lokalanästhetikums wird wie bei jeder Punktion des Kniegelenks unter sterilen Bedingungen vorgenommen. An der gewünschten Zugangsstelle wird mit einer 2%igen Lokalanästhesielösung, die mit einer geringen Menge eines die Blutgefäße verengenden Medikaments gemischt wird, eine Hautquaddel gesetzt. Die tieferen Schichten werden ebenfalls mit dieser Lösung anästhesiert (Mepivacain). Man braucht für eine Zugangsstelle nicht mehr als 2 ml. Hat der Untersucher die Gelenkschleimhaut infiltriert, so gelangt die Nadelspitze in den Gelenkinnenraum. Die Anästhesielösung läßt sich plötzlich sehr leicht injizieren. Dies ist das entscheidende Zeichen. Es deutet den richtigen Sitz der Nadelspitze an. Das Kniegelenk wird nun mit

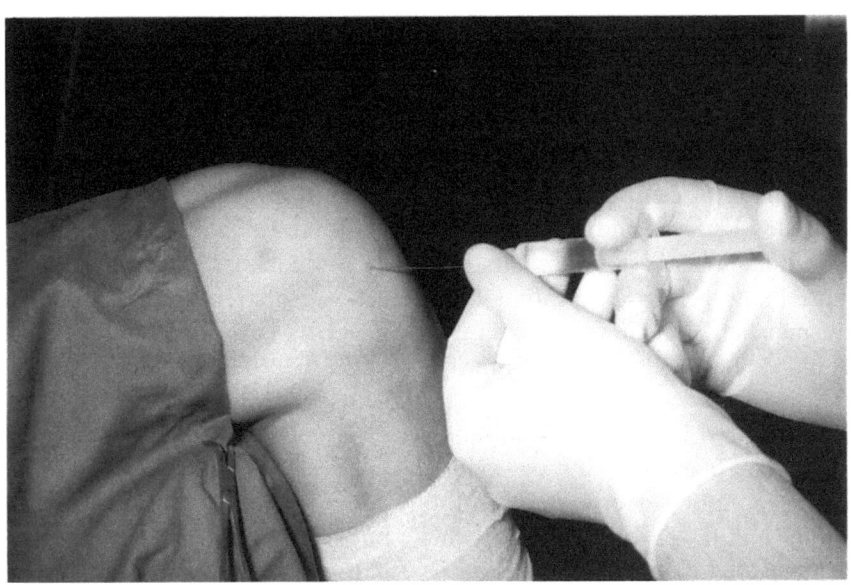

Abb. 25. Lokalanästhesie des Knieinnenraumes und der Zugänge

einer 0,25%igen Anästhesielösung aufgefüllt. Es ist sinnvoll, hier ein langwirkendes Medikament zu benutzen. Die Auffüllung des Knies mit 20 ml Bupivacain genügt. Es kann aber durchaus sinnvoll sein, bis zu 40 ml zu instillieren, wobei die Verdünnung des Anästhetikums dann 0,125% sein sollte. Es hat sich gezeigt, daß bei richtiger Instillation auch sehr stark verdünnte Anästhesielösungen die gleiche Wirkung zeigen und daß Kreislauf- und zentrale Komplikationen auf diese Weise auf ein Minimum reduziert werden.

Eine wichtige Kontrolle, ob tatsächlich der Knieinnenraum aufgefüllt ist und nicht etwa der Hoffa-Fettkörper, erfolgt durch die Abnahme der Spritze von der Kanüle. Korrekt ist das langsame Heraustropfen des artifiziellen Ergusses aus dem Kanülenende. Tritt die Anästhesielösung im Strahl aus dem Kanülenende, so ist der Hoffa-Fettkörper oder ein anderes Gebilde im Kniegelenk infiltriert. Der Patient gibt dann auch ein Druckgefühl während der Instillation an. Bei korrekter Instillierung des Anästhetikums wird vom Patienten keine Schmerzäußerung, sondern meist nur ein ganz geringes Druckge-

fühl, evtl. Kältegefühl angegeben. Empfehlenswert ist in jedem Fall, bei nicht sicher intraartikulär liegender Nadelspitze, den Instillationsort zu wechseln und evtl. die Infiltration des Lokalanästhetikums suprapatellar in dem üblichen Punktionszugang zu wählen. Das Auffüllen des Hoffa-Fettkörpers bei einem Zugang von anterolateral, wie für das Arthroskop üblich, kann die Untersuchung unmöglich machen oder zumindest sehr stark erschweren. Ist trotzdem der Hoffa-Fettkörper gefüllt und wollen Untersucher und Patient nicht auf eine Arthroskopie an diesem Tag verzichten, so erweist es sich als günstig, das Knie sehr viel zu bewegen und wenigstens 30–60 min zu warten. Dann ist meist die Untersuchung ohne wesentliche Nachteile auszuführen.

Nach Setzen der Lokalanästhesie sollte wenigstens 10–15 min gewartet werden. Auch dann empfindet in seltenen Fällen der Patient die Stichinzision und das Eindringen des Trokars in den Knieinnenraum als einen kurzen Schmerz. Die eigentliche Untersuchung ist dagegen bei korrekter Anästhesie immer schmerzlos.

Die Zeitdauer der Anästhesie richtet sich nach dem verwendeten Medikament. Bei den langwirkenden Anästhesielösungen beträgt sie zwischen 60 und 120 min. Ein Vorteil der Lokalanästhesie besteht darin, daß sie schnell und komplikationslos angewendet werden kann. Eine Prämedikation ist nicht erforderlich. Nach der Untersuchung bzw. Operation kann der Patient sofort sein Kniegelenk bewegen und sein Bein je nach Eingriff belasten. Der zeitliche Druck auf den Operateur, welcher zweifellos bei Anwendung von Regional- und Lokalanästhesie gegeben ist, kann als vorteilhaft gelten. Er schützt den Patienten in manchen Fällen vor sehr langdauernden und deshalb belastenden Eingriffen.

Die Nachteile der Lokalanästhesie sind allerdings nicht zu übersehen. Es ist keine vollständige Entspannung zu erwarten. Manchen Patienten fällt es außerordentlich schwer, z.B. den Quadrizeps zu entspannen und somit eine Inspektion des Femoropatellargelenks und des oberen Recessus zuzulassen. Bei einiger Übung und Routine des Operateurs und bei einer guten psychischen Betreuung des Patienten während des Eingriffs, fällt die Zahl der Patienten, die sich nicht entspannen können, allerdings kaum ins Gewicht. Ein gewisser Muskeltonus ist allerdings immer vorhanden und deshalb ist die arthroskopische Operation in Lokalanästhesie mit Sicherheit schwieriger auszuführen.

Der Zeitdruck für den Operateur kommt noch hinzu. Man kann davon ausgehen, daß in Lokalanästhesie sowohl bei Füllung des Knies mit Gas als auch bei ständiger Durchspülung mit Wasser eine arthroskopische Operation nach etwa 60 min für den Patienten unangenehm wird. Im Gegensatz zur Allgemeinnarkose kann der Operateur gezwungen werden, aufgrund der Schmerzen den Eingriff abzubrechen. Selbstverständlich kann bei der Lokalanästhesie auch keine Blutsperre angelegt werden. Hierin kann man evtl. einen weiteren Nachteil sehen.

Bei der Wahl des Narkoseverfahrens muß der Operateur somit sämtliche Gesichtspunkte (Wunsch des Patienten, lokale Verhältnisse, Sachzwänge, Routine des Operateurs und Art des Eingriffs) berücksichtigen. Generell kann man sagen, daß für den Ungeübten die Allgemeinnarkose die sinnvollste Methode ist. Die Lokalanästhesie stellt ohne Zweifel die eleganteste und komplikationsloseste Anästhesieform dar. Sie bleibt für geübte Operateure reserviert und erfordert ein eingespieltes Team, um dem Patienten in jedem Moment der Untersuchung bzw. Operation Sicherheit und Geborgenheit zu vermitteln.

KAPITEL 10
Zugänge zum Kniegelenk

Der laterale Zugang, dicht oberhalb des Kniegelenkspalts, hat sich am besten bewährt. Bei rechtwinklig gebeugtem Kniegelenk ist der laterale Gelenkspalt ventral leicht zu finden. Mit dem Daumen ertastet man eine ventrolaterale Grube, die medial von der Patellasehne, proximal vom Patellaunterrand und distal von der Tibiakopfkante begrenzt wird. Etwa ins Zentrum dieser lateralen Grube wird die Inzision gesetzt (Abb. 26). Es ist wichtig, daß die Inzision deutlich oberhalb des Gelenkspalts liegt. Im Zweifel sollte man deshalb lieber einen etwas proximaleren Zugang wählen. Vom lateralen Zugang her ist es möglich, fast alle wichtigen Gelenkabschnitte zu inspizieren. Trotzdem gilt ganz allgemein bei der Wahl des Zugangs die Regel, daß der Ort am besten zu überblicken ist, der der Hautinzision gegenüberliegt. Bei der lateralen Inzision muß jedoch festgestellt werden, daß nach einiger Übung auch der laterale Gelenkbereich vollständig und lückenlos übersehen werden kann. Wichtig ist hier die schon erwähnte Viererposition des Kniegelenks. In dieser Stellung eröffnet sich der laterale Gelenkspalt am besten. Ebenfalls voll überblickbar ist das Femoropatellargelenk und der Recessus suprapatellaris. Die Interkondylengegend ist von lateral meistens besser zu beurteilen. Die Innenseite des medialen Femurkondylus stellt sich fast vollständig dar. Der Ansatz des hinteren Kreuzbandes ist, soweit er nicht von Fettgewebe und Synovialis überdeckt ist, gut zu beurteilen. Das vordere Kreuzband kann schon mit der 30°-Winkeloptik vollständig gesehen werden. Kommt es auf den Ansatz des vorderen Kreuzbandes am lateralen Kondylus an, ist es ratsam, den Zugang dicht an der Patellasehne zu legen. So läßt sich auch die Innenseite des lateralen Kondylus vollständig überblicken. Die Intubation des lateralen dorsalen Recessus ist auf diese Weise ebenfalls möglich. Etwa in der Hälfte der Fälle gelingt es, mit dem Arthroskop unterhalb des vorderen Kreuzbands, oberhalb des Hinterhorns des lateralen Meniskus, den lateralen dorsalen Recessus einzusehen. Der Tausch der 30°-Winkeloptik gegen eine 70°-Winkeloptik macht es möglich, die hintere Tibiakante mit dem Ursprung des hinteren Kreuzbandes zu beurteilen.

Abb. 26. Lateraler Zugang

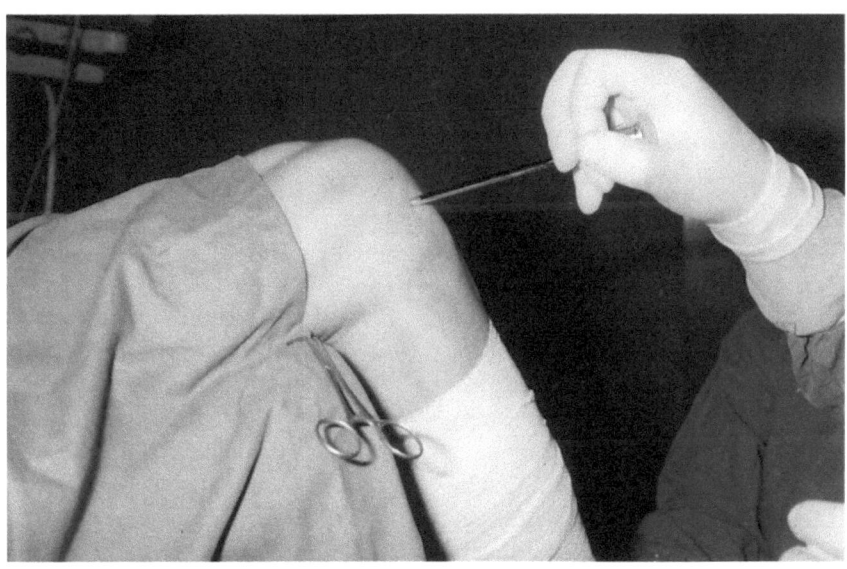

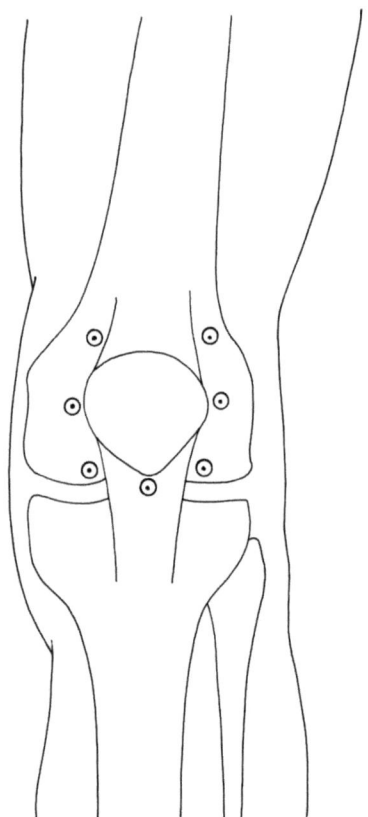

Abb. 27. Kniegelenkzugänge von vorn

Vom lateralen Zugang her ist der mediale Gelenkabschnitt bei bandstabilen Kniegelenken nicht immer vollständig einsehbar. Die Rundung des medialen Femurkondylus versperrt den Blick auf den Übergang der Zirkumferenz zum Hinterhorn des medialen Meniskus. Das Hinterhorn des medialen Meniskus selbst ist in fast allen Fällen gut zu beurteilen. Die Schneide des Meniskus sollte auch bei bandstabilen Kniegelenken praktisch immer gesehen und beurteilt werden können.

Der mediale Zugang (Abb. 27) ist bei der diagnostischen Arthroskopie besonders geeignet, den lateralen Gelenkabschnitt exakt zu beurteilen. Auch hier kann man mit dem Daumen die Grube medial von der Patellasehne gut tasten. Die Begrenzung nach unten bildet der Tibiakopf. Die Begrenzung nach oben wird durch den Unterrand der Patella dargestellt. Die Inzision erfolgt wie beim lateralen Zugang in der Mitte bis zur oberen Hälfte dieser Vertiefung. Medial erscheint es besonders wichtig, daß der Zugang deutlich oberhalb des Gelenkspaltes angelegt wird, um eine Verletzung des Meniskus zu vermeiden und um auch bei der Untersuchung nicht wesentlich durch den Hoffa-Fettkörper gestört zu werden. Für die Diagnostik muß der mediale Zugang relativ selten gewählt werden. Er dient gewöhnlich zum Einführen des Häkchens, um die Strukturen im Knieinnenraum auszutasten. Insbesondere wird von hier aus der mediale Meniskus auf Riß und Lappenbildungen abgetastet. Bei operativen Eingriffen am lateralen Meniskus kann es günstig sein, das Arthroskop von medial her ins Knie einzubringen.

Variationen dieser beiden vorderen Zugänge sind der Zugang nach Gillquist durch die Patellasehne und der Zugang nach Patel (Zugang in Höhe der Mittellinie der Kniescheibe). Der von den Schweden propagierte transligamentäre Zugang hat gegenüber einem sehr weit lateral oder sehr weit medial liegenden Zugang den Vorteil, daß man die hinteren Recessus wesentlich besser intubieren kann. Auch ist der Überblick nach lateral und medial etwa gleich gut. Sein Nachteil liegt in der Verletzung einer so wichtigen Struktur wie die der Patellasehne. Unmittelbar nach einem solchen Zugang kann der mittlere Anteil der Sehne kaum noch für den plastischen Ersatz des vorderen Kreuzbandes benutzt werden. Eine absolute Notwendigkeit zum Benutzen dieses Zugangs besteht nicht, da der sehr dicht an der Patella angelegte laterale und mediale Zugang die gleichen Vorteile wie dieser zentrale Zugang aufweist.

Der von Patel empfohlene Zugang sehr hoch oberhalb des Gelenkspalts ist vielleicht auf die Erfahrung zurückzuführen, daß insbesondere für die Arbeitsinstrumente bei der Operation etwas höher angelegte Zugänge für die Manipulation im Knieinneren besonders günstig sind. Für die Diagnostik dorsal gelegener Knieinnenerkrankungen kann er nicht empfohlen werden, da der Einblick dorsal durch die Kondylen stark behindert wird.

In ähnlicher Weise muß auf den suprapatellaren Zugang bei der Diagnostik weitge-

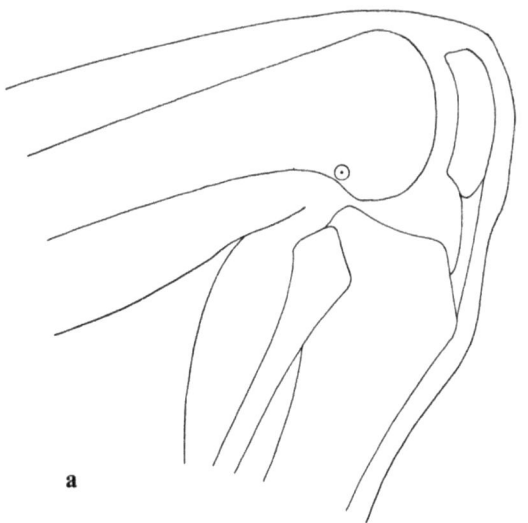 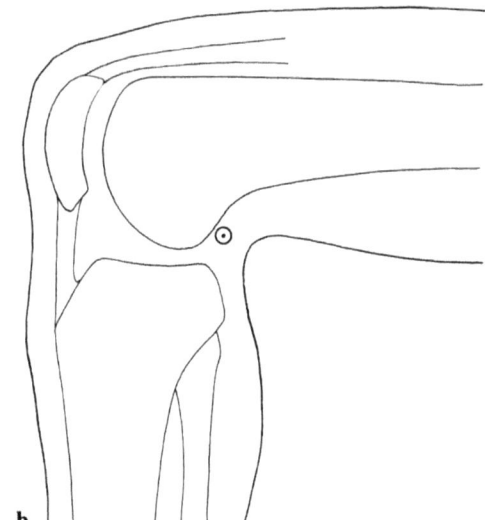

Abb. 28a, b. Kniegelenkzugänge von hinten

hend verzichtet werden. Die Inzision oberhalb der Patella, meist von lateral her, bietet sich nur für den Fall an, daß der Untersucher lediglich an der Betrachtung des Recessus suprapatellaris interessiert ist. Vorstellbar wäre ein solcher Zugang, wenn aufgrund von Vernarbungen durch viele Operationen die anderen üblichen Zugänge keine ausreichende Sicht in den oberen Recessus bieten können. So dient auch der suprapatellare Zugang eigentlich nur dem Einbringen von Operationsinstrumenten. Vorzugsweise werden aus diesem Zugang freie Gelenkkörper entfernt.

Für bestimmte Fragestellungen müssen die dorsalen Recessus (Abb. 28) eingesehen werden. Eine der wichtigsten Indikationen sind freie große Gelenkkörper, die sich in einem der hinteren Recessus bewegen und häufig Schmerzen im Knieinneren, manchmal aber auch in der Kniekehle verursachen. Einklemmungserscheinungen brauchen hier nicht einmal vorzuliegen. Bei von vorn schwer einsehbarem Recessus ist es auch unter Spülung nicht möglich, diese Gelenkkörper nach vorn zu bringen. Empfehlenswert ist in einem solchen Fall der dorsolaterale Zugang mit dem Arthroskop. Am günstigsten ist der Eingang oberhalb des Caput fibulae ventral der Bizepssehne und dorsal der Popliteussehne. Die Inzision erfolgt auch hier etwa 1 cm über dem getasteten Gelenkspalt. Gleiches gilt für den dorsomedialen Zugang. Hier wählt man die Inzision dicht oberhalb der Sehne des Pes anserinus bei etwa 60–90° gewinkeltem Kniegelenk. Die Inspektion dieses Recessus ermöglicht auch einen Überblick auf das Hinterhorn des medialen Meniskus. Ob dies eine eigene Indikation zum Benutzen dieses Zugangs darstellt, mag dem einzelnen Untersucher überlassen bleiben. Wichtig wird dieser Zugang auch für die Suche nach freien Gelenkkörpern, verlorenen Meniskusteilen oder Fremdkörpern, wie z.B. Teilen von Operationsinstrumentarien.

Zusammenfassend kann gesagt werden, daß in 95% aller Indikationen zur diagnostischen Arthroskopie der ventrolaterale Zugang in Kombination mit einem medialen Zugang für das Tasthäkchen genügt.

KAPITEL 11
Untersuchung in flüssigem oder gasförmigem Medium?

Das Ausleuchten des Kniegelenks kann grundsätzlich in 2 verschiedenen Medien vorgenommen werden. Am häufigsten wird die Untersuchung unter Auffüllen des Gelenkinnenraums mit Flüssigkeit durchgeführt. Weniger verbreitet ist die Darstellung des Kniegelenks mit Gasfüllung. Die Kombination beider Verfahren ist möglich und in vielen Fällen vorteilhaft.

11.1 Auffüllen des Gelenks mit Flüssigkeit

Das Auffüllen des Kniegelenks kann mit Ringerlösung oder physiologischer Kochsalzlösung erfolgen. Nachteile, wie z.B. Reizung der Synovialis durch Kochsalzlösung, konnten nicht sicher bewiesen werden. Vorteilhaft ist es, die erste Füllung des Kniegelenks über eine 2–3 mm dicke Nadel im Recessus suprapatellaris vorzunehmen. Danach wird das Arthroskop eingeführt. Dies gelingt bei prall gefülltem Kniegelenk leichter und unter geringerer Verletzungsgefahr für den Knorpel (S. 74ff.). Ab diesem Moment ist es sinnvoll, die Zufuhr der Flüssigkeit über das Arthroskop vorzunehmen. Es genügen in der Regel Infusionsflaschen, die mindestens 1 m oberhalb des Knies aufgehängt werden müssen. Durch die zuerst gelegte dicke Nadel im Recessus suprapatellaris steht dann ein Überlaufventil zur Verfügung. Als Faustregel kann gelten, je größer der Durchfluß an Flüssigkeit, desto klarer ist die Sicht. Durch viel Durchfluß entsteht aber auch viel Turbulenz. Insbesondere bei starker Synovitis kann der Blick im Kniegelenk immer wieder durch Synovialzotten behindert werden. Der Durchlauf muß dann so dosiert werden, daß die Flüssigkeit noch klar ist, die Turbulenz aber so gering wie möglich gehalten wird. Die Vorteile dieser Art von Gelenkfüllung liegen auf der Hand. Es bedarf keiner aufwendigen Apparaturen. Der Druck im Knieinnenraum wird durch die Höhe der Infusionsflaschen und evtl. durch Drosselung des Überlaufs reguliert. Wem dies zu ungenau ist, der kann die von verschiedenen Firmen angebotenen Pumpen zur Füllung des Knies mit Flüssigkeit benutzen. Hier kann der Knieinnendruck gewählt und der jeweiligen Situation angepaßt werden.

Der wichtigste Nachteil der Wasserfüllung des Kniegelenks ist der sog. Aquariumeffekt (Abb. 29). Durch die Wasserfüllung werden wie in einem Aquarium Synovialzotten zu Wasserpflanzen, die sich in der Turbu-

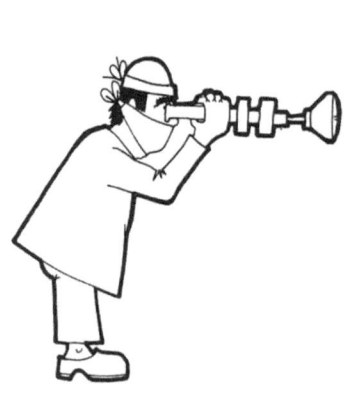
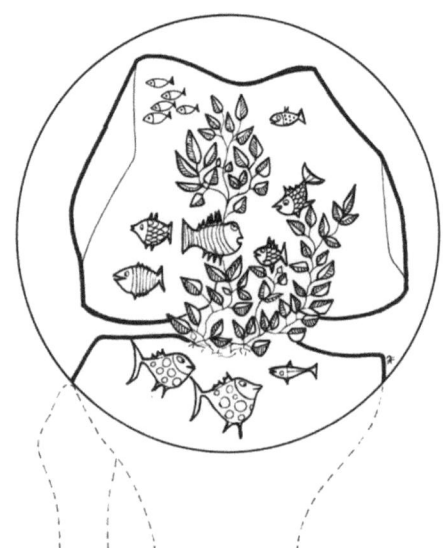

Abb. 29. Aquariumeffekt

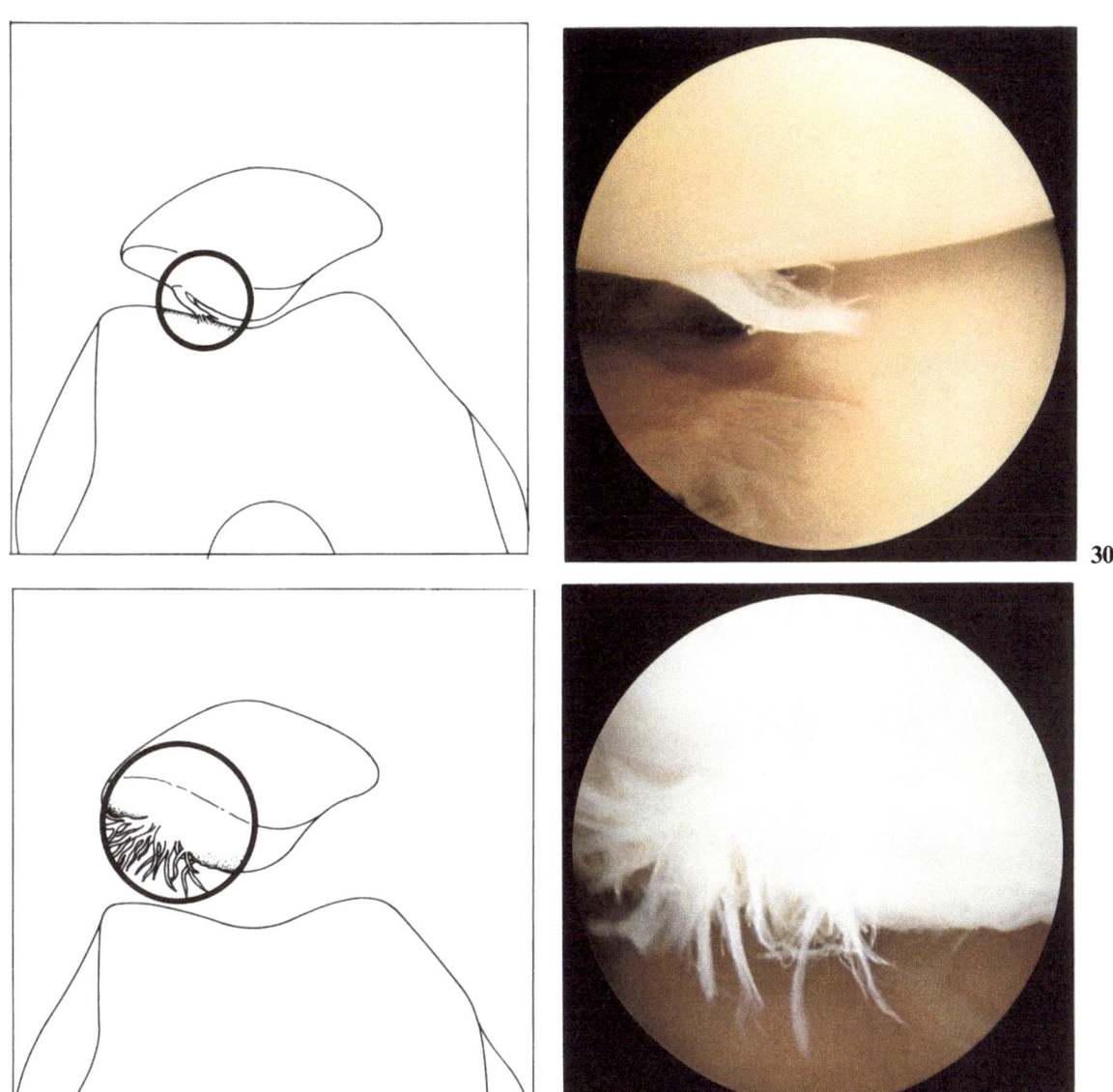

Abb. 30. Unterwasseraufnahme eines minimalen Knorpeldefekts an der Patellarückseite

Abb. 31. Geringgradige Chondropathia patellae. Der Defekt wird durch den Aquariumeffekt scheinbar sehr groß und tief

lenz der Wasserfüllung in Richtung der Strömung bewegen. Knorpelaufschilferungen und Auffaserungen der Knorpeloberfläche sind auf diese Weise sehr gut (zu gut?) erkennbar und verleiten den Untersucher – besonders wenn er noch wenig Erfahrung in der Arthroskopie hat – häufig dazu, einen schweren Knorpelschaden zu diagnostizieren (Abb. 30–32). Deshalb gilt der Satz des Erfahrenen: „Das Kniegelenk wird unter Wasserfüllung kränker, als es wirklich ist." Mit dem Einführen eines Häkchens bei der Diagnostik unter Wasser kann hier so mancher Befund genauer geklärt werden; insbesondere können auch Vermutungen über Teilrupturen oder Teilinsuffizienzen der Kreuzbänder realistischer beurteilt werden.

Ein zweiter kontrollierbarer Nachteil der Flüssigkeitsfüllung ist der, daß es wie bei der Gasfüllung zum Eindringen von Flüssigkeit

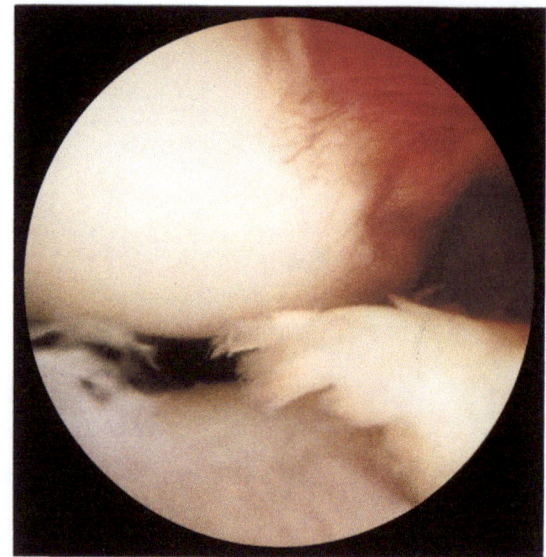

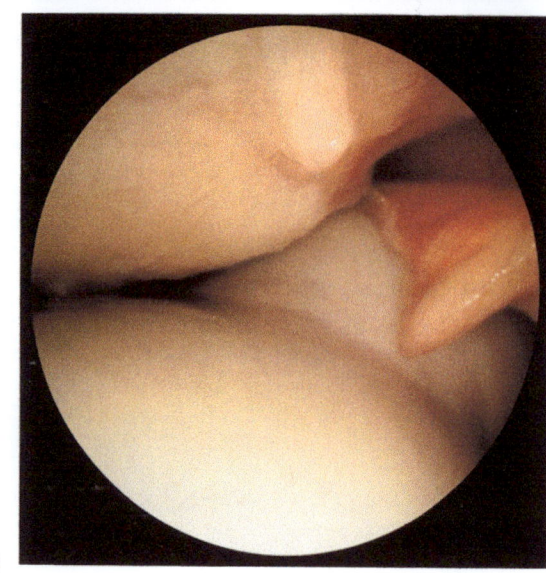

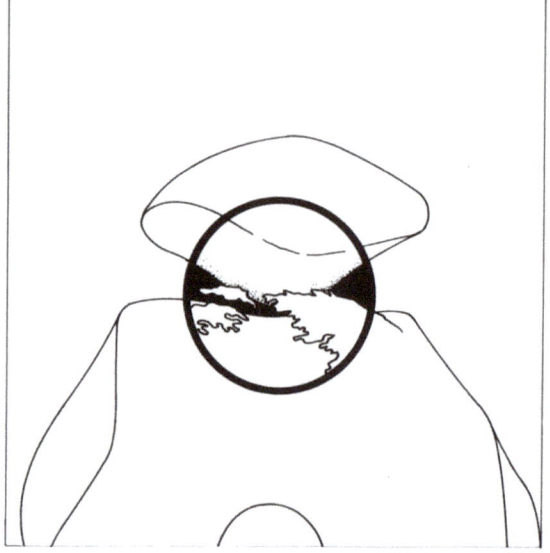

Abb. 32a, b. In den verschiedenen Medien kommen entzündliche Veränderungen der Synovialis und der Spitze des Hoffa-Fettkörpers verschieden zur Darstellung

11.2 Auffüllen des Kniegelenkinnenraums mit Gas

Das Kniegelenkinnere kann grundsätzlich mit verschiedenen Gasen, auch mit Luft, gefüllt werden (Abb. 33). Am gebräuchlichsten sind CO_2 und Lachgas. Kohlensäuregas erscheint am ungefährlichsten, da es durch den Körper sehr schnell resorbiert, innerhalb von Minuten über die Blutbahn abtransportiert und ausgeatmet werden kann. In Lokalanästhesie hat es außerdem den Vor- oder Nachteil, daß es bei beginnender Emphysembildung unter der Haut ein Brennen verursacht. Dies ist der wichtigste Unterschied zu Lachgas. Hier spürt der Patient in Lokalanästhesie bei Emphysembildung keinen Schmerz, was als Vorteil aufgefaßt werden kann. Bei korrekter Füllung des Knieinnenraums mit nicht zu hohem Druck (maximal 60 mm Hg) ist die Emphysemgefahr innerhalb der ersten 30 min gleich 0 anzusetzen. Sinnvoll ist es, das zugeführte Gas durch einen Bakterienfilter zu leiten. Dies garantiert die sterile Füllung des Gelenks. Der entscheidende Vorteil der Gasfüllung ist das natürliche Aussehen

in verletzte Strukturen zwischen Oberschenkel- oder Unterschenkelmuskulatur, in wenigen Fällen auch unter die Haut, kommen kann. Bei unkontrolliertem und zu hohem Flüssigkeitsdruck im Kniegelenk kam es bereits vor, daß Flüssigkeit und Luft bis in den Hoden hinaufgedrückt wurde (Henderson 1982). Selbstverständlich ist dies nur in Allgemein- oder Regionalanästhesie möglich. Der Patient in Lokalanästhesie wird durch Schmerzäußerung den Operateur sofort warnen können.

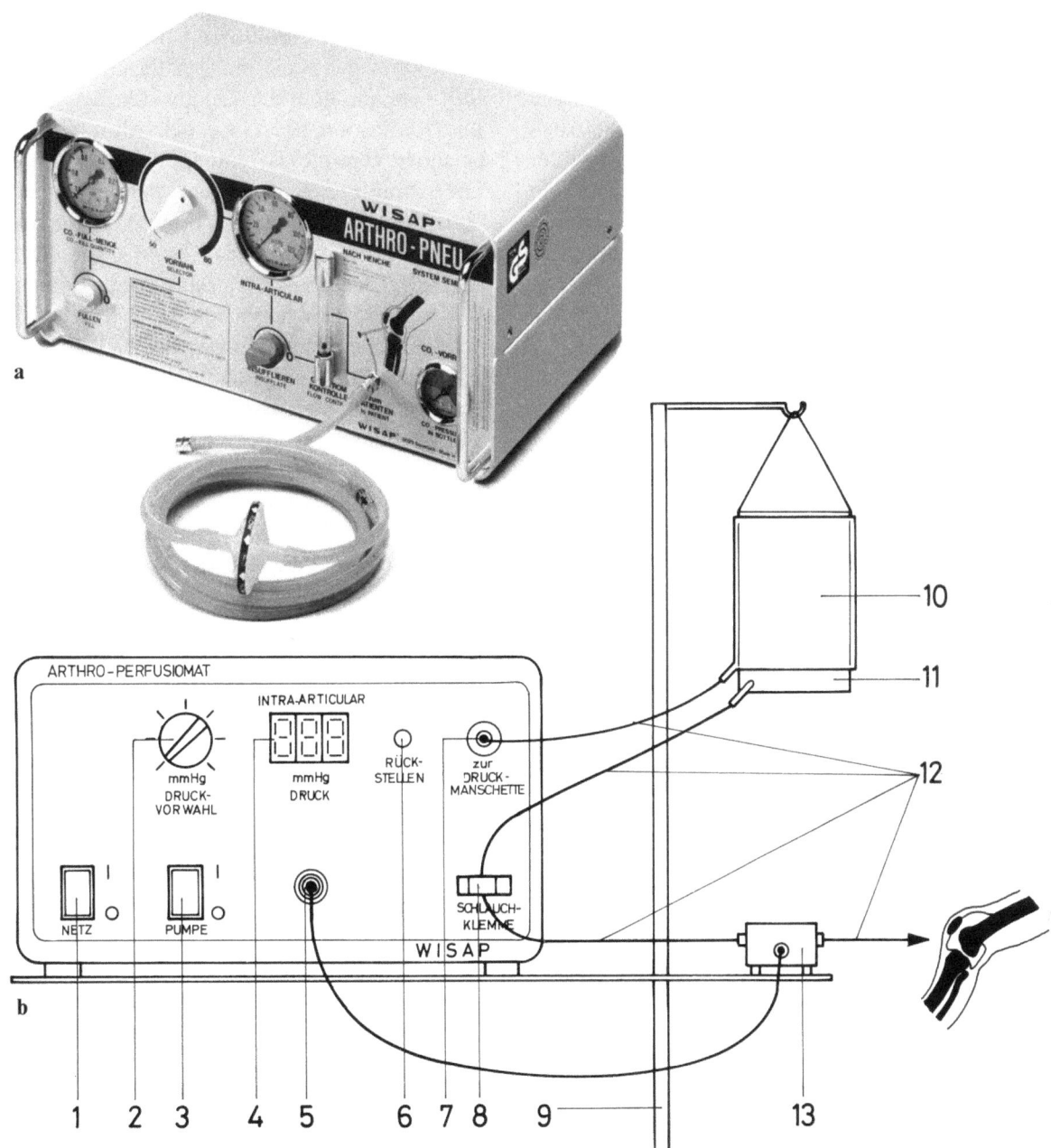

des Knieinnenraums. Eine der schon erwähnten Bedingungen für das Gelingen einer Arthroskopie ist die möglichst gute Sicht. Durch Gas ist dies besser gewährleistet als durch Wasser. Die Strukturen des Knies haben ihre natürliche Form und ihr von der Arthrotomie her gewohntes Aussehen. Mögliche Blutungen, speziell bei sehr stark gereizter Synovialis, behindern unter Gasfüllung im Gegensatz zur Wasserfüllung die Sicht nicht.

Die reine Gasfüllung des Kniegelenks ohne vorherige Spülung durch ein flüssiges

Abb. 33. a Arthropneu der Fa. Wisap; **b** Kombinationsgerät ohne Rollenpumpe der Fa. Wisap; *1* Netzschalter, *2* Ein-Aus-Schalter für Pumpe, *3* Druckvorwahl mmHg, *4* digitale Druckanzeige aktueller Druck intraartikular, *5* Rückstelltaste für Digitalanzeige, *6* Anschluß für Schlauch zur Druckmanschette, *7* Schlauchklemme, *8* Anschluß für Meßleitung, *9* Stativ zur Aufnahme von Gerät, Wasserbehälter und Druckaufnehmer, *10* Druckmanschette, *11* Wasserbehälter, *12* Schlauchsatz, *13* Druckaufnehmer

Medium ist aber nicht sinnvoll. Auch im gesunden Kniegelenk befinden sich kleine Mengen' Synovialflüssigkeit, die nach Benetzen der Optik ein verzerrtes Bild ergeben. Auch das Abtupfen der Optik an der Schleimhaut macht den Blick nicht immer frei. Deshalb ist die kombinierte Anwendung von Gelenkspülung und anschließender Gasfüllung für die Diagnostik der beste Weg.

11.3 Auffüllen des Knieinnenraums mit Flüssigkeit im Wechsel mit Gas

Wie zuvor erwähnt, ist die Kombination der beiden Verfahren vorteilhaft. Um den Knorpel des Kniegelenks beim Einführen des Arthroskops nicht zu verletzen, ist es sinnvoll, den Knieinnenraum vorher mit Flüssigkeit aufzufüllen. Bei Anwendung der Lokalanästhesie ist das Anästhetikum gleichzeitig auch die Spülflüssigkeit. In Allgemeinnarkose hat es sich bewährt, das Knie vom oberen Recessus aus zu punktieren und aufzufüllen. Bevor nun Gas in den Knieinnenraum eingeleitet wird, saugt der Untersucher die Spülflüssigkeit bzw. das Lokalanästhetikum ab. Häufig entsteht bei Verbleib von Synovia im Knie das Problem der Schaumbildung. Dies ist für die Sicht sehr lästig. Erneutes Spülen und Absaugen bringt schnelle Abhilfe. Bestehen trotzdem weitere Sichtbehinderungen, z.B. durch Blut bei frischen Verletzungen, muß so lange gefüllt und abgesaugt werden, bis die Spülflüssigkeit klar ist. Danach kann das Knie mit gefiltertem Gas gefüllt werden und die Diagnostik beginnen. Die Reduktion des Gasdrucks durch dafür geeignete Geräte ist unbedingt notwendig. Die Abbildung zeigt ein von der Fa. Wisap entwickeltes Gerät (Arthropneu). Aufgrund der starken Gasreduktion kann ohne Blutsperre gearbeitet werden. Das Weglassen der Blutsperrenmanschette hat den Vorteil, daß entzündliche Partien der Synovialis besser erkannt und der Kniegelenkinnenraum exakter bezüglich der Synovialiserkrankung beurteilt werden kann. Auch Komplikationen wie Thrombosen aufgrund des Manschettendrucks entfallen dann selbstverständlich.

Beim Auffüllen des Kniegelenks mit Gas kann mitunter eine Schwierigkeit auftreten. Es kommt anscheinend ohne Grund zum Zusammenbruch des Knieinnendrucks. Der Anzeiger auf dem Gerät steht auf 0. Ein Druck läßt sich nicht aufbauen. Hier muß der Untersucher eine undichte Stelle im System suchen. Häufig befindet sich diese undichte Stelle am Verschluß des Arthroskops oder irgendwo im Schlauchsystem – manchmal am Übergang des Systems zum Bakterienfilter. Bei einer gewissen Routine stellt weder das Umschalten von Flüssigkeit auf Gas noch das Suchen solcher kleinen Fehlerquellen eine Zeitverzögerung dar. Das zufriedenstellende Ergebnis dieser kombinierten Methode ist dann einwandfreie Sicht und eine hervorragende Photo- und Videodokumentation.

KAPITEL 12

Anatomische Vorbemerkungen

Sicherlich wird kein Untersucher die Arthroskopie durchführen, der nicht über die Anatomie des Kniegelenks gut Bescheid weiß. Der arthroskopische Blick ins Kniegelenk kann aber in keiner Weise mit dem „anatomischen Blick" verglichen werden. Das Zurechtfinden im Kniegelenk mit dem dünnen Instrument ist mit außerordentlichen Schwierigkeiten verbunden. Die übliche Vorstellung der Anatomie, wie wir sie im anatomischen Lehrbuch finden, kann nicht direkt übertragen werden.

Das geschlossene Kniegelenk ist normalerweise weder mit Luft noch irgendwelchen Mengen größerer Flüssigkeit gefüllt. Der Untersucher muß sich deshalb darüber klar sein, daß Synovialis entweder direkt der Gegensynovialis anliegt oder die Knorpeloberfläche berührt. „Leere Räume", wie uns manchmal das Lehrbuch für Anatomie glauben lassen will, finden sich im Kniegelenk nicht. Durch das Einfüllen von Flüssigkeit oder Gas wird die Situation entscheidend geändert. Die Vorstellung, daß Knorpel und Menisken an ihrem angestammten Platz bleiben, während die Synovialis mitsamt der Gelenkkapsel aufgrund des eingeleiteten Volumens von dem eigentlichen Gelenk abgehoben wird, erleichtern das Zurechtfinden des Untersuchers. Es ist verständlich, daß sich z.B. die Kniescheibe nicht so weit abheben läßt wie Teile des Recessus suprapatellaris.

Einige anatomische Strukturen geben immer wieder Anlaß zu Verwechslungen. Sie seien deshalb hier besonders erwähnt. Besondere Aufmerksamkeit muß der Untersucher dem Hoffa-Fettkörper und seinem Anhängsel, der Plica synovialis, widmen. Die Plica synovialis, die unterhalb der Trochlea ansetzt, spannt sich straff beim aufgeblasenen Kniegelenk. Dem Unerfahrenen kann sie, wenn sie kräftig ausgeprägt ist, wie das vordere Kreuzband erscheinen. Entscheidend ist hier, daß der Untersucher sich über Ansatz und Ursprung dieser Struktur im klaren ist. Dann kann eine Verwechslung mit dem vorderen Kreuzband ausgeschlossen werden. Ähnliche Probleme können die Plicae alatae bereiten. Es handelt sich hierbei um die seitliche Fortsetzung des Hoffa-Fettkörpers in der vorderen Gelenkkapsel. Diese teilweise stark fibrosierten Kapselfalten liegen bei vollständiger Streckung des Kniegelenks im unteren Anteil des Femoropatellargelenks, links und rechts des Hoffa-Fettkörpers. Bei zunehmender Beugung werden sie mitsamt des Hoffa-Fettkörpers nach distal gezogen und imponieren wie Schwingen eines großen Vogels. Der Hoffa-Fettkörper bildet dabei den Rumpf des Vogels. Dem unerfahrenen Untersucher können diese Plicae alatae wie Menisken erscheinen. Form, Farbe und Konsistenz sind tatsächlich manchmal dem Meniskus ähnlich (Abb. 34).

Eine weitere anatomische Besonderheit, die bei der arthroskopischen Untersuchung besonders auffällt, ist das Lig. transversum. Dieses Band verbindet die beiden Vorderhörner der Menisken miteinander. Im Bereich der Ansatzstelle zwischen Lig. transversum und dem Vorderhorn eines Meniskus ist manchmal eine Faltenbildung gegeben, die dem Unerfahrenen wie ein Meniskusriß im Vorderhorn erscheinen kann. Hier ist vor voreiligen diagnostischen Schlüssen zu warnen (Abb. 34).

Die seitlichen Konturen der Femurkondylen kommen bei der Arthroskopie besonders klar zur Darstellung. In der Anatomie unterscheidet man die Gleitfläche des Femoropatellargelenks (Trochlea) von der Gleitfläche des Femorotibialgelenks (Kondylus). Zwischen beiden Gelenkflächen liegt die Linea trochleocondylaris. Bei der exakt seitlichen Inspektion während der Arthroskopie kann diese leichte Erhebung am Übergang des Femoropatellargelenks zum Femorotibialgelenk fast immer sehr gut erkannt werden. Proximal dieser Linie, sozusagen am distalen Ende der Trochlea, können seichte Impressionen vorhanden sein. Diese sind meist durch den Unterrand der Patella bedingt. Di-

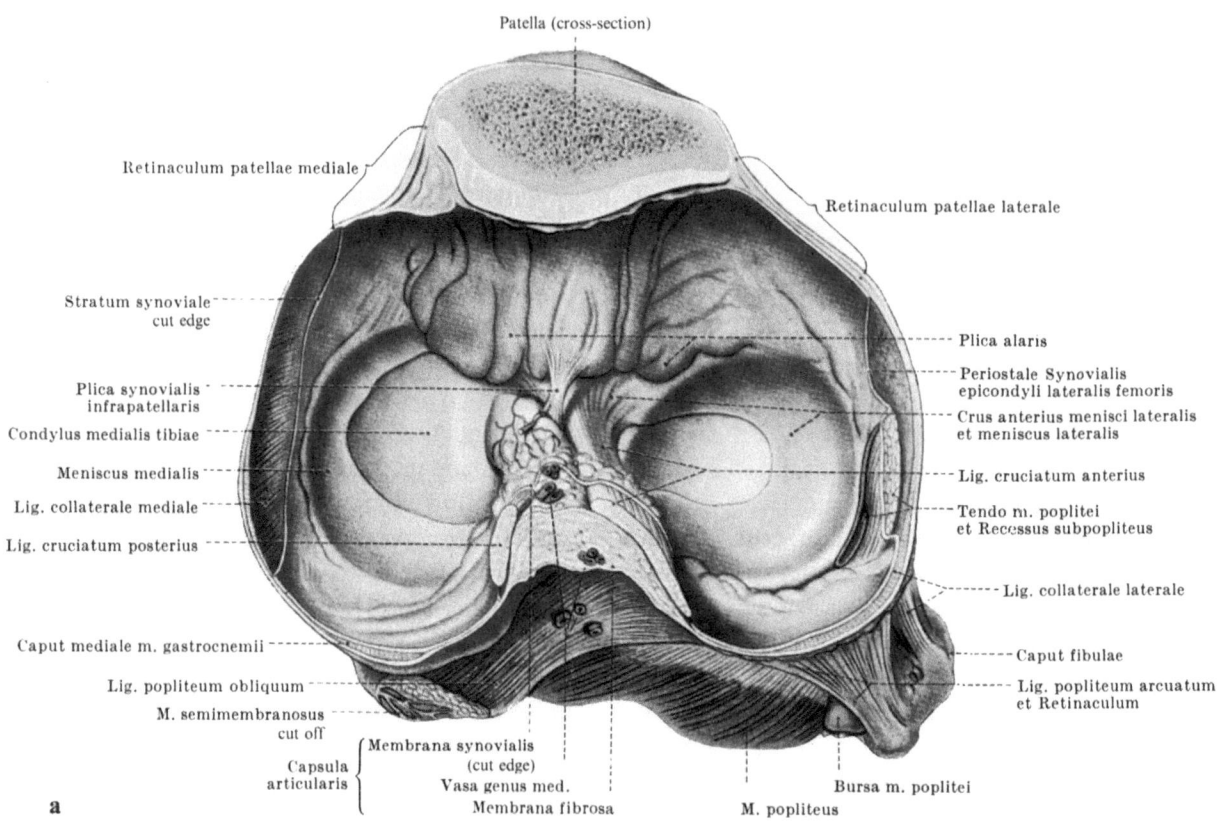

a

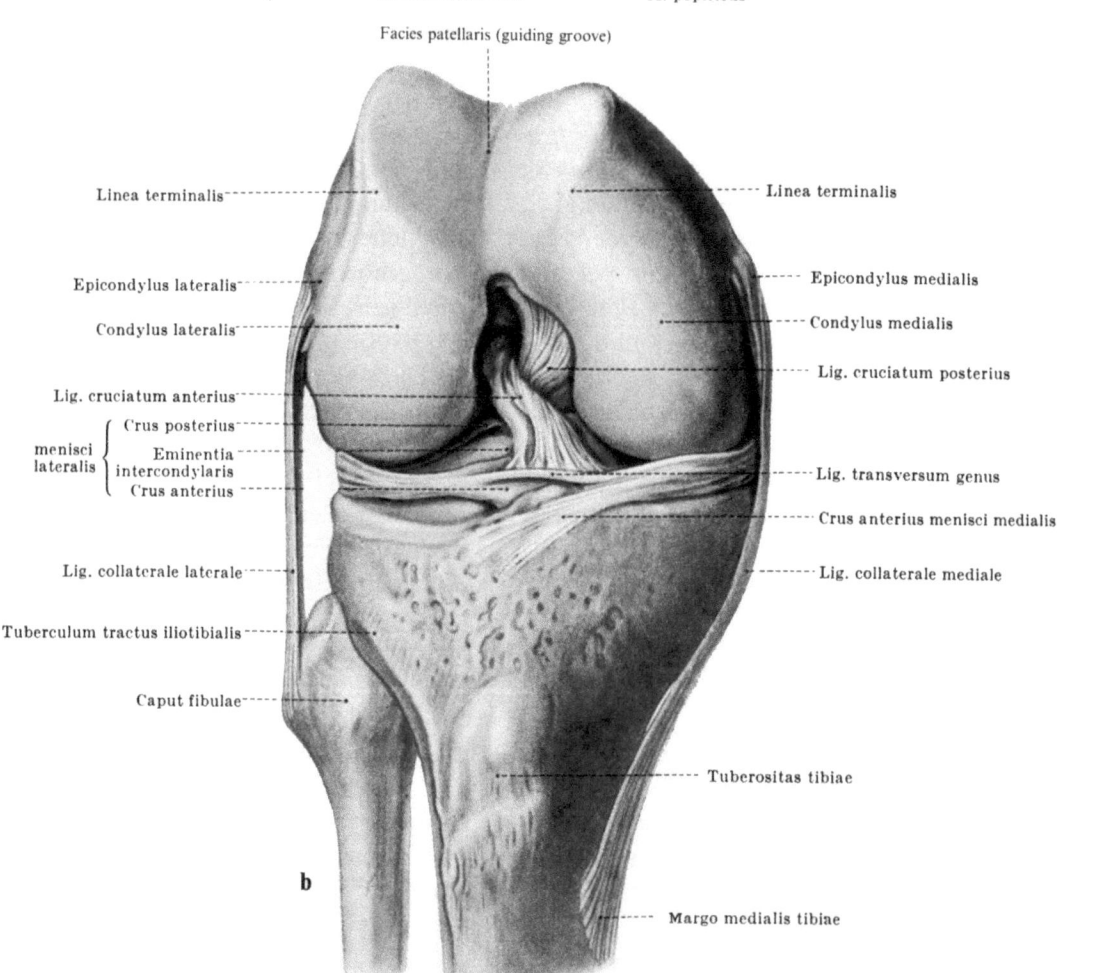

b

◁ **Abb. 34a, b.** Anatomie des Kniegelenks
(Aus Lanz/Wachsmuth 1972)

stal der Linea terminalis (Linea trochlea-condylaris) sind häufiger – manchmal recht tiefe – Impressionen erkennbar. Sie stellen sich nicht selten als Knorpeldefekt dar. Diese Impressionen sind durch den Anschlag des medialen Meniskusvorderhorns und der Tibiakante bei vollständiger Streckung des Kniegelenks an das proximale Ende des Kondylus bedingt. Die Grenzen zwischen physiologischer Impression und pathologischem Zustand sind v.a. im Bereich des medialen Kondylus nicht exakt zu ziehen.

Jedem Untersucher ist deshalb zu raten, sich die Anatomie des Kniegelenks vor dem Beginn der Arthroskopie nochmals exakt vor Augen zu führen. Anfängliche Fehldiagnosen und Fehlinterpretationen der normalen Anatomie bleiben wahrscheinlich niemandem erspart.

KAPITEL 13
Die arthroskopische Untersuchung

13.1 Einführen des Arthroskops ins Kniegelenk

Hat der Untersucher den Zugangsort gewählt, so wird mit einem spitzen Messer die Hautinzision angebracht. Die Größe der Hautinzision sollte immer relativ zu klein gewählt werden. Wird die Inzision im Verhältnis zur Trokarhülse zu groß vorgenommen, so muß der Untersucher bei der Gasfüllung des Kniegelenks damit rechnen, daß Gas aus dem Knie entweicht. Dies erschwert die Untersuchung, da sich kein Druck im Gelenk aufbauen kann. Bei der Flüssigkeitsfüllung läuft selbstverständlich aus der Inzision die Flüssigkeit ab und verursacht das unangenehme „Schwimmbad". Nach der relativ „zu kleinen" Inzision wird nun der spitze Trokar in die Trokarhülse gesteckt. Das Einrastsystem des Instruments muß betätigt werden.

Anschließend führt der Untersucher beim lateralen Zugang das Instrument parallel zur Tibiagelenkfläche radiär auf das Zentrum des Kniegelenks zu. Er zielt dabei in etwa auf den Ansatz des hinteren Kreuzbandes. Unter ständiger Drehbewegung wird die Trokarhülse auf das Kniezentrum weiter eingeführt. Das Durchdringen der Gelenkkapsel mit der Trokarspitze ist deutlich zu spüren. Ein vollständiges Eindringen mit dem spitzen Trokar in das Kniegelenk sollte unbedingt vermieden werden. Kommt es trotzdem vor, so kann der Untersucher häufig eine kleine Verletzung am Ansatz des hinteren Kreuzbandes auf der Innenseite des medialen Femurkondylus erkennen. Durch diese Zielrichtung wird in jedem Fall eine Verletzung des Knorpels vermieden. Hat der Untersucher den Eindruck, daß die Gelenkkapsel durchstoßen ist, so wird der spitze Trokar gegen den stumpfen ausgetauscht. Gleichzeitig wird das Kniegelenk von der Rechtwinkel- oder wenigstens 60°-Winkelstellung in Streckstellung gebracht. Mit dem stumpfen Trokar wird nun die Trokarhülse in das Femoropatellargelenk eingestoßen (Abb. 35). Dies ist mit einem kräftigen Ruck verbunden, wenn die Synovialis von dem stumpfen Instrument aufgerissen wird. Nach einiger Übung wird dem Untersucher klar, ob er wirklich im Kniege-

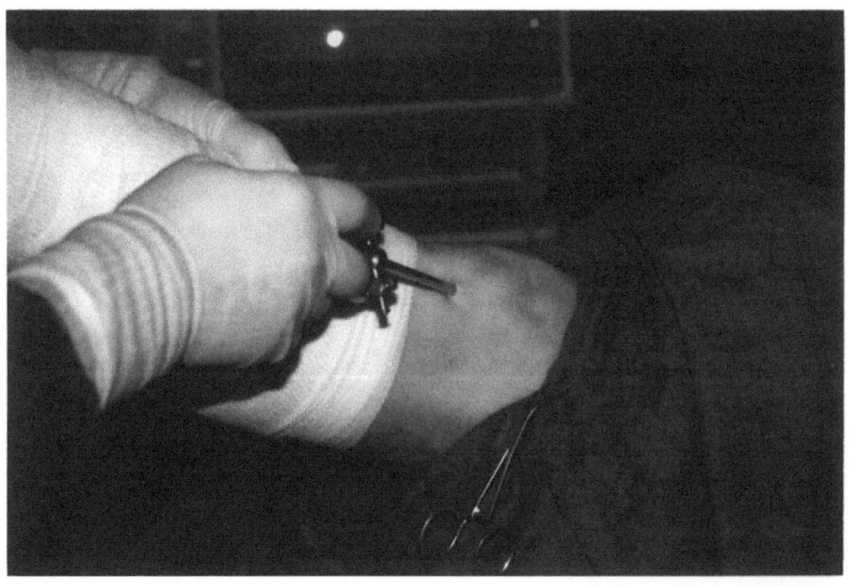

Abb. 35. Einführungsrichtung des Instruments in Streckstellung in das Femoropatellargelenk

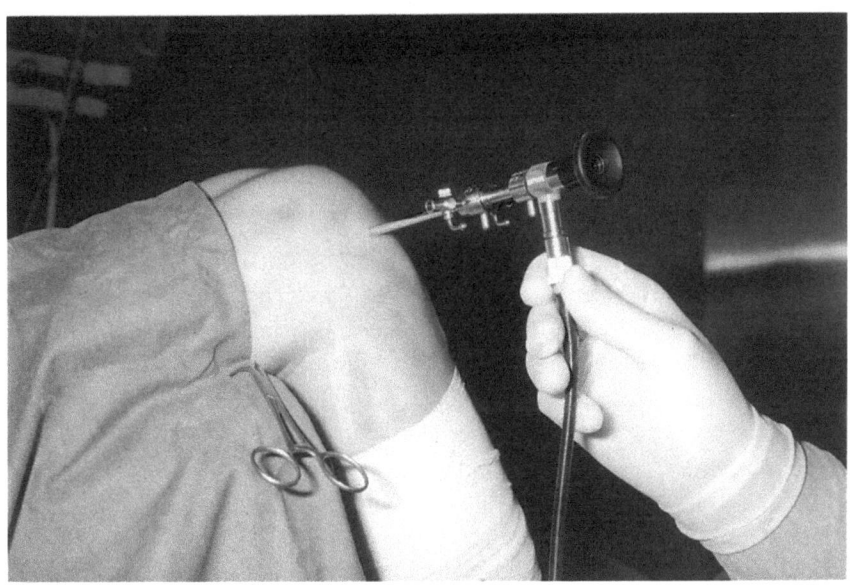

Abb. 36. Stellung des eingeführten Arthroskops bei rechtwinklig gebeugtem Kniegelenk parallel zur Kondylenachse

lenk ist. Man spürt mit der Trokarhülse die Trochlea und die Form derselben recht genau. Ist die Trokarhülse noch mit einer Synovialschicht überdeckt, so kann man mit dem Trokar, in Streckstellung des Knies, die Trochleakanten nicht so deutlich ertasten. Ist das Kniegelenk sicher punktiert, so bringt der Untersucher die Trokarhülse in eine parallele Stellung zur Kondylenachse. Dies geschieht unter gleichzeitiger Beugung des Kniegelenks (Abb. 36). Auch hier gibt es wieder eine charakteristische „Schnappbewegung", die sicher anzeigt, daß das Instrument korrekt liegt. Dieser Vorgang kann in der anderen Richtung wiederholt und die Hülse unter Streckung des Knies wieder in das Femoropatellargelenk eingeschoben werden. Das Wiederzurückführen des Instruments parallel zur Kondylenachse bewirkt, daß der Hoffa-Fettkörper von der Trokarhülse nach ventral gedrückt wird. Der Vorgang des Einführens der Trokarhülse in das Kniegelenk kann nicht häufig genug geübt bzw. gesichert werden. Ist der Untersucher nicht überzeugt, daß die Spitze der Trokarhülse tatsächlich im Knieinnenraum liegt, so sollte in keinem Fall Wasser oder Flüssigkeit in das Kniegelenk hineingepumpt werden. Liegt nämlich die Trokarhülse außerhalb des Synovialsacks, so wird durch das Einblasen von Gas oder Einleiten von Flüssigkeit die Untersuchung unmöglich gemacht. Wahrscheinlich hat jeder Untersucher einmal oder gar mehrmals den Hoffa-Fettkörper mit Flüssigkeit so aufgeblasen, daß er die Untersuchung abbrechen mußte, ohne auch nur eine Knorpelfläche gesehen zu haben.

Wir gehen nun von der Annahme aus, daß die Trokarhülse exakt im Knieinnenraum liegt und mit ihrer Breitseite den Hoffa-Fettkörper nach ventral verdrängt. Der stumpfe Trokar kann nun entfernt werden. Besteht ein Gelenkerguß, so entleert er sich aus der Trokarhülse. Dies ist ein sicheres Zeichen, daß diese richtig liegt. Es empfiehlt sich, entweder sofort eine Absaugvorrichtung an die Trokarhülse anzusetzen oder den Erguß in einer Nierenschale aufzufangen. Auf eine vollständige Entleerung und damit blinde Manipulation mit der Trokarhülse im Kniegelenk sollte verzichtet werden. Die Optik mit angeschlossenem Lichtleitkabel wird vorsichtig in die Trokarhülse eingeführt. Die Instrumentierschwester hat die Zusatzanschlüsse an die Trokarhülse bereits vorbereitet. Mit wenigen Handgriffen kann so unter Wahrung vollständiger Sterilität der Anschluß für die Absaugvorrichtung und die Zuleitung für Gas oder Flüssigkeit angebracht werden. Es ist immer darauf zu achten, daß sämtliche Hähne an der Trokarhülse zunächst geschlossen sind. Hat sich bisher keine Flüssigkeit entleert, so wird die Absaugvorrichtung geöffnet. Es sollte jetzt bei Bestehen eines Ergusses oder bei vorherigem Einbringen von Lokalanästhetikum Flüssigkeit absaugbar sein. Ist dies nicht der Fall, muß wiederum an der korrekten Lage der Trokarhülse im Knieinnenraum gezweifelt werden. Das Einbringen von Flüssigkeit oder Gas ist dann nochmals zurückzustellen. Dann erfolgt nochmaliges Entfernen der Optik, Einsetzen des stumpfen Trokars und erneuter Punktionsversuch des oberen Recessus bei gestrecktem Knie. Dies sollte so lange ausgeführt werden, bis es möglich ist, wenigstens etwas Flüssigkeit abzusaugen.

Nun erfolgt die Füllung des Gelenks mit Flüssigkeit oder Gas. Ein Blick in die Optik läßt bei korrekter Lage des Trokars schon häufig sofort die Konturen des medialen Kondylus erkennen. Die Hand des Untersuchers tastet den Recessus suprapatellaris. Hier kann geprüft werden, ob das Kniegelenk schon genügend gefüllt ist. Hinzu kommt noch die Kontrolle des Drucks durch die Geräte. Schwierig ist zu Beginn das Absaugen der Spülflüssigkeit aus dem Knie. Dies erfordert einige Übung. Unter Sicht soll die Flüssigkeit aus dem Gelenk wieder entfernt werden. Es empfiehlt sich dabei, mit dem Ende der Optik an eine Gelenkstelle zu gehen, wo das Absaugen nicht durch Synovialis behindert wird. In den meisten Fällen bietet sich der mediale Gelenkraum an. Hier wird das Arthroskop so vorgeschoben, daß das Ende der Optik schließlich auf dem Vorderhorn des medialen Meniskus liegt, und dann wird es so nach hinten geführt, als wolle man den dorsalen Recessus intubieren. Die vollständige Entleerung gelingt aber häufig erst, wenn der laterale Gelenkraum aufgesucht und durch Aufweiten des Gelenkspalts in der Viererposition weit dorsal die Flüssigkeit abgesaugt werden kann. Gleichzeitig kann der Recessus suprapatellaris mit der Hand ausgedrückt werden. Auch Druck im Bereich der Kniekehle kann die Flüssigkeit nach vorn massieren und sie besser zum Absaugen bringen.

Mit dieser Technik gelingt es, den weitaus größten Teil der Spülflüssigkeit aus dem Kniegelenk zu entfernen. Kleinere „Pfützen" im Knie stören die Untersuchung sehr wenig. Bestand vor Beginn der Untersuchung bereits ein Kniegelenkerguß oder war die erste Spülflüssigkeit außerordentlich trübe, so sollte die Spülung 2- bis 3mal wiederholt werden. Das Vorgehen gleicht jeweils dem oben beschriebenen.

Sind die Spülungen beendet, so wird der eine Haupthahn der Trokarhülse geschlossen. Der 2. Haupthahn auf der Gegenseite der Trokarhülse, der die Zuleitung für die Kohlensäure trägt, kann nun geöffnet werden. Das Kohlensäuregas gelangt über das Druckreduzierventil und durch den Bakterienfilter in das Kniegelenk. Die Hand des Untersuchers liegt auf der Patella und dem Recessus suprapatellaris. Er kann so die schnelle Ausdehnung der Kniegelenkkapsel fühlen und beurteilen. Im Arthroskop erkennt man durch den plötzlich freien Blick ins Gelenk, daß sich der Gelenkraum durch das Gas erweitert hat. Das Kniegelenk ist zur arthroskopischen Inspektion bereit. Hat es der Untersucher geschafft, das Kniegelenk nach den Spülvorgängen mit Kohlensäure einwandfrei aufzufüllen, so sind schon die Hauptschwierigkeiten der Untersuchung überwunden. Jedoch ist die einfach erscheinende Technik des Spülens und Absaugens mit Ringer-Lösung und Wasserstrahlpumpe in der Ausführung häufig nicht einfach. Auf besondere Fehlerquellen soll hier speziell hingewiesen werden.

1. Der Hauptfehler – sozusagen die Katastrophe – ist ein Auffüllen des Hoffa-Fettkörpers mit der Ringer-Lösung oder das Eindringen von Flüssigkeit oder Gas zwischen Synovialis und Gelenkkapsel. Ein so „gefülltes" Kniegelenk kann nicht mehr inspiziert werden, die Untersuchung muß abgebrochen werden. Dieser Punkt muß beim Setzen der Lokalanästhesie immer bedacht werden.

2. Mangelhafte Dichte des zu- und ableitenden Schlauchsystems ist eine weitere wesentliche Fehlerquelle. Während das Zuleiten und das Auffüllen des Kniegelenks mit der Ringer-Lösung relativ leicht zu kontrollieren ist, ist die Absaugetechnik u.a. davon abhängig, daß weder zuviel noch zuwenig Sog im Knieinnenraum entsteht. Bei zuviel Sog reißt sofort die Synovialzotte zwischen Trokarhülse und Optik und verhindert so das Absaugen der Flüssigkeit. Der Untersucher erkennt dies an der Rötung und Trübung des Blickfeldes. Zuwenig Sog beruht meistens auf einer nicht exakt schließenden Leitung. Das Absaugen wird mühsam. Der Untersucher sollte nicht die Geduld verlieren, wenn bei freiem Blick die Flüssigkeit nicht den Weg in die Absaugleitung findet. Das Schlauchsystem muß darum an jeder Stelle geprüft werden, denn häufig verraten Luftblasen und Lufteintritte die undichten Kupplungsstellen.

Es ist ebenfalls möglich, daß eine zu große Inzisionsstelle in der Haut den Eintritt von Außenluft in das Kniegelenk – entlang der Trokarhülse – ermöglicht und so ein korrektes Absaugen der Flüssigkeit im Knie unmöglich ist. Auch in diesen Fällen wird die arthroskopische Untersuchung in allen folgenden Schritten mühsam und manchmal im Ergebnis nicht voll befriedigend.

3. Eine weitere und am leichtesten vermeidbare Komplikation ist das falsche Einstellen der kleinen Zu- und Ableitungshähne. Bei jedem Öffnen und Schließen von Haupthähnen an der Trokarhülse oder von den davor liegenden Dreiweghähnen, muß sich der nicht so sehr geübte Untersucher genau überlegen, welche Wege er nun öffnet. Eine Hauptfehlerquelle ist das Offenlassen des Hahns der Gaszufuhr. Schon zu Beginn der Untersuchung kann es somit geschehen, daß die eingepreßte Ringer-Lösung den Weg Richtung Kohlensäureflasche in den Bakterienfilter hinein wählt und diesen unbrauchbar macht. Spätestens beim Versuch, das Kniegelenk mit Kohlensäure zu füllen, wird der Untersucher sein Versehen bemerken. Eine harmlosere Art, die Zu- und Ableitungen falsch einzustellen, besteht darin, das Kniegelenk mit Ringer-Lösung bespülen zu wollen und gleichzeitig den Absaughahn offen zu lassen. Die Spülflüssigkeit nimmt dann den Weg direkt über den Dreiweghahn der Trokarhülse, ohne überhaupt in das Kniegelenk zu gelangen. Der Untersucher vermißt dann die Turbulenz vor der Optik, die durch das Einströmen der Flüssigkeit erzeugt wird. Er sollte dann rasch den Fehler abstellen. Es kann nicht eindringlich genug betont werden, daß das Zudrehen der Haupthähne an der Trokarhülse eine der wichtigsten Handgriffe während der Arthroskopie ist.

Merke: Während der arthroskopischen Untersuchung sollte immer wenigstens einer der beiden Haupthähne auf der Stellung „geschlossen" stehen!

Eine weitere Komplikation, die die Untersuchung des Kniegelenks schon in der Anfangsphase stören kann, ist eine Blutung. Nach der Hautinzision kommt es meist zu einer geringen Blutung nach außen. Ist eine kleinere Arterie getroffen, so wird durch die relativ dicke Trokarhülse die Arterie abgedrückt und die weitere Blutung zum Stehen gebracht. Blutungen aus der Synovialis kommen häufig bei entzündlich veränderten Kniegelenkschleimhäuten vor. Es empfiehlt sich, eine 2- bis 3malige Spülung vorzunehmen. Es ist nicht unbedingt zu erwarten, daß die Schleimhautblutung zum Stehen gebracht werden kann. Der Vorteil der anschließenden Kohlensäurefüllung besteht u.a. darin, daß eine Blutung die Untersuchung nicht weiter stört, da durch den erzielten Knieinnendruck die Gefäße der Synovialis ebenfalls zusammengepreßt werden. Aber selbst beim Weiterbestehen einer Sickerblutung bietet die Gasfüllung im Gegensatz zu der Flüssigkeitsfüllung den Vorteil, daß die Sicht frei bleibt. Hier muß eine kontinuierliche Spülung, wie sie von verschiedenen Untersuchern als unerläßlich angegeben wird, dafür sorgen, daß die Spülflüssigkeit immer relativ klar bleibt.

Die arthroskopische Untersuchung ist so lange als eine sterile Operation anzusehen, bis sich das Auge des Betrachters dem Okular des Arthroskops nähert oder es unabsichtlich berührt. Sämtliche Hilfsmittel, wie Umbinden eines sterilen Mundschutzes, Sterilisation

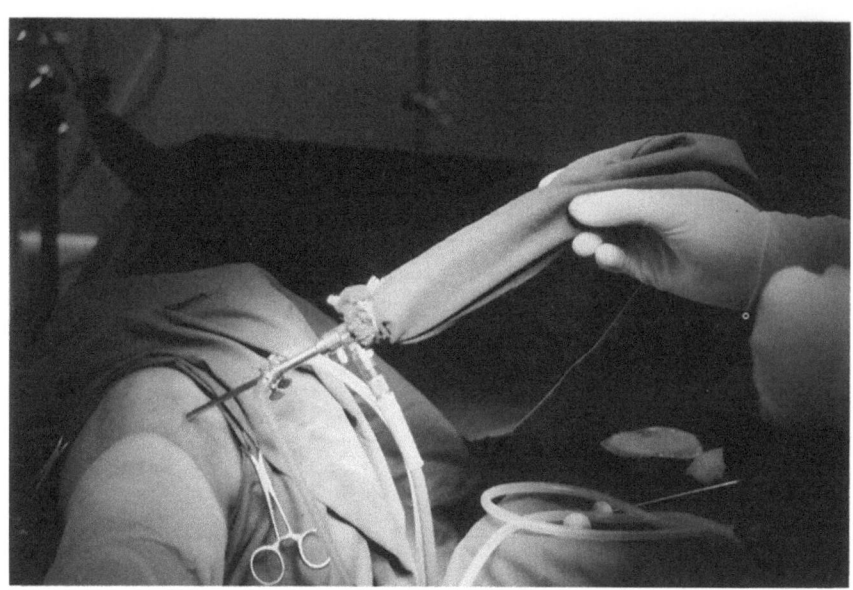

Abb. 37. Videokamera in steriler Hülle

der Brille und ähnliche „Manöver", können nicht darüber hinwegtäuschen, daß der direkte Einblick in das Arthroskop keine sterile Operation mehr darstellt. Ein wesentlicher Vorteil der Übertragungsmöglichkeit durch die Videosysteme besteht darin, daß dieser Mangel ausgeschaltet werden kann. Die kleinen handlichen Videokameras (s.S. 14) können entweder selbst sterilisiert oder noch einfacher in sterile Hüllen eingepackt werden (Abb. 37). So gelingt es, den Vorgang der Arthroskopie mittels Videotechnik als einen vollständig sterilen Eingriff vorzunehmen. Auch im Hinblick auf operative Eingriffe hat dies wesentliche Bedeutung. Es ist deshalb v.a. bei operativen Maßnahmen zu empfehlen, den Eingriff mittels der vollständig sterilen Technik durch Videokamera und Monitor vorzunehmen. Zur sterilen Umhüllung der Videokamera können Einmalplastikfolien verwendet werden. Bewährt haben sich uns, aus festen Abdecktüchern angefertigte, mindestens 1–1,50 m lange, an beiden Enden zuschnürbare Schläuche, die vom Operateur im sterilen Bereich über das noch sterile Okular des Arthroskops und von der unsterilen Hilfsperson weit weg vom Operationstisch an dem nach oben führenden Kamerakabel verschnürt werden (s. Kap. 2.7). Es sind auch wasserdichte Plastikschläuche (Einmalgebrauch) erhältlich.

13.2 Inspektion des Kniegelenks bei lateralem Zugang in schematischer Reihenfolge

Ausgangssituation

Das Knie ist in etwa 60–70°-Winkelstellung gebeugt und auf dem Kniehalter gelagert. Die Trokarhülse liegt quer vor den Femurkondylen, sie drängt den Hoffa-Fettkörper nach ventral. Die Anschlüsse sind angebracht, die Optik ist in die Trokarhülse eingeschoben. Die Videokamera ist steril auf die Optik angebracht. Der Operateur hält die Kamera mit der sterilen Umhüllung in seiner rechten Hand. Die linke Hand liegt zur zusätzlichen Orientierung auf dem Knie. Der Blick des Operateurs ist auf den Monitor gerichtet, der auf der gegenüberliegenden Seite steht. Gehen wir davon aus, daß noch Lokalanästhesie und somit Spülflüssigkeit im Kniegelenk ist. Man erkennt nun erste Konturen, die sich in der Flüssigkeit abzeichnen. Die Kamera wird vorsichtig hin und her bewegt, bis sich im Monitorbild die einheitliche rötliche oder weiße „Vorhangfärbung" in Kon-

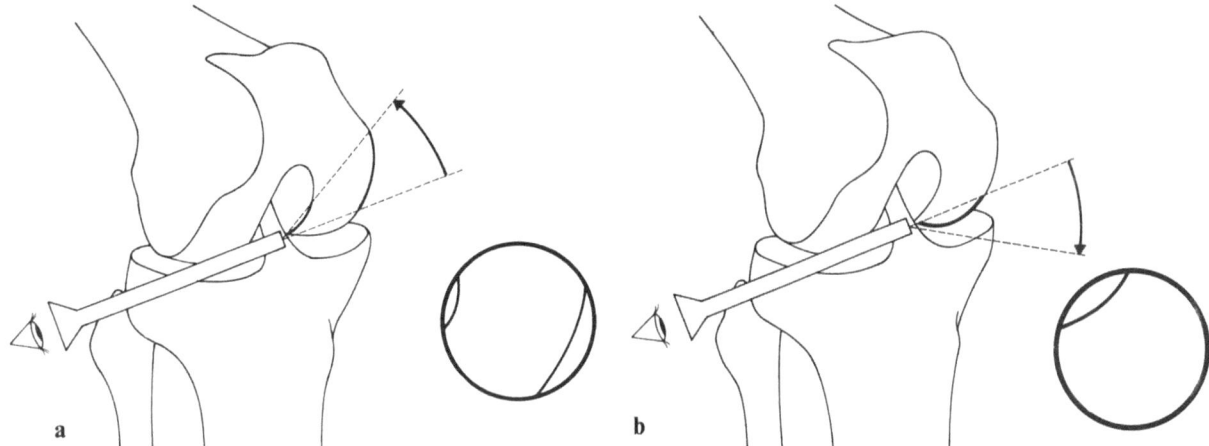

Abb. 38a, b. Korrekte und falsche Einstellung bezüglich des medialen Femurkondylus

turen auflöst. Am ehesten erkennt man die scharfe Kontur des medialen Femurkondylus. Der Operateur muß sich immer wieder davon überzeugen, in welche Richtung er sein Arthroskop hält. Orientierungshilfen an der Kamera und an der Optik müssen so in Übereinstimmung gebracht werden, daß der Untersucher jederzeit sagen kann, was im Fernsehbild oben, unten, rechts oder links dargestellt ist. Nur so kann das Arthroskop von der sich abzeichnenden Kontur in die gewünschte Richtung geführt werden. Erkennt man nun auf dem Monitor die Kontur des Kondylus, kann Gas eingefüllt werden. Es entsteht ein Sichtfeld, häufig in der Weise, daß in der oberen Hälfte ein klarer Blick mit der Gasblase, in der unteren Hälfte der Rest der Flüssigkeit zu erkennen ist. Wie vorher beschrieben, beginnt nun der Absaugvorgang der Flüssigkeit in möglichst synovialisarmem Gebiet. Der Untersucher stellt nun die Innenkante des medialen Femurkondylus als Sichtorientierung und Ausgangspunkt der Kniegelenkbetrachtung ein. An der Kante des medialen Femurkondylus entlang wird das Arthroskop in Richtung medialer Gelenkspalt geführt. Dabei wird das Kniegelenk in etwa 30°-Beugung eingestellt und der Assistent angewiesen, das Kniegelenk in eine Valgusstellung zu bringen. Die Einstellung des Arthroskops kann nun durch Drehen am Lichtleitkabel auf die Kondylenfläche des Kondylus gerichtet werden. Unter Beugung und Streckung des Kniegelenks kann nun der mediale Kondylus in seiner vollständigen Ausdehnung beurteilt werden. Auch hier gilt wieder, daß die Drehung der Kamera unerwünscht ist. Nur das Arthroskop soll den „Draufblick" auf den Kondylus erbringen. Das Monitorbild muß dagegen gerade stehenbleiben (Abb. 38).

Hat der Untersucher den medialen Femurkondylus optisch „abgetastet", kommt durch leichtes Anheben der Kamera und durch Drehung der Optik um etwa 90° der mediale Meniskus im Bereich des Vorderhorns und der Zirkumferenz ins Blickfeld (Abb. 39). Der mediale Meniskus ist leicht zu erkennen. Er hebt sich fast immer kontrastreich vom Tibiaplateau und von der angrenzenden Synovialis ab. Die Inspektion des Meniskus beginnt im Vorderhornbereich. Hier muß jeder Untersucher wissen, daß das Lig. transversum in den Ansatzbezirk des Vorderhorns einstrahlt (Abb. 40). Der unerfahrene Untersucher kann diesen normalen Befund als Riß im Bereich des Vorderhorns deuten. Ist die Synovialis der Umgebung unauffällig, d.h. nicht gerötet, kann angenommen werden, daß es sich um ein kräftiges Lig. transversum handelt. Rißbildungen im Bereich des ventralen Anteils des Meniskus sind auch außerordentlich selten. Viel häufiger kommt es vor, daß, insbesondere bei instabilen Kniegelenken, das Vorderhorn des medialen Meniskus über die Tibiakante nach vorn herunter-

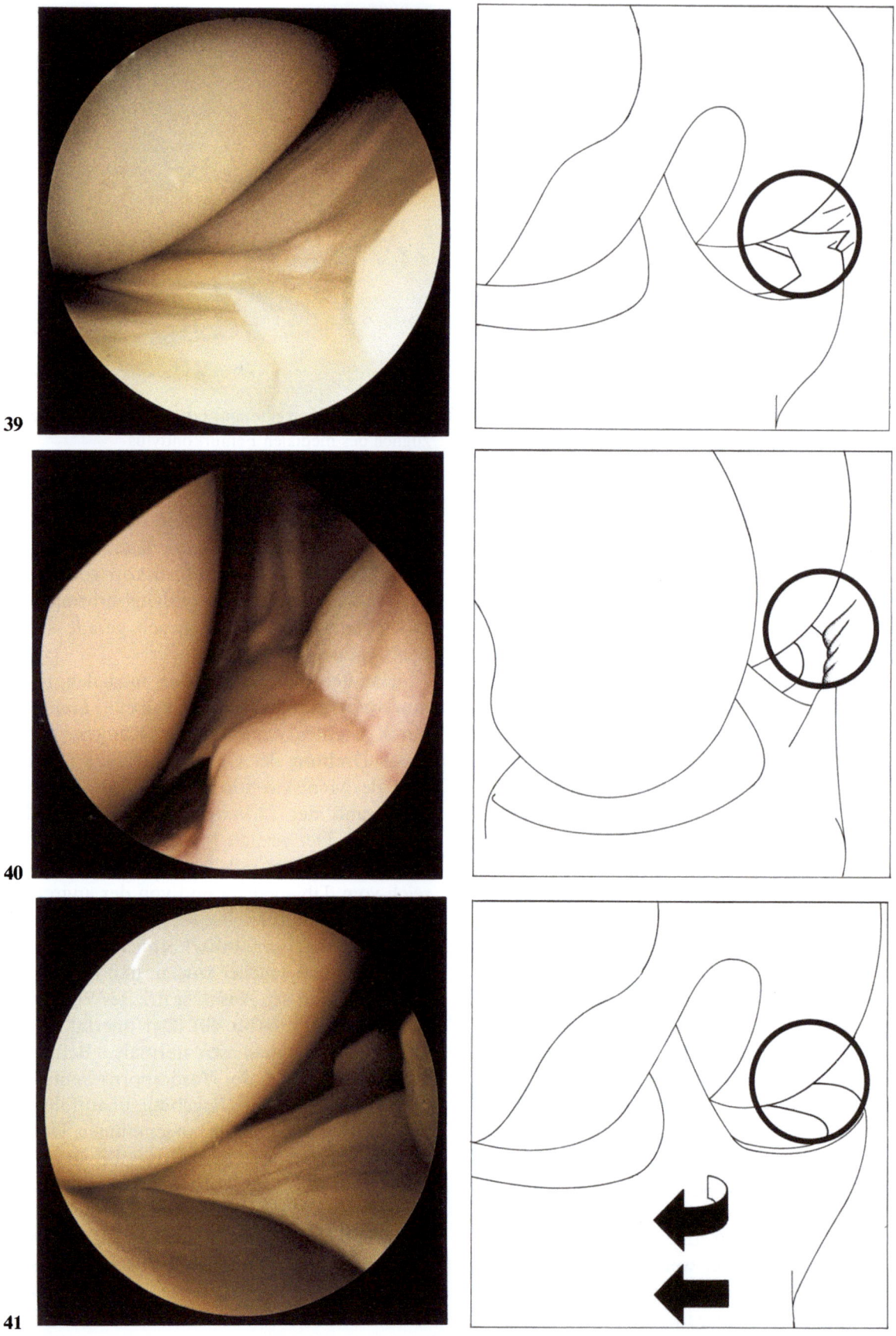

39

40

41

52

fällt und so den blick auf die Tibiakopfvorderkante vollständig freigibt. Diese „Instabilität" des Meniskusvorderhorns hat wahrscheinlich keine sichere pathologische Bedeutung und scheint nur ein Symptom der fast immer vorhandenen anteromedialen Instabilität zu sein. Das Arthroskop wird nun weiter in Richtung des medialen Gelenkspalts eingeführt. Man kann so den Verlauf des Meniskus bis über die Hälfte der Zirkumferenz erkennen. Empfehlenswert ist hier, die Valgusstellung des Knies mit einer Außenrotation im Unterschenkel zu kombinieren (Abb. 41). Es gelingt auch teilweise, bei entsprechenden Rotationsversuchen mit dem Arthroskop, unter die Zirkumferenz des medialen Meniskus zu kommen und so hier die Überprüfung auf eventuelle Rißbildungen im Bereich der Meniskusunterseite vorzunehmen. Das Tibiaplateau wird fast aus der gleichen Stellung heraus überblickt, indem man das Arthroskop (ohne Kamera) noch etwas mehr dreht und so den Aufblick auf das Tibiaplateau von oben erhält. Interessant ist häufig, daß der vom Meniskus bedeckte Knorpelanteil des Tibiaplateaus eine gelblichere Verfärbung gegenüber dem unbedeckten Anteil aufweist. Nach Zurückdrehen des Arthroskops in die Einstellung zur Überbrückung der Zirkumferenz des medialen Meniskus wird dieses mehr in Richtung der Interkondylenregion geführt. Man erkennt nun, daß der Meniskus hinter dem medialen Kondylus verschwindet und bis in die Hinterhornregion nicht mehr einsehbar ist. Dies ist immer so, wenn der Blick des Arthroskops von der Kniemitte nach außen auf den Meniskus gerichtet ist. Durch Drehung des Arthroskops um 180° verschwinden Vorderhorn und Zirkumferenz, und der Blick des Untersuchers richtet sich von dem Körper des medialen Meniskus in Richtung Kniegelenkmitte. Jetzt gelingt es plötzlich in fast allen Fällen, vom Übergang der Zirkumferenz zum Hinterhorn beginnend, die Schneide des Meniskus bis zum Ende des Hinterhorns vollständig zu verfolgen. Bei etwas instabileren Kniegelenken kommt das gesamte Hinterhorn des Meniskus auf diese Weise ins Blickfeld. Ein nicht als pathologisch zu wertender Befund, insbesondere ab dem 30. Lebensjahr, ist von dieser Einstellung her die sog. „Teppichfaltenbildung" des medialen Meniskus (Abb. 42). In dieser Situation kann von medial her schon das Tasthäkchen eingeführt werden und die Basis des Meniskus von der Zirkumferenz ausgehend bis in das Hinterhorn hinein abgetastet und durch Herunterdrücken des Meniskuskörpers häufig auch optisch dargestellt werden (Abb. 43).

Nun sind medialer Kondylus, Tibiaplateau und $2/3$ des medialen Meniskus mit Schneide des Meniskus im Hinterhornbereich inspiziert. Die Innenseite des medialen Femurkondylus wird wiederum als Leitlinie benutzt. An ihr entlang wird das Kniegelenk in Streckstellung gebracht. Man erkennt häufig recht deutlich den Übergang zwischen Kondylus und Trochlea. Die Linea trochlea condylaris ist wie ein flacher Giebel erkennbar. Dann plötzlich wird die Sicht durch den „gelben Vorhang" versperrt. Teile des Hoffa-Fettkörpers verhindern, daß der Blick übergangslos in das Femoropatellargelenk gerichtet werden kann. Durch weiteres Schwenken der Optik kommt häufig in etwa 20°-Beugung die Patellaspitze und der Beginn der Trochlea ins Blickfeld.

◁ **Abb. 39.** Normaler medialer Meniskus bei Beugestellung des Kniegelenks ohne Rotation des Unterschenkels

Abb. 40. Ansatz des medialen Vorderhorns des Meniskus mit Einstrahlen des Lig. transversum (Normalbefund)

Abb. 41. Medialer Meniskus bei starker Außenrotation und Valgisation. Der mediale Femurkondylus kann bei intaktem Seiten- und Kreuzbandapparat den Übergang von der Zirkumferenz zum Hinterhorn überdecken

Inspektion des Femoropatellargelenks

Beim Schwenken des Arthroskops in Richtung Femoropatellargelenk ist unbedingt zu beachten, daß das Arthroskop nicht zu weit

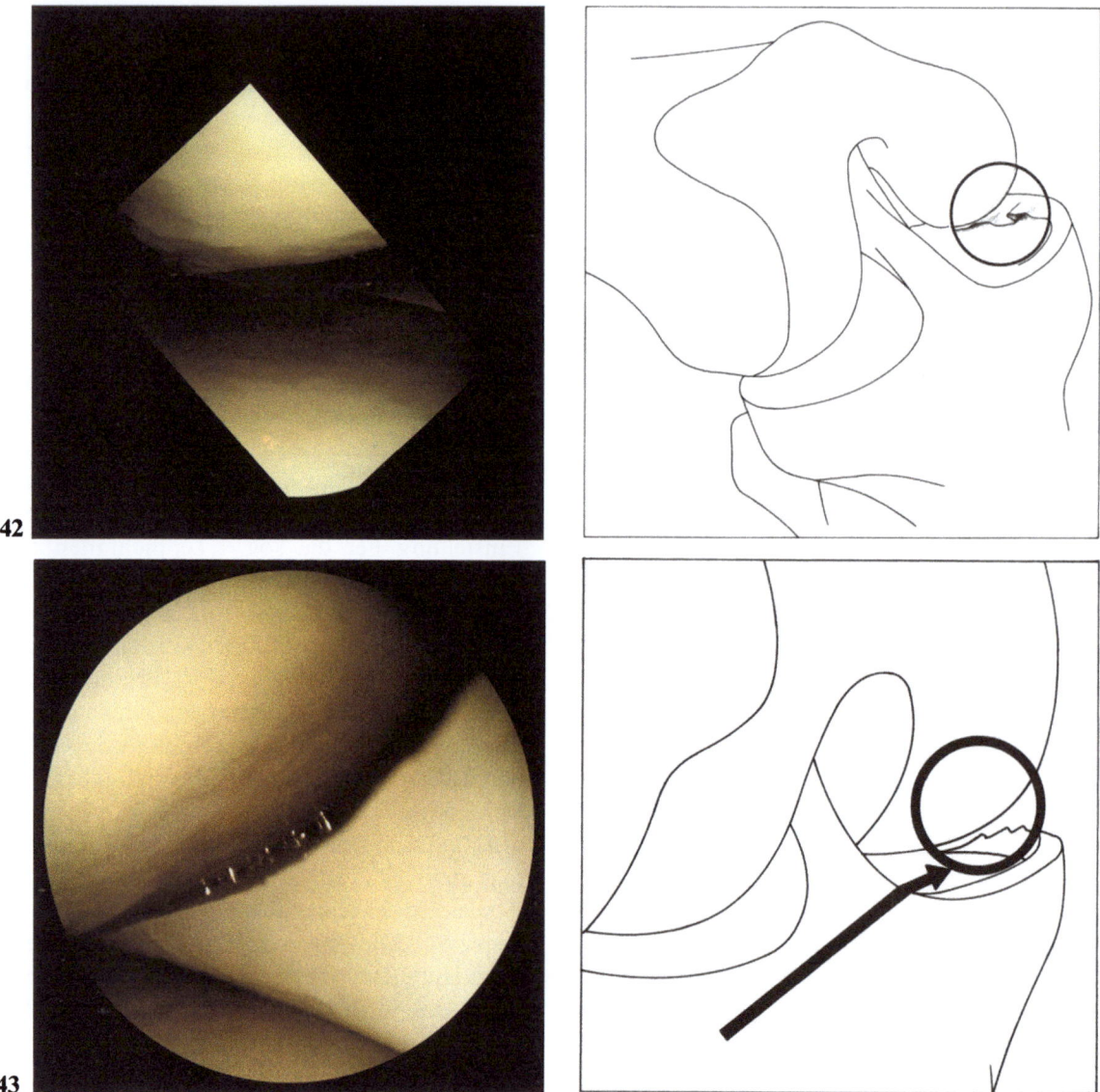

Abb. 42. „Teppichfalte" am Hinterhorn des medialen Meniskus

Abb. 43. Die Meniskusunterseite bei schräg nach oben gerichteter Optik

aus dem Knie herausgezogen wird. Es ist oft günstiger, das Arthroskop zunächst eher etwas tiefer einzuführen. Dann wird die beim Einbringen des Arthroskops vollzogene Bewegung in die Gegenrichtung ausgeführt. Man verzichtet auf den Blick auf die Patellaspitze und bringt das Arthroskop bei gestrecktem Kniegelenk mit einem kleinen Ruck über die mediale Trochleakante. Ist sich der Untersucher nicht ganz im klaren, ob er zu tief oder zu wenig tief mit dem Arthroskop im Kniegelenk ist, so empfiehlt es sich, das Knie von außen zu betrachten. Ist die Innenseite des Femoropatellargelenks oder der obere Recessus stark erleuchtet (dieses Diaphaniephänomen kann man sich auch zur Fremdkörpersuche zunutze machen), so kann der Untersucher sicher sein, daß er wahrscheinlich tief genug oder gar zu tief im Recessus ist. Beginnt die Haut, an der Spitze des Femoropatellargelenks oder gar lateral das Licht durchschimmern zu lassen, so ist höchste Vorsicht geboten, damit der Trokar nicht vorzeitig herausgezogen wird. In jedem

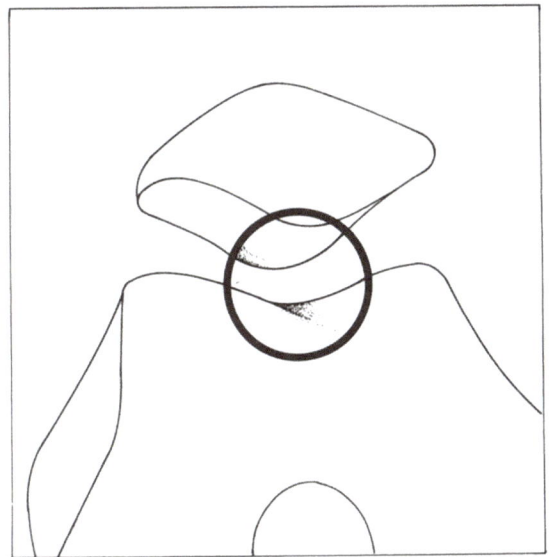 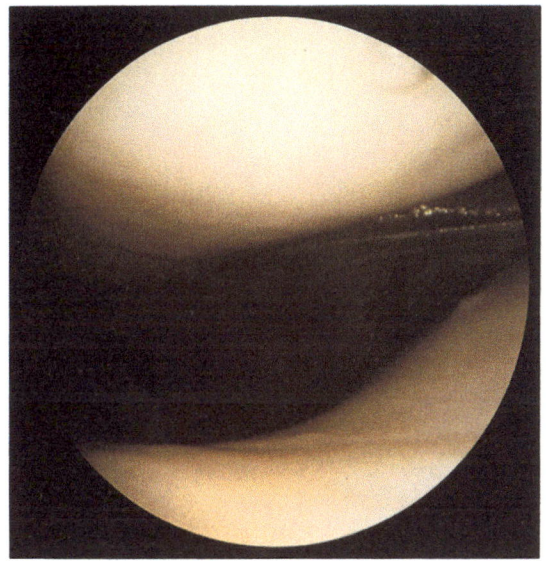

Abb. 44. Ansicht der normalen Patellaunterfläche bei maximaler Streckung

Fall empfiehlt es sich, in einer solchen Situation die Flüssigkeits- oder Gaszufuhr abzustellen, bis wieder eine korrekte Lage des Arthroskops gewährleistet ist. Kein Lichtpunkt wird erkannt, wenn sich das Ende der Optik exakt unter der Patella befindet. Es ist also zu empfehlen, das Arthroskop tief in das Gelenk zu führen und durch langsames Zurückziehen unter Sicht den medialen Rand der Patella einzustellen. Dies gelingt meist gut. Der Untersucher muß hier unbedingt darauf achten, daß die Optik in ihrer Schrägung genau nach oben schaut. Nur so ist es möglich, die häufig steile mediale Patellafacette vollständig zu überblicken. Dies geschieht bei vollständiger Streckung bzw., wenn möglich, unter Überstreckung des Kniegelenks. Normalerweise wird die Patella um etwa 1–1,5 cm von der Trochlea abgehoben. Die Inspektion der gesamten Patellaunterfläche ist deshalb eine einfache und schnell erlernbare Phase der Kniegelenkarthroskopie (Abb. 44). Bei Patienten in Lokalanästhesie, die sich nicht vollständig entspannen, ist es häufig sinnvoll, immer wieder zur Entspannung aufzufordern. Eine Überprüfung ist leicht durch Hin- und Herschieben der Kniescheibe nach medial und lateral möglich. Auf diese Weise kann auch der Untersucher die Kniescheibe an der Optik vorbeischieben und gleichzeitig den Gelenkschluß im femoropatellaren Gleitlager beurteilen.

Nach der Inspektion der Patella wird die Optik um 180° gedreht und die Trochlea in ihrer gesamten Ausdehnung, ebenfalls unter maximaler Streckung des Kniegelenks, untersucht. Es sollte dabei von medial nach lateral vorgegangen werden. Besondere Aufmerksamkeit erfordern die Ränder der Trochlea (Abb. 45). Hier ist auf die Knorpelabscherfraktur zu achten. Die Bewegung der Patella durch die Hand des Untersuchers kann hier ebenfalls Hinweise geben. Auch die Höhe der Knorpelknochenkante (proximales mediales Ende der Trochlea) kann gut beurteilt werden (Outerbridgekante) (Abb. 46). Besondere Aufmerksamkeit ist der Mittellinie der Trochlea zu widmen. Hier finden sich häufig Knorpeldefekte nach Patellakontusion.

Eine weitere Hilfe zur Beurteilung der Funktion des Patellagleitlagers ist die Einstellung des Arthroskops auf die distale Patellaspitze. Es muß dazu etwa 1–1,5 cm zurückgezogen werden. Dies kann noch unter Streckung geschehen. Empfehlenswert ist die gleichzeitige langsame Beugung des Kniegelenks auf etwa 30° (Abb. 47). Der Untersucher kann jetzt aus relativ weiter Entfernung den Großteil des Femoropatellargelenks (wie bei der axialen Röntgenaufnahme) beobach-

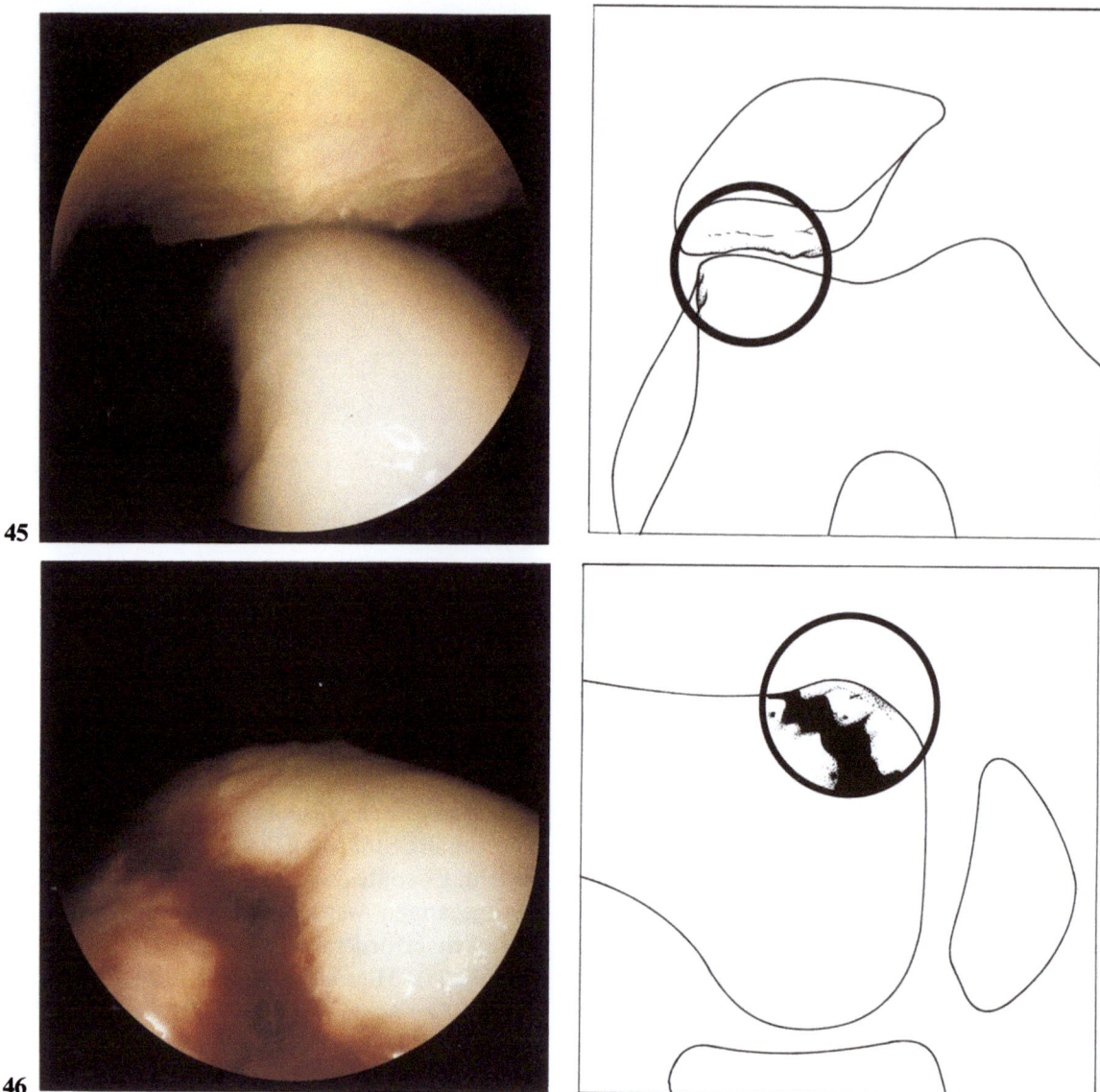

Abb. 45. Normale laterale Trochleakante mit lateralisierter Patella und leichter Chondropathia patellae

Abb. 46. Outerbridgekante mit frischer Blutung an der Knorpelknochen-Grenze nach Prellung des Femoropatellargelenks

Abb. 47. Normales Femoropatellargelenk mit lateralem Kontakt bei etwa 30°-Flexion

Abb. 48. Früher medialer Kontakt im Femoropatellargelenk mit ungewöhnlicher lateraler Eröffnung

Abb. 49. Normale Plica alata medialis mit leichter Chondropatia patellae an der medialen Patellafacette (auf der Schemazeichnung fehlt die Patella)

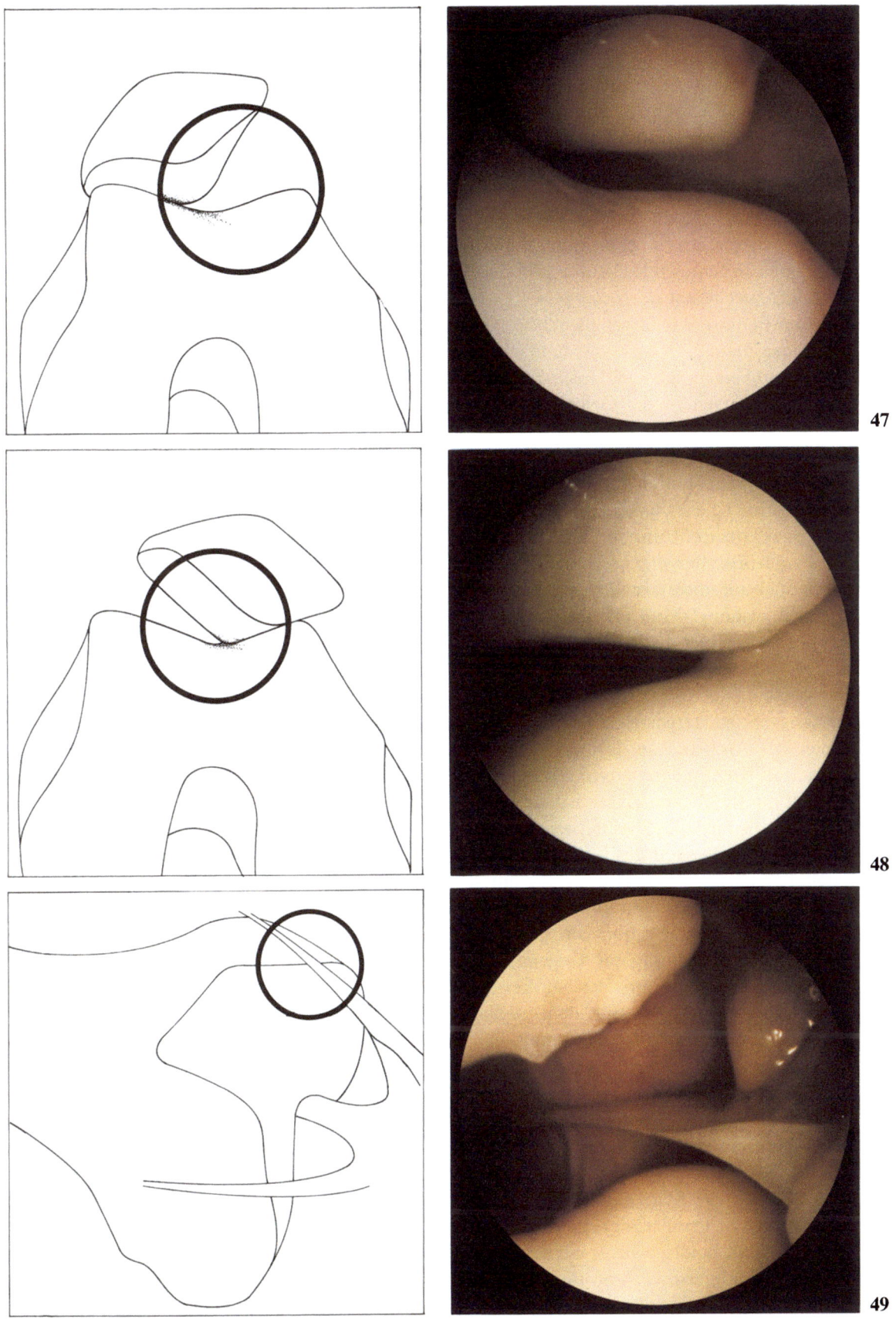

ten und auch sehen, wie sich der Gelenkspalt langsam schließt. Normalerweise beginnt der erste Knorpelkontakt auf der Lateralseite des Gelenks (Abb. 47). Bei zunehmender Flexion ist häufig zu beobachten, daß auch ein Teil der medialen Patellafacette mit der Trochlea in Berührung kommt. Eine Beurteilung des Gelenks über eine Flexion von 50–60° hinaus ist selten möglich, da der Hoffa-Fettkörper das Bild zu verdecken beginnt und die Optik nicht mehr in genügende Distanz zum Gelenk gebracht werden kann.

Zum Femoropatellargelenk gehören auch die Plicae alatae. Es sind die bindegewebig angelegten Septen, die vom Hoffa-Fettkörper ausgehen, seitlich in die Gelenkkapsel ausstrahlen und, wenn das Knie nicht aufgebläht ist, wie Menisken im distalen Femoropatellargelenk liegen. Durch die künstliche Aufblähung des Knies können die Plicae alatae nicht exakt in ihrer Funktion als „Menisken" des Femoropatellargelenks beurteilt werden. Die Inspektion dieser Bindegewebesepten ist trotzdem wichtig. Man erkennt jeweils von der kontralateralen Seite aus die Plica alaris in einer leichten Flexionsstellung des Kniegelenks. Die mediale Plica (Abb. 49) ist fast immer ausgeprägt dargestellt. Selten liegen rudimentäre Formen, häufig sogar Doppelanlagen auf der Innenseite vor. Die laterale Plica ist nur in seltenen Fällen so stark ausgeprägt wie die mediale. Dies hat seinen Grund darin, daß im Bereich des lateralen femoropatellaren Gleitlagers kein Platz für ein solches bindegewebiges Septum vorliegt. Der Gelenkschluß ist hier schon von Beginn der Beugung an vollständig im Gegensatz zur medialen Facette, die erst bei starker Beugung, häufig erst ab 90°, mit dem medialen Femurkondylus in Berührung kommt.

So ist die Ausbildung der bindegewebigen Segel eine Frage der Formung des femoropatellaren Gleitlagers. Da in jedem gesunden Kniegelenk ein leichter Unterdruck herrscht (man rufe sich das kleine saugende Geräusch bei Eröffnung der Synovialis anläßlich einer Arthrotomie in Erinnerung), ist es selbstverständlich, daß bindegewebige Septen in Gelenkleerräume hineinwachsen und diese ausfüllen. Die kräftige Ausbildung einer solchen Plica ist somit nur der Negativdruck des femoropatellaren Gleitlagers in Streckstellung. Bei starker Ausprägung sind Traumatisierungen solcher Plicae denkbar, entzündliche Veränderungen aufgrund mechanischer Faktoren sicherlich selten.

Inspektion des Recessus suprapatellaris

Der Recessus suprapatellaris ist vollständig von der Synovialis ausgekleidet. Die Farbe der Synovialis schwankt mit dem Kniegelenkinnendruck. Bei sehr starker Aufblähung der Kniegelenkkapsel wird die Gelenkinnenhaut blaß. Die Beurteilung, ob eine Entzündung vorliegt oder nicht, bedarf deshalb einiger Erfahrung. Das Anlegen einer Blutsperre erschwert die Beurteilung einer Gelenkschleimhautentzündung. Sie sollte deshalb vermieden werden. Voraussetzung dazu ist die genaue Knieinnendruckkontrolle.

Der normale Recessus suprapatellaris weist septenartige Falten auf, die in den Recessus vorspringen (Abb. 50). Teilweise kann der obere Recessus durch ein solches Septum vollständig in 2 Hälften geteilt sein. Dies ist selten der Fall. Viel häufiger wird der Recessus durch das quere Septum mit rundem oder ovalem Durchgang erkannt. Eine Systematik ist möglich, aber ohne Konsequenz (Hempfling). Diese bindegewebigen Septen sind zart und leicht von Verwachsungssträngen nach einem operativen Eingriff zu unterscheiden.

Inspektion der Interkondylenregion

Nach Betrachtung des Recessus suprapatellaris – wiederum in vollständiger Streckung bzw. Überstreckung des Kniegelenks – wird die Optik in der Mittellinie des Kniegelenks, d.h. in der Furche der Trochlea, nach distal hin bewegt. Die Trochlea endet mit dem Ansatz der Plica synovialis. Diese spannt sich bei prallgefülltem Kniegelenk deutlich an und endet an der Spitze des Hoffa-Fettkörpers. Die Plica synovialis ist fast immer gut erkennbar. Es handelt sich meistens um einen zarten Bindegewebstrang. Der Ansatzpunkt

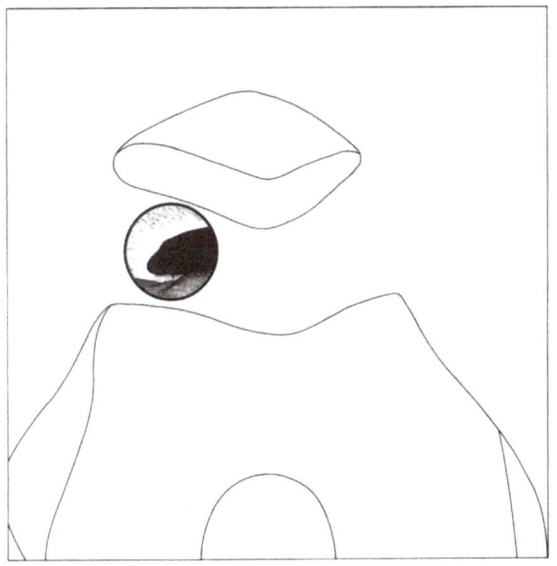 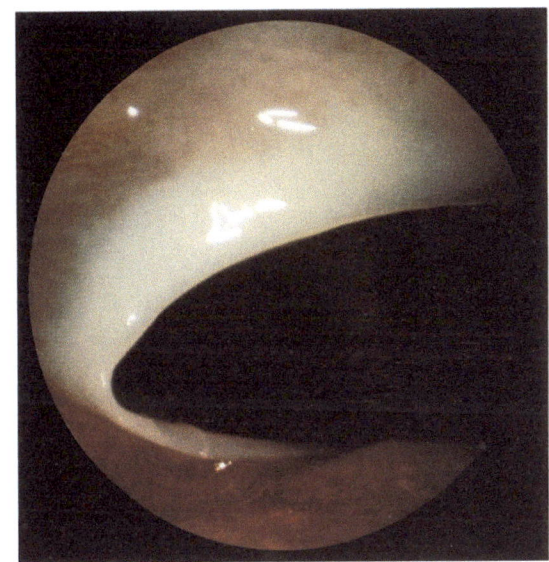

Abb. 50. Normales Bindegewebeseptum im Recessus suprapatellaris

am Hoffa-Fettkörper ist gut erkennbar. Dieser taucht häufig wie eine dicke gelbe Zunge im Blickfeld auf. Veränderungen im Bereich der Plica synovialis – außer entzündlicher Rötung – sind selten. Jeder wird anfänglich in Versuchung geraten, eine besonders dicke Plica synovialis für das vordere Kreuzband zu halten. Die Kontrolle des Ansatzes am Ende der Trochlea zeigt jedoch, daß es sich um die Plica handeln muß (Abb. 51). Durch Senken der Optik, verbunden mit einem gleichzeitigen Drehen um etwa 90°, erkennt man das vordere Kreuzband optimal. Es läuft etwa parallel zur Plica synovialis. Gut erkennbar ist der breitfächerige Ansatz in der Regio tibialis anterior. Die einzelnen sehnigen Faseranteile lassen sich bei einem gesunden vorderen Kreuzband gut differenzieren. Häufig sind zarte Gefäße auf dem Band erkennbar (Abb. 52).

Das vordere Kreuzband ist vollständig sichtbar. Während man mit der normalen Einstellung nur das untere Drittel erkennt, wird der Ansatz am Femurkondylus durch Drehen der Optik und Draufblick auf den lateralen Femurkondylus erkannt. Gleichzeitig kommen oft Anteile des Hinterhorns des lateralen Meniskus ins Blickfeld. In dieser Einstellung versucht meist die Assistenz das vordere Schubladenzeichen günstig in etwa 40–60°-Beugung auszulösen. Auf diese Weise kann Form und Funktion des vorderen Kreuzbands beurteilt werden. Insbesondere die häufig defekte und ausgerissene Ansatzstelle am lateralen Femurkondylus kann hier beurteilt werden. Bietet der laterale Femurkondylus eine große freie Fläche und läßt den Blick in den hinteren Recessus ohne weiteres zu, so ist schon sofort zu vermuten, daß das vordere Kreuzband abgerissen ist.

Nach Inspektion des vorderen Kreuzbandes wird die Innenseite des medialen Femurkondylus angesehen. Sie ist häufig von einer dünnen Fettschicht bedeckt, manchmal auch mit Synovialis überkleidet. Der Ansatz des hinteren Kreuzbandes ist aber doch in der Hälfte der Fälle sehr gut erkennbar (Abb. 53). Das hintere Kreuzband kommt in seiner Ausdehnung nach unten besser zur Darstellung, wenn das vordere Kreuzband fehlt. Die Darstellung des hinteren Kreuzbandes vom lateralen Zugang aus ist praktisch nie vollständig möglich. In wenigen Fällen gelingt es, medial vom vorderen Kreuzband und etwas oberhalb davon den hinteren und medialen Recessus zu intubieren und dann mit einer 70°-Optik die dorsale Tibiaansatzfläche des hinteren Kreuzbandes zu erkennen. Etwas günstiger ist die Intubation des dorsalen lateralen Recessus. Auch hier

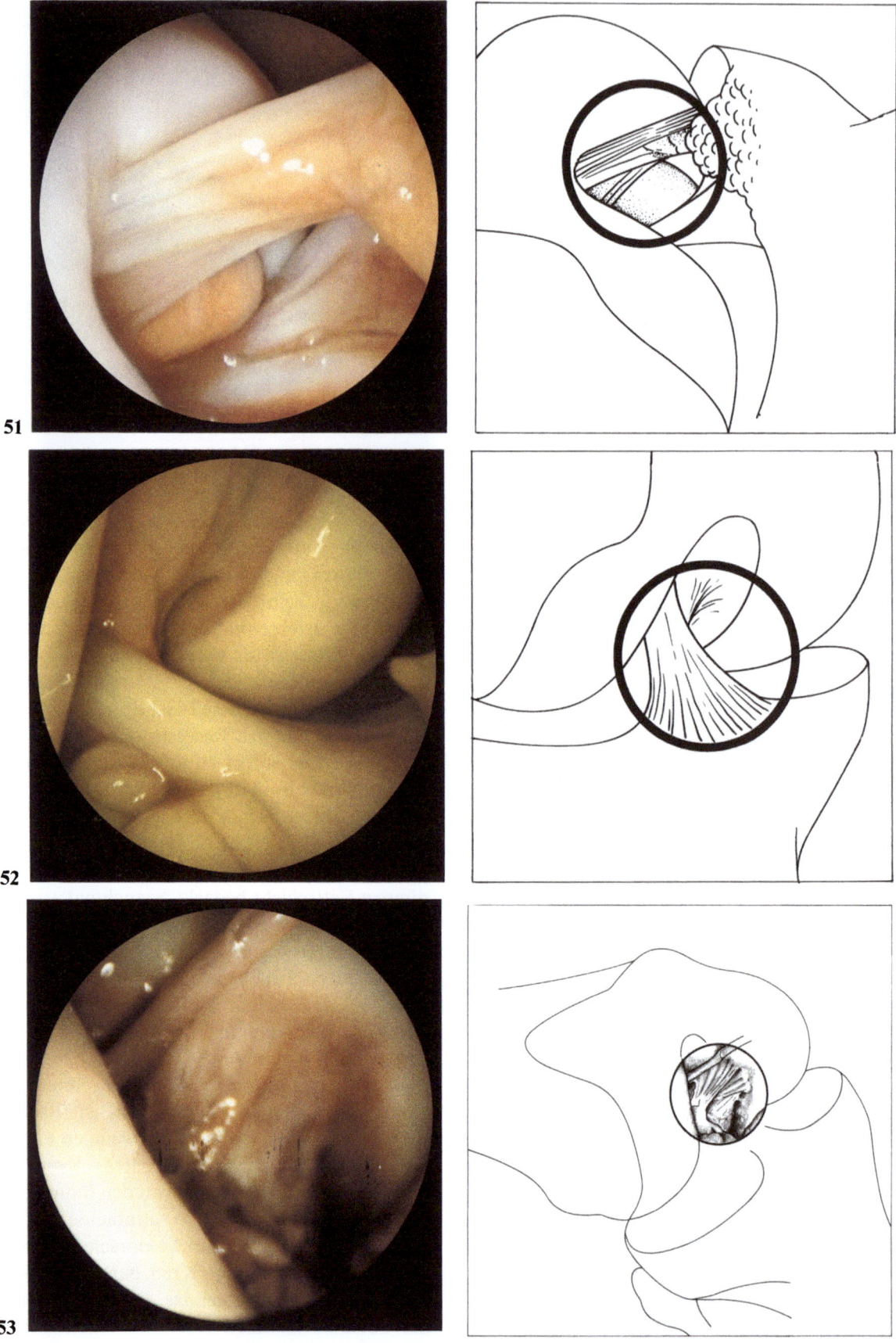

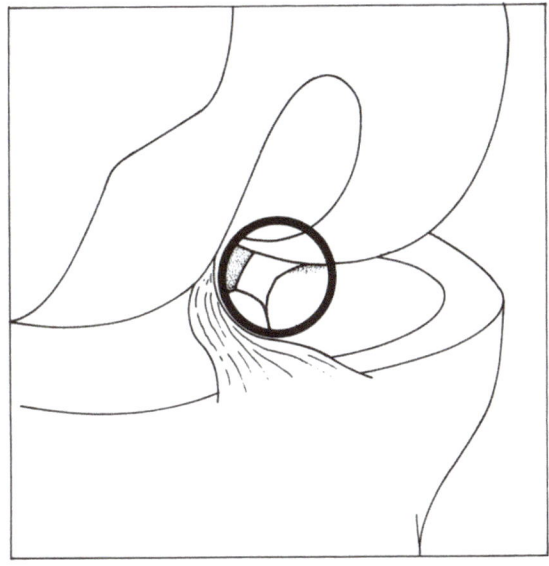 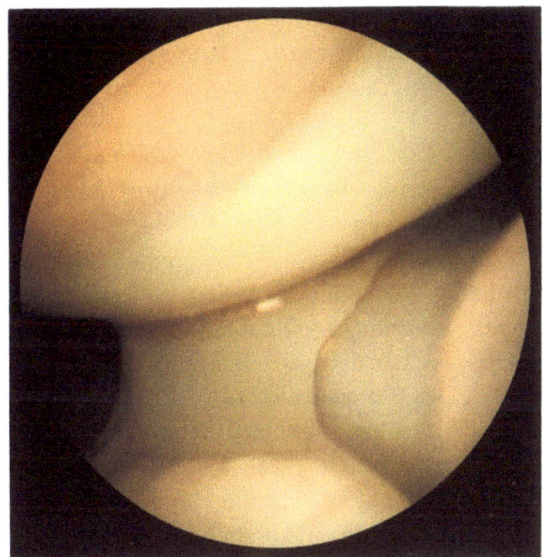

kann die 70°-Optik Auskunft über den Verlauf des hinteren Kreuzbandes geben.

Inspektion des Hinterhorns des medialen Meniskus

Von der Interkondylenregion aus kann das Hinterhorn des medialen Meniskus isoliert und relativ gut eingesehen werden. Mit der 30°-Optik wird der Verlauf des vorderen Kreuzbandes fast rechtwinklig gekreuzt. Der Ansatz des hinteren Kreuzbandes kommt zur Darstellung. Nun wird unter verstärktem Druck versucht, das Arthroskop in Richtung auf den dorsalen medialen Recessus vorzuschieben. Dabei wird beim Arthroskop mit der 30°-Winkeloptik die Blickrichtung nach medial und leicht nach distal beibehalten. Auf diese Weise gelingt es fast immer, den Ansatz des medialen Meniskus im Hinterhornbereich gut auszumachen und auf Rißbildungen hin zu untersuchen (Abb. 54). Auch sind hier wiederum das Einführen des Häkchens und der Zug am Hinterhorn des

Abb. 54. Normales Hinterhorn des medialen Meniskus

medialen Meniskus unbedingt notwendig. Für operative Eingriffe ist diese Einstellung außergewöhnlich wichtig. Bei stark entzündlichen Kniegelenken wird dieser Untersuchungsgang natürlich erschwert.

Wenn die Einstellung des Arthroskops von dorsolateral nach medial zum Hinterhorn des medialen Meniskus wegen enger Verhältnisse nicht möglich ist, muß das Arthroskop etwas zurückgezogen werden und die Einstellung von anterolateral auf das Hinterhorn gewählt werden. Außer dem Zurückziehen des Arthroskops ist dazu nur eine Drehung des Instrumentes um 180° notwendig (s. Kap. 3).

Neben diesen Standardeinstellungen für das Hinterhorn kann in Einzelfällen auch die Sicht mehr von oben oder unten (Drehen des Arthroskops) notwendig werden. Dies ist auch abhängig von der Wahl des Zugangs und insbesondere von der Einstichhöhe.

Gleichzeitig ist es häufig günstig, neben der obligatorischen Valgusstellung den Unterschenkel auch noch in Außenrotation zu bringen.

Die saubere Einstellung des Hinterhorns des medialen Meniskus ist die wichtigste und schwierigste Aufgabe im Untersuchungs-

◁ **Abb. 51.** Normale Plica synovialis infrapatellaris

Abb. 52. Normales vorderes Kreuzband

Abb. 53. Proximale Hälfte des hinteren Kreuzbandes mit Ansatz am medialen Femurkondylus

gang. Sie sollte von jedem Arthroskopiker sicher beherrscht werden, bevor er arthroskopische Operationen durchführt.

Inspektion der lateralen Kniegelenkshälfte

Vom Ansatz des vorderen Kreuzbandes ausgehend, wird nun der laterale Kniegelenkspalt aufgesucht. Die Stellung des Kniegelenks ist bei etwa 60°-Beugung am günstigsten. Der Unterschenkel ist nicht rotiert. Die Optik wird zu diesem Zweck langsam zurückgezogen. Die Achse des Arthroskops schwenkt immer mehr in die Sagittalebene. Da der Blick des Untersuchers jetzt von oben nach unten gerichtet ist, muß der Operationstisch um etwa 20–30 cm abgesenkt werden.

Bei der Untersuchung mit der Videokamera entfallen Auf- und Abbewegungen des Operationstisches.

Die Untersuchung des lateralen Kniegelenkspalts von lateral her ist technisch nicht ganz einfach. Der Untersucher sollte immer genau wissen, wo sich das Ende seiner Optik im Kniegelenk befindet. Es besteht immer die Gefahr des Herausrutschens aus dem Kniegelenk.

Durch vorsichtiges Strecken des Kniegelenks auf etwa 30°-Flexion und unter Erzeugung einer maximalen Varusstellung durch die Assistenz gelingt es, den gesamten lateralen Gelenkspalt zu überblicken. Auch hier muß der Untersucher die Drehrichtung seiner Winkeloptik so einstellen, daß zunächst das Tibiaplateau mit dem darauf liegenden lateralen Meniskus vollständig ins Blickfeld kommt. Im Normalfall ist das freiliegende Tibiaplateau recht klein. Häufig finden sich hier Knorpeldefekte. Der laterale Meniskus hebt sich in seiner Farbe nur wenig vom Knorpelüberzug ab. Entscheidend ist der scharfe und fast immer gut sichtbare Meniskusinnenrand. Bei maximaler Varisation, die in den verschiedensten Stellungen zwischen 30- und 60°-Beugung erzeugt werden sollte, kommt der scharfe Saum des Hinterhorns des lateralen Meniskus ins Blickfeld. Dabei kann der Körper des Hinterhorns meist auch gut beurteilt werden.

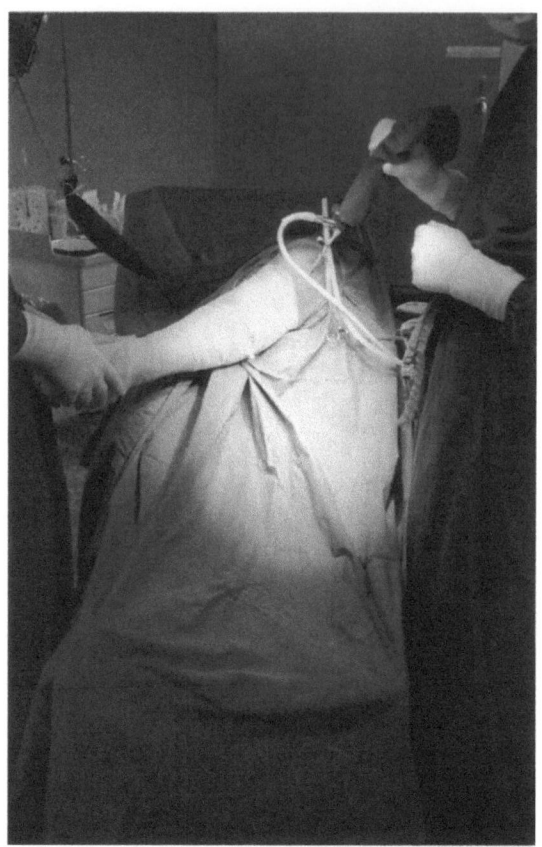

Abb. 55. Viererposition zur Untersuchung des lateralen Gelenkspalts

Die Assistenz muß angewiesen werden, sämtliche Bewegungen während der gesamten Untersuchung langsam und ruhig auszuführen. Auch hier bietet die Übertragung mittels Videosystem eine echte Hilfe, da der Assistent erkennen kann, welche Auswirkungen seine Bewegungen auf das Bild haben. Nicht fehlen darf bei der Untersuchung des äußeren Gelenkspalts die Einstellung in der sog. Viererposition (Abb. 55). Diese Position ermöglicht es, den lateralen Gelenkspalt optimal aufzuklappen. Sowohl Ober- als auch Unterseite des Außenmeniskus sind vollständig überblickbar. Fast immer gelingt es, den Popliteusschlitz darzustellen und die Popliteussehne ins Blickfeld zu setzen. Auch hier sollte von medial her ein Tasthäkchen eingeführt und der Außenmeniskus abgetastet werden (Abb. 56). Unter Streckung und Beugung im Kniegelenk kann bei Draufblick auf den lateralen Femurkondylus dieser insge-

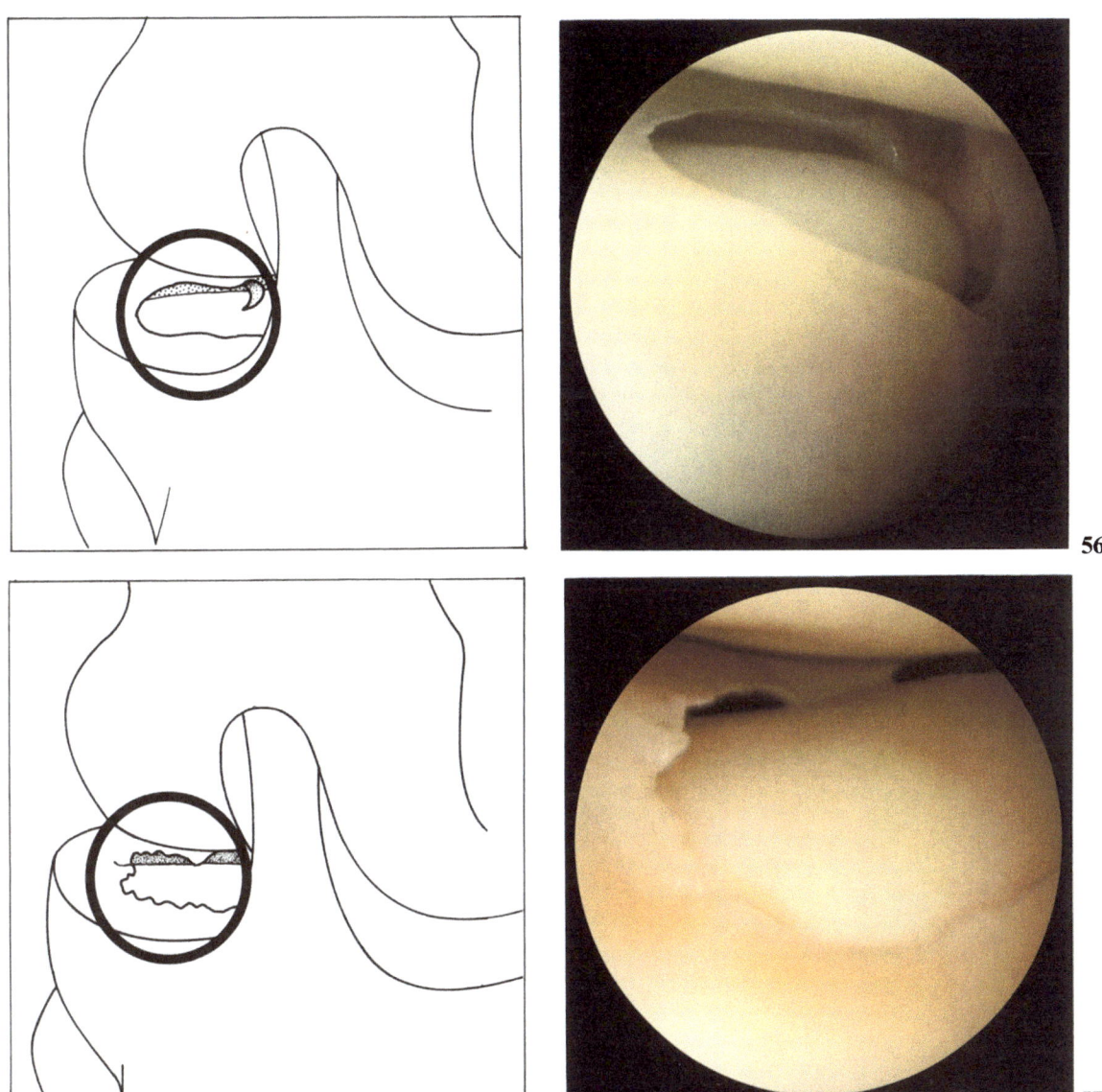

Abb. 56. Normaler lateraler Meniskus

Abb. 57. Im Rand etwas welliger Meniskus, jedoch durchaus normal bei einem 40jährigen Patienten

samt ausgeleuchtet und beurteilt werden. Aus der angedeuteten Viererposition heraus ist es auch häufig relativ leicht möglich, über dem Hinterhorn des Außenmeniskus das Arthroskop in den hinteren lateralen Recessus einzuführen. Es werden dabei die Fasern des vorderen Kreuzbandes medial gesehen und unterkreuzt. Das Benutzen einer 70°-Winkeloptik in dem hinteren Recessus kann für den „Rückblick" und besseren Seitblick ausgenutzt werden, um eventuelle Fremdkörper zu suchen (Abb. 57–60).

Durch Zurückziehen der Optik und weiteres Herausführen nach lateral in den seitlichen lateralen Recessus ist es möglich, diesen direkt darzustellen. Dieser Weg ist relativ gefährlich. Die Optik kann bei einer etwas unvorsichtigen Bewegung schnell aus dem Knie herausgezogen werden. Empfehlenswert ist es in jedem Fall, bei diesem Manöver die Zufuhr von Flüssigkeit und Gas durch das Arthroskop abzustellen. Häufig gelingt es aber, mittels einer kleinen Rückzugs- und Schwenkbewegung den lateralen Recessus

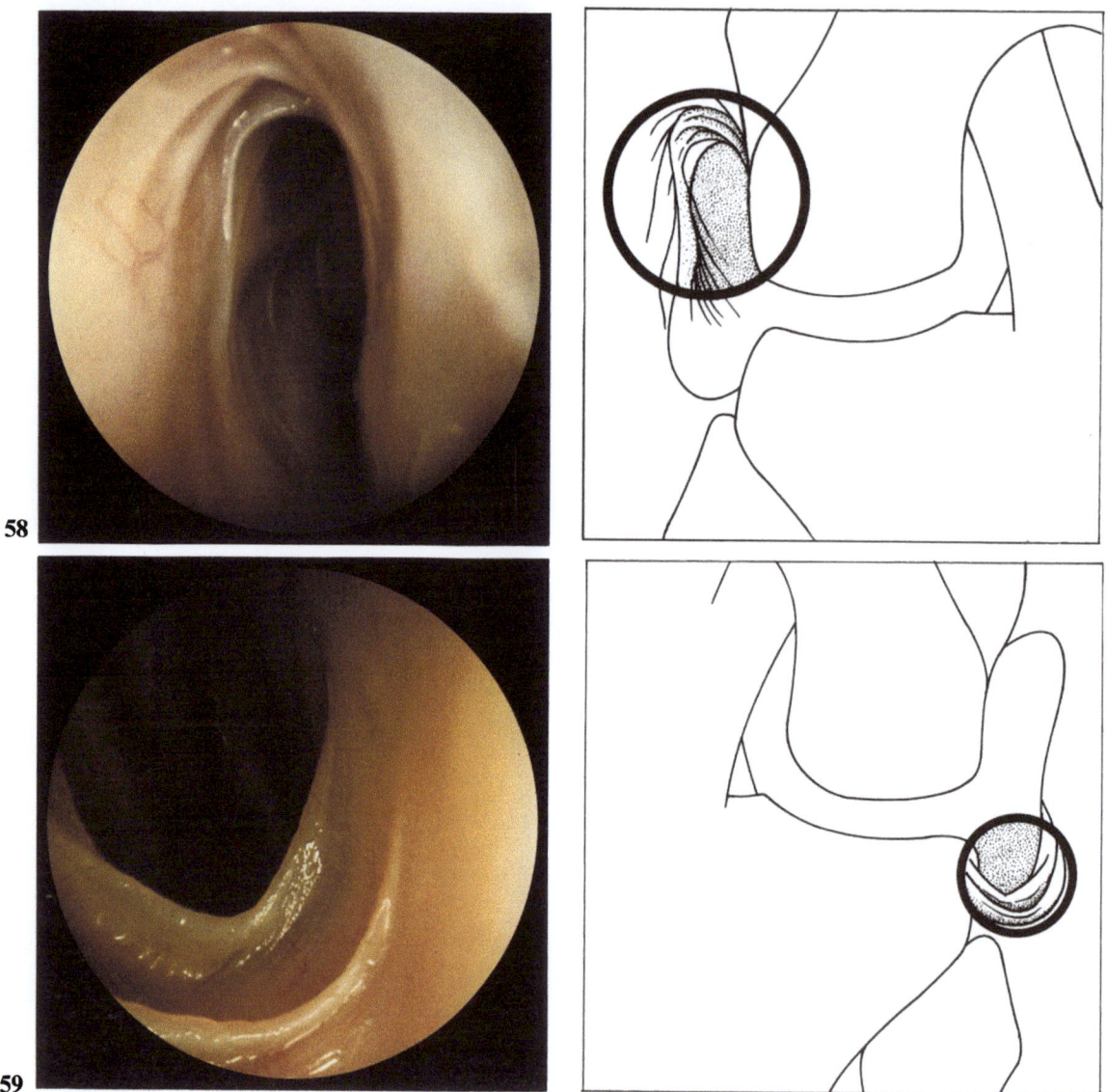

Abb. 58. Obere Umschlagfalte des Kapselbandapparates am lateralen Femurkondylus

Abb. 59. Untere Umschlagfalte des Kapselbandapparatus am lateralen Femurkondylus – häufig Aufenthaltsort von Kniegelenkskörpern

mit seinen Kapselumschlagfalten und zahlreichen Plicae darzustellen. Hier im lateralen unteren Recessus liegen am häufigsten freie Gelenkkörper oder Fremdkörper. Es kann deshalb manchmal sinnvoll sein, das Arthroskop über den oberen Recessus primär in diese Lage zu bringen. Mit zunehmender Streckung des Kniegelenks kann die Optik nach medial eingestellt werden. Es kommt seitlich das Femoropatellargelenk mitsamt der Kondylen- bzw. Trochleakante ins Blickfeld. Die Rückführung des Arthroskops über das Femoropatellargelenk in voller Streckung über die Kondylen nach vorn ist leicht möglich. Die Inspektionsrunde vom lateralen Zugang aus ist damit beendet.

Diese Vorgangsweise stellt nur eine von vielen Möglichkeiten dar. Selbstverständlich ist eine ganz andere Reihenfolge der Inspektion möglich. Jeder Untersucher muß sich aber am Schluß der Arthroskopie Rechenschaft darüber ablegen, ob er wirlich das gesamte Kniegelenk ausgeleuchtet hat. Ein

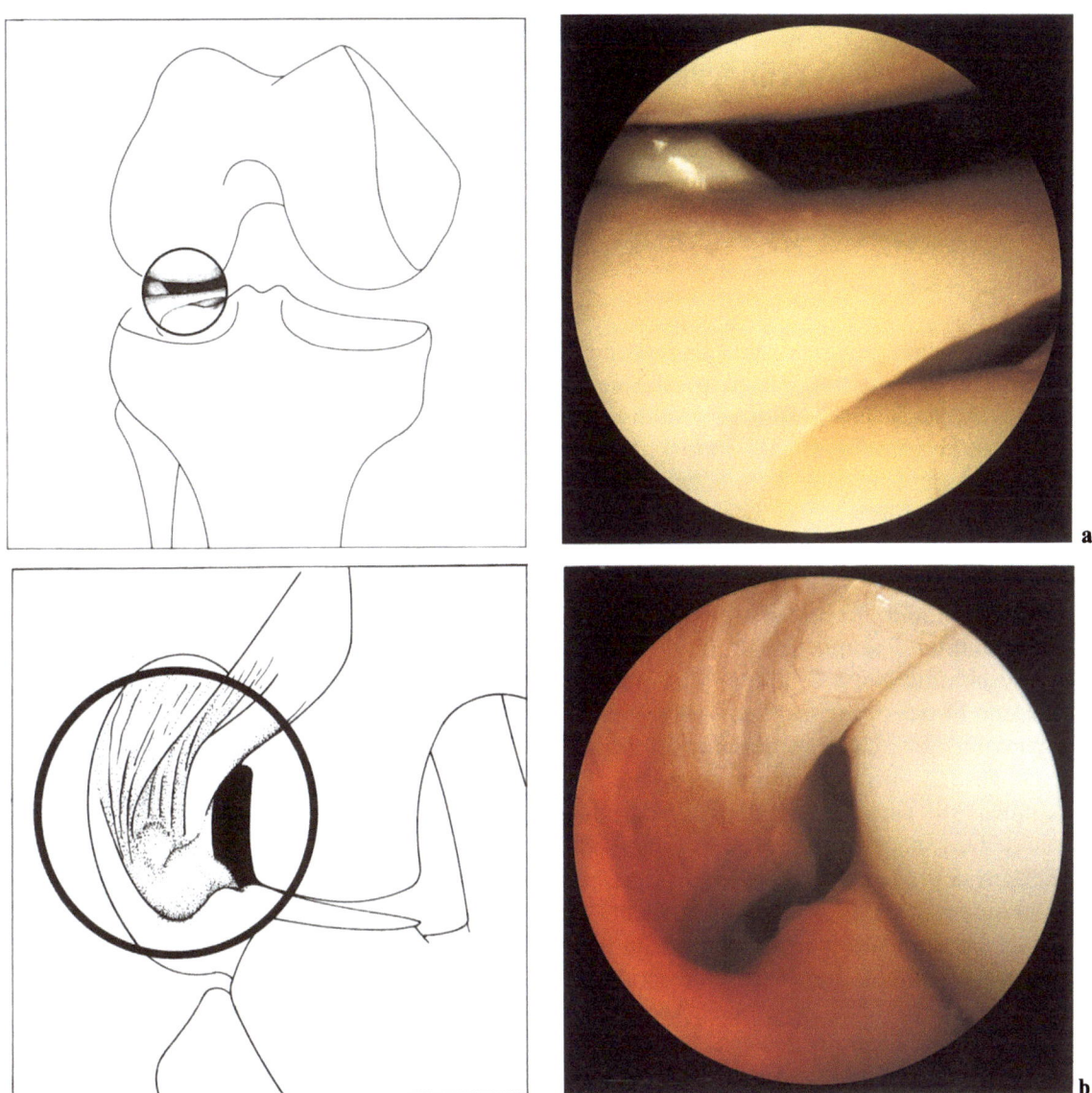

eindeutiger Befund am Innenmeniskus sollte z.B. nicht zu der Nachlässigkeit verleiten, auf die genaue Inspektion, z.B. der lateralen Umschlagfalte im oberen Recessus, zu verzichten.

Abb. 60. a Popliteussehne im Popliteusschlitz des lateralen Meniskus; **b** Popliteussehne und äußere Zirkumferenz des lateralen Meniskus

KAPITEL 14
Pathologische Veränderungen des Knieinnenraums

14.1 Capsula synovialis

Das Aussehen der Synovialis hängt weitgehend von der Technik der Arthroskopie ab. Beim Anlegen einer Blutsperremanschette und starker Erhöhung des intraartikulären Drucks kann auch eine sonst entzündlich gerötete Synovialis ein blasses Aussehen erhalten. Es ist deshalb zu empfehlen, auf die Blutsperremanschette vollständig zu verzichten. Sie ist bei der korrekten Anwendung der kombinierten Technik (S. 42) nicht notwendig. Auch die bloße Erhöhung des intraartikulären Drucks verursacht ein Abblassen der Synovialis. Der Untersucher braucht deshalb eine gewisse Erfahrung, um beurteilen zu können, ob eine Entzündung vorliegt oder nicht. Die Interpretation des Aussehens der Zotten der Membrana synovialis hat v.a. Watanabe beschäftigt. Er hat versucht, die einzelnen Zottenformen zu ordnen und aus Form und Anordnung Rückschlüsse auf die Diagnose der Arthritis zu ziehen. Tatsächlich gibt es die verschiedensten Arten von Schleimhautfalten. Ihre Form und Ausdehnung ist am besten in der Füllung des Kniegelenks mit Ringer-Lösung zu beurteilen. Hier bewegen sich die Zotten der Synovialis schon bei geringer Turbulenz wie „Seegras". Der sog. „Aquariumeffekt" tritt ein. Der Formenreichtum der Zotten geht von feingegliederten Zottenbäumchen bis zum plumpen polypähnlichen Gebilde. Mit einiger Sicherheit kann gesagt werden, daß das Vorhandensein von zarten, stark geröteten, feingliedrigen Zotten auf eine akute, noch nicht zu lange andauernde Entzündung hinweist. Ist dagegen schon eine Vergröberung der Zottenbäume eingetreten, so kann davon ausgegangen werden, daß es sich hier um einen chronischen Reizzustand der Synovialis handelt. Eine weitere Differenzierung der Synovialzotten nach ihrem Aussehen in einzelne Krankheitsbilder ist nicht möglich. Der Untersucher kann aufgrund des Aussehens der Synovialis nicht unterscheiden, ob es sich um eine chronische Polyarthritis oder eine unspezifische Synovitis des Kniegelenks handelt. Es können an der Synovialis also nur beurteilt werden:

1. Entzündungen durch Beurteilung der Mehrdurchblutung und dadurch entstehende Rötung der Synovialis,
2. Form der Synovialzotten mit dem Rückschluß auf akute oder chronische Entzündung,
3. Dichte und Anordnung der Zotten. Hieraus kann die Indikation zur Synovektomie oder Synoviorthese abgeleitet werden.

Arthroskopie nach chemischer Synoviorthese. Der Erfolg der chemischen Synoviorthese mit Osmium oder Yttrium kann durch die Arthroskopie überprüft werden. Bekannt ist die Schwarzverfärbung des gesamten Gelenks, auch des Gelenkknorpels, nach Osmiuminjektionen (Abb. 61).

Die Kontrollen nach Yttrium- oder Osmiuminjektionen zeigen bei erfolgreicher Behandlung eine Atrophie der Gelenkschleimhaut. Diese Untersuchungen sollten mit einer Biopsie verbunden werden.

14.2 Pathologische Veränderungen des medialen Meniskus

Wie aus vielen Voruntersuchungen bekannt ist, kommt der traumatisch geschädigte Innenmeniskus am häufigsten im Alter von ca. 25 Jahren vor. Ist der Innenmeniskus beim Flexions-Rotations-Trauma und beim valgisierenden Trauma des Knies nicht sofort eingerissen, reißt er meist 1–2 Jahre später bei Bestehenbleiben der Instabilität sekundär ein. Die häufigste Rißform ist der Längsriß, dessen extremste Ausprägung wiederum die Korbhenkelrißform darstellt. Vorgeschichte und klinische Untersuchung ergeben hier schon in hohem Prozentsatz die Vermutungsdiagnose. Schwieriger sind die nicht sicher traumatisch, oft rein degenerativen Rißbil-

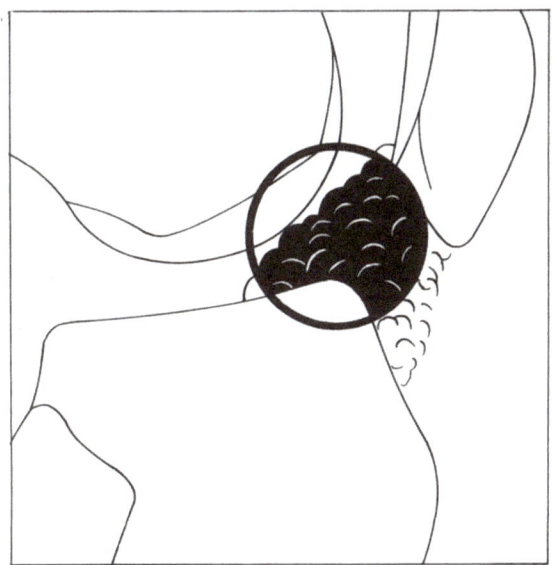 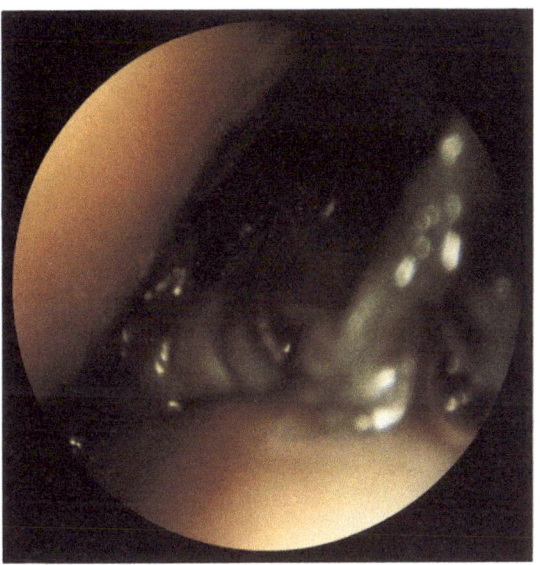

Abb. 61. Synovialis 8 Tage nach Osmium-Injektion

dungen am medialen Meniskus, die um das 40. Lebensjahr am häufigsten vorkommen. Sehr oft besteht keine gleichzeitige Bandläsion. Gröbere Längsrisse machen sich durch plötzlichen Schmerz mit einem Geräusch bemerkbar, wenn man in die Hocke geht. Auswalzungen des Hinterhorns – der Beginn ist häufig die schon erwähnte Teppichfaltenbildung in diesem Bereich – können zu Lappenrißbildungen führen. Auch die Horizontalrisse, die nicht so selten gesehen werden, dürften eine wesentliche degenerative Komponente aufweisen. Querrisse am Innenmeniskus sind relativ selten. Häufig haben sie keine mechanische Bedeutung (Abb. 62).

Liegt der klinische Verdacht auf eine mediale Meniskusläsion vor und wird diese nicht sofort und mit Sicherheit optisch erkannt, muß unbedingt ein diagnostisches Häkchen, meist von medial her, in das Knie eingeführt werden. Mit diesem Häkchen gelingt es, Ober- und Unterseite des Meniskus einschließlich des gesamten Hinterhorns abzutasten und auf Lappenbildungen abzusuchen. Die Beurteilung, ob ein degenerativ verändertes Hinterhorn bei einem 50jährigen für die Knieschmerzen verantwortlich zu machen ist, ist schwer. Es kommt dabei selbstverständlich auf den Gesamtzustand des Knies und der Knorpelfläche an. Auch hier gilt, daß die sehr gute Sicht auf den Meniskus und die Darstellung feinster Einrisse mit dem Häkchen zu der Annahme verleiten kann, daß die gefundene Pathologie automatisch für den Schmerz verantwortlich gemacht wird. Hier muß vor übertriebenen Rückschlüssen dringend gewarnt werden. Dies gilt insbesondere für Operationen an nur leicht

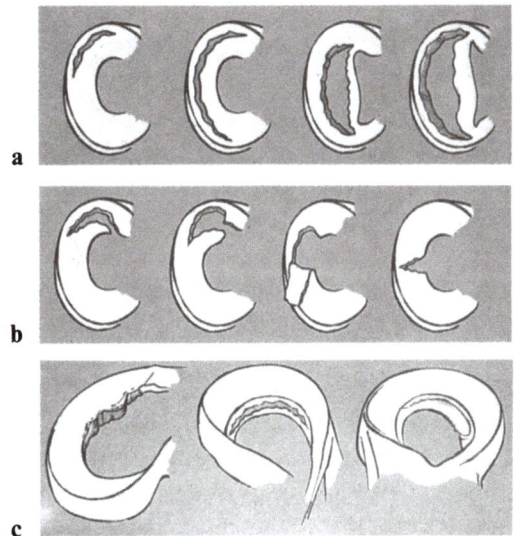

Abb. 62a–c. Rißformen der Menisken. **a** Längsrisse; **b** Lappenrisse und Querriß; **c** Degenerative Veränderungen und horizontale Risse

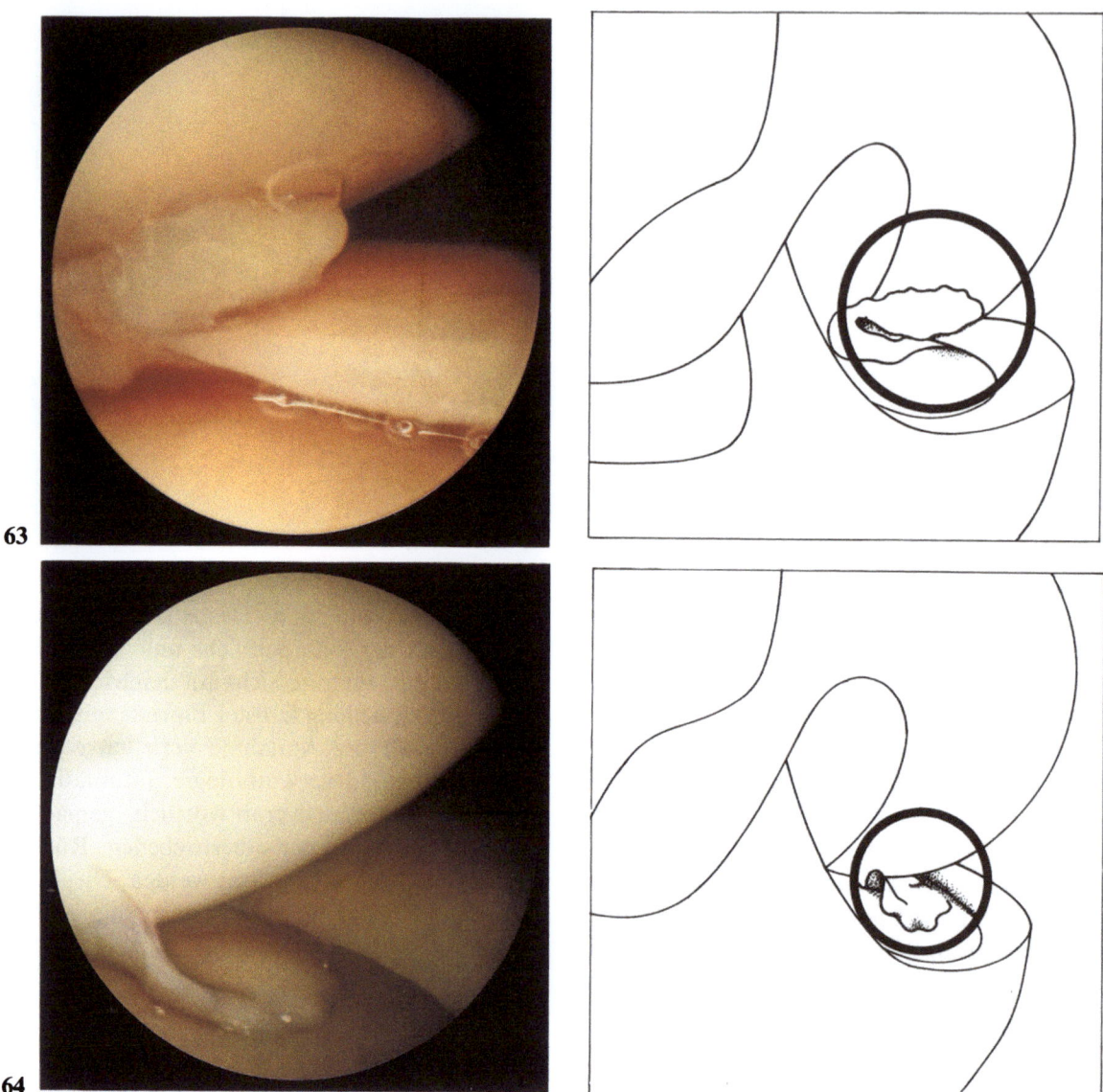

degenerativ veränderten Meniskushinterhörnern. Solche Manipulationen vergrößern oft den Schaden eher, als daß sie die Schmerzen lindern.

Überrascht wird der Untersucher immer wieder durch verbogene Meniskuslappen (Abb. 63–66), die unter dem Meniskuskörper liegen und bei reiner Diagnostik mit dem Arthroskop ohne Häkchen nicht sichtbar werden. Auch die Horizontalrisse an der Unterseite des Meniskus können fast immer nur mit dem Häkchen demonstriert werden. Zum Vorderhorn hin nimmt die Anzahl der Lappenrisse deutlich ab. Hier imponiert die Umschlagstelle des Korbhenkelrisses. Beim

Abb. 63. Lappenriß des medialen Meniskus oberhalb des Meniskuskörpers gelegen

Abb. 64. Lappenriß des medialen Meniskus vom Hinterhorn ausgehend

---

Abb. 65. Kleiner Querriß im Bereich des medialen ▷ Meniskus ohne klinische Bedeutung

Abb. 66. Großer Lappenriß im Bereich des medialen Meniskus

Abb. 67. Eingeschlagener Korbhenkelriß des medialen Meniskus

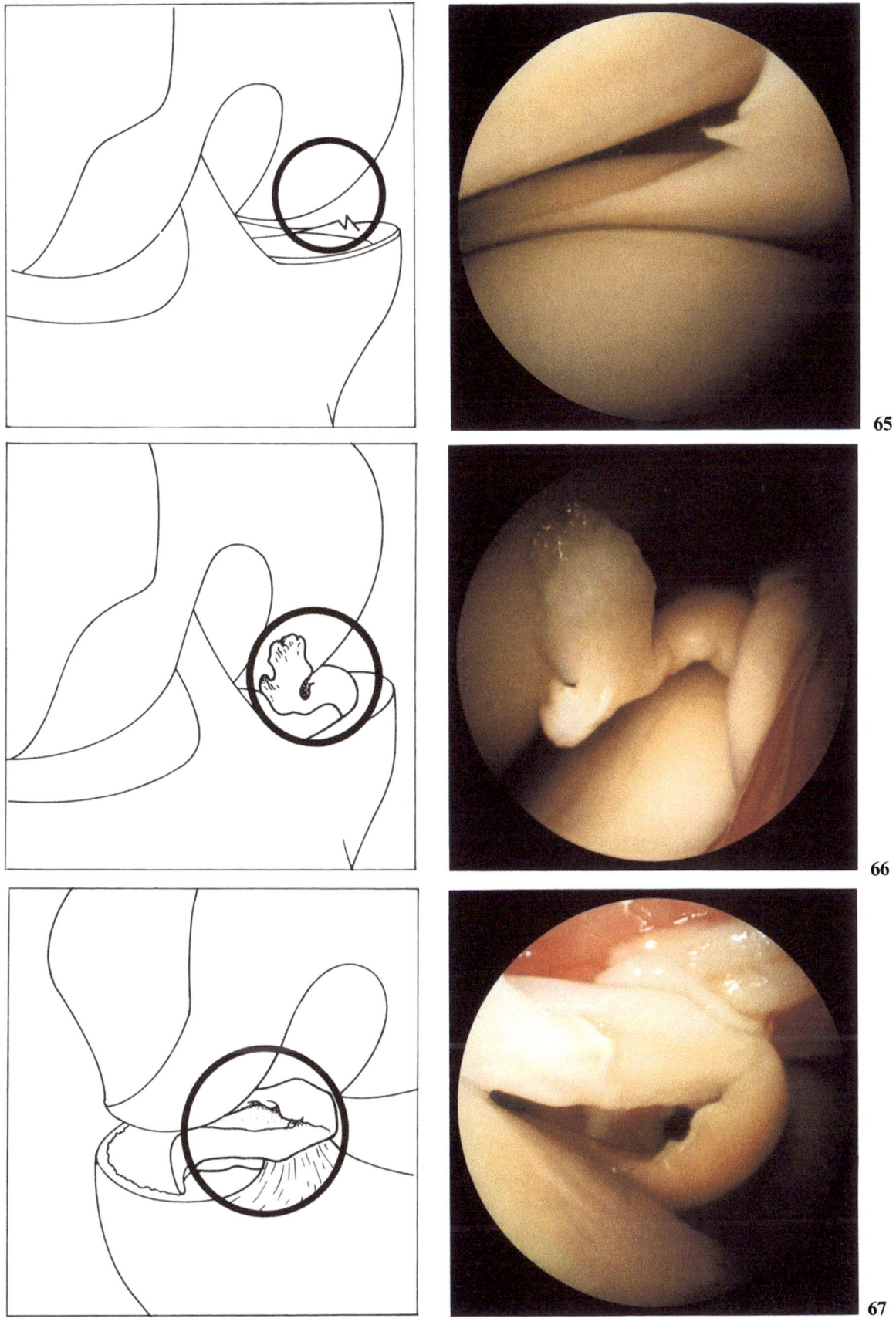

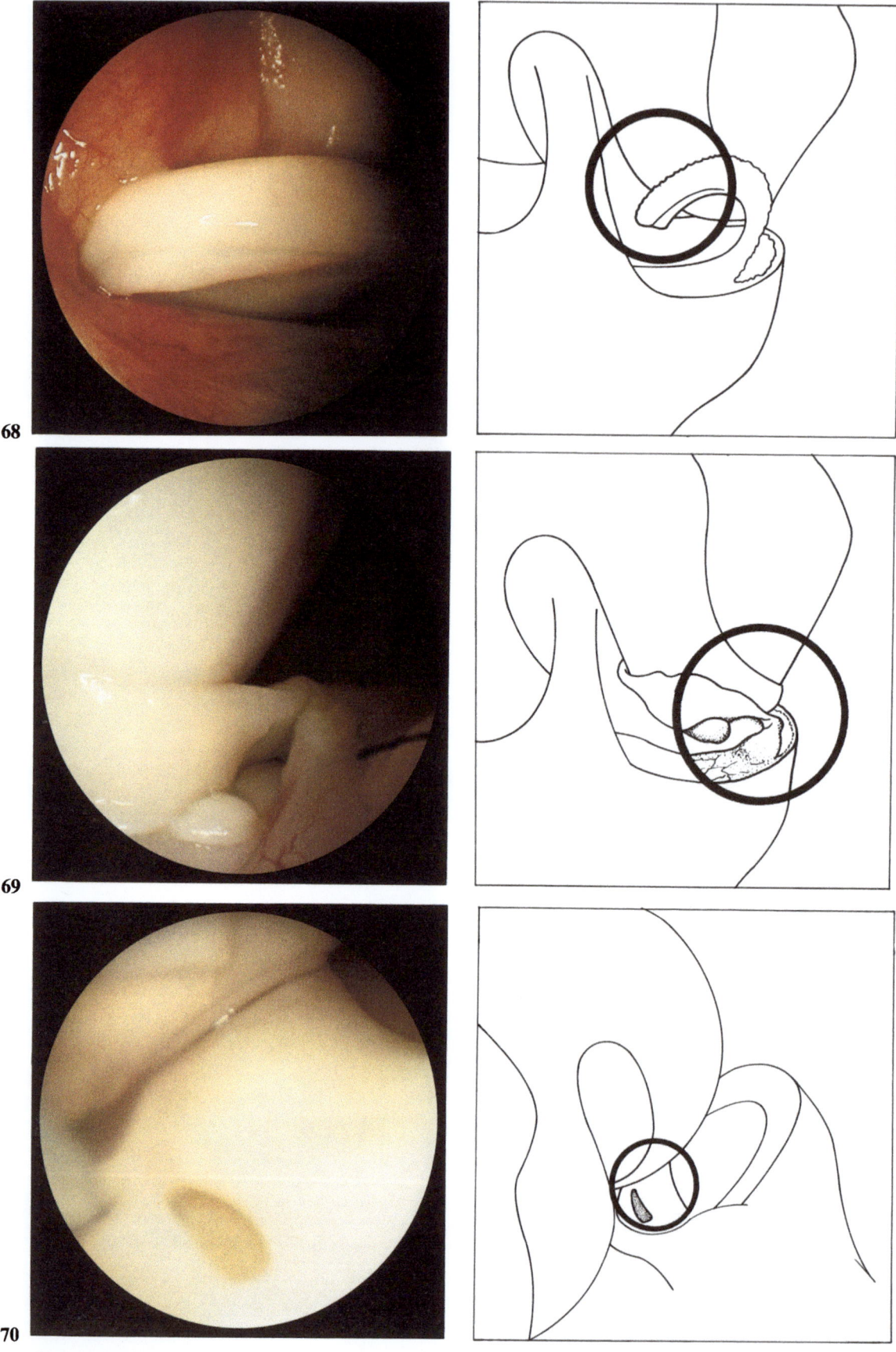

Vorhandensein eines großen Korbhenkels, der meist eingeschlagen ist, wird die Interkondylenregion nur sehr schwer einsichtbar. Häufig erkennt man erst beim Zurückziehen des Arthroskops die ringförmig sich um den Kondylus legende Masse (Abb. 67–70). Es wird dann im Bereich des Vorderhorns die Umschlagstelle aufgesucht mit entsprechender Drehrichtung der Optik zur Innenseite des Knies hin. Anschließend wird interkondylär der Korbhenkel so weit wie möglich verfolgt. Nur selten hat der Operateur das Glück, daß ein Ende des Korbhenkels bereits abgerissen ist und ein sehr großer langer Lappen das Kniegelenk blockieren läßt. Liegt eine traumatische Meniskusläsion mit vorderer und oft medialer Instabilität vor, so ist die Diagnose einfacher, da der mediale Gelenkspalt gut einsehbar ist. Selbstverständlich sind dann operative Eingriffe leichter auszuführen als am stabilen Kniegelenk.

◁ **Abb. 68.** Eingeschlagener abgerundeter Korbhenkelriß des medialen Meniskus mit entzündlicher Reaktion der Synovialis interkondylär

Abb. 69. Vordere Umschlagstelle des Korbhenkelrisses medial

Abb. 70. Kleiner Längsriß an der Basis des medialen Hinterhorns

Abb. 71a, b. Lateraler Scheibenmeniskus vor und nach Einriß

14.3 Pathologische Veränderungen am lateralen Meniskus

Die Darstellung des lateralen Meniskus erfolgt in der schon beschriebenen Weise. Die pathologischen Veränderungen des Außenmeniskus sind vielfältiger. Sehr häufig, aber oft klinisch nicht relevant, sind Querrisse im Meniskuskörper. Starke Ausweitung und Instabilität des Meniskuskörpers im Bereich der Popliteussehne findet sich nicht selten. Hier ist die Beurteilung normal oder pathologisch schwierig. Im Zweifel sollte man sich nicht zu einem operativen Eingriff entschließen. Besonders der Scheibenmeniskus, der

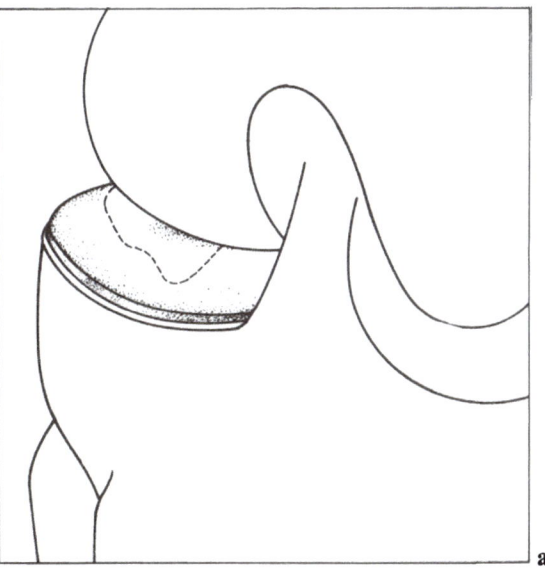

a

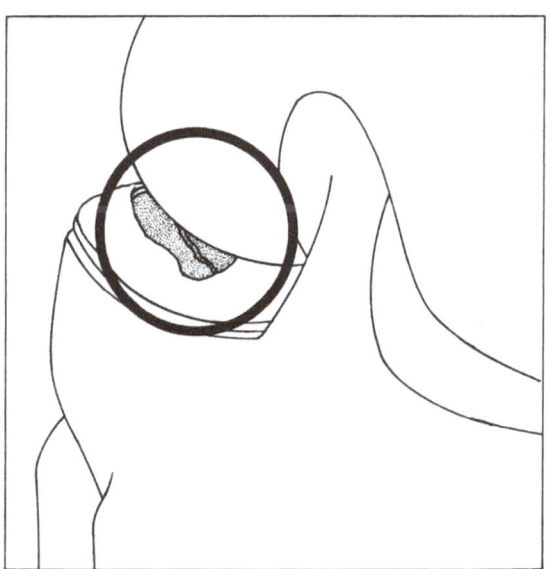

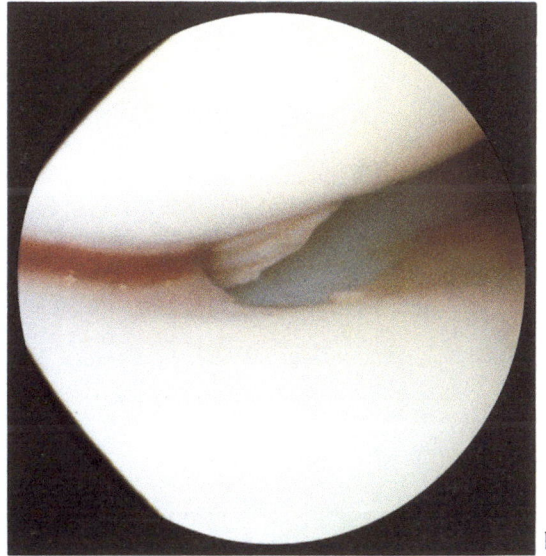

b

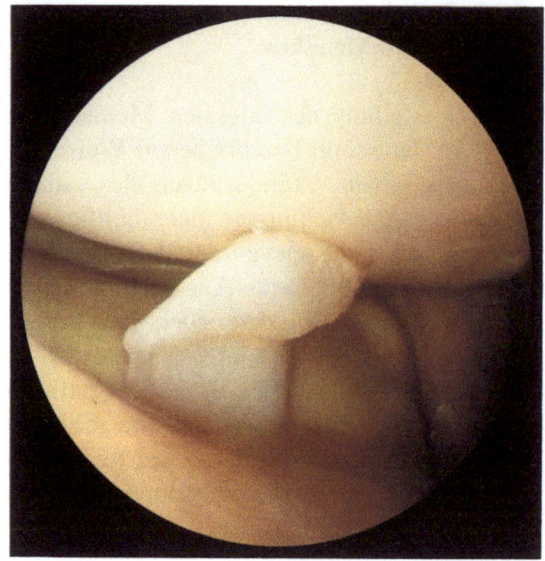 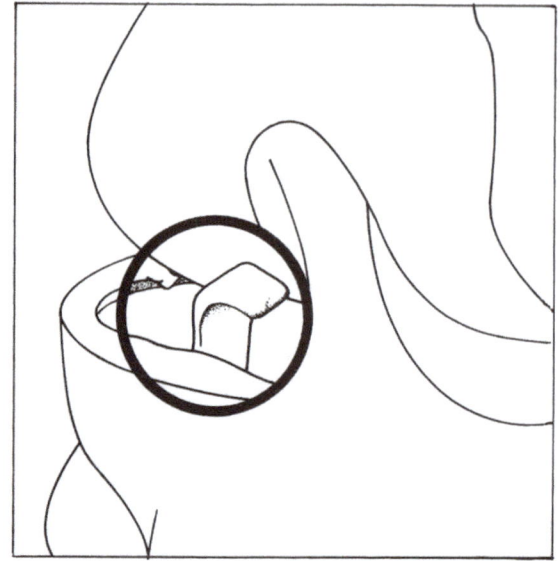

v.a. bei Jugendlichen zu finden ist, ist schwer zu diagnostizieren (Abb. 71). Der Außenmeniskus hebt sich sowieso relativ schlecht vom Tibiaplateau ab. Häufig hat der Untersucher den Eindruck, er hätte einen Scheibenmeniskus vor sich. Beim Einführen eines Häkchens gelingt es dann doch oft, den sehr zarten Rand des Außenmeniskus mit der relativ kleinen inneren Rundung abzuheben. Eine Orientierung ist auch der meist sehr gute scharfe Rand des Hinterhorns, der insbesondere bei der Viererposition gut zur Darstellung kommt (Abb. 72–75). Bei Längsrissen und im Extremfall beim Korbhenkelriß lateral gibt die Klinik schon häufig Anhaltspunkte für diese Pathologie. Aufgrund der

Abb. 72. Lappenriß im Vorderhornbereich lateral

Größe und Dicke sind die Korbhenkelportionen lateral oft doppelt so groß wie beim medialen Meniskus. Die interkondyläre Region ist dann vollständig vom großen Korbhenkel ausgefüllt. Es ist ein gewisses Maß an Übersicht und Erfahrung notwendig, um die Umschlagstellen des Korbhenkels genau auszumachen. Aufgrund der Größe der abgerissenen Anteile beim Längsriß bzw. Korbhenkel des Außenmeniskus ist die Operation auch trotz guter Aufklappbarkeit des Außengelenkspalts nicht ganz einfach (s. Kap. 20).

Abb. 73. Degenerativ veränderter lateraler Meniskus mit Rauhigkeit des Tibiaplateaus

Abb. 74. Korbhenkelriß des lateralen Meniskus. Der Korbhenkel liegt nicht interkondylär, sondern zwischen Tibia und Femur eingeklemmt

Abb. 75. Leichter Knorpelschaden auf dem lateralen Tibiakopf bei Status nach lateraler Meniskektomie

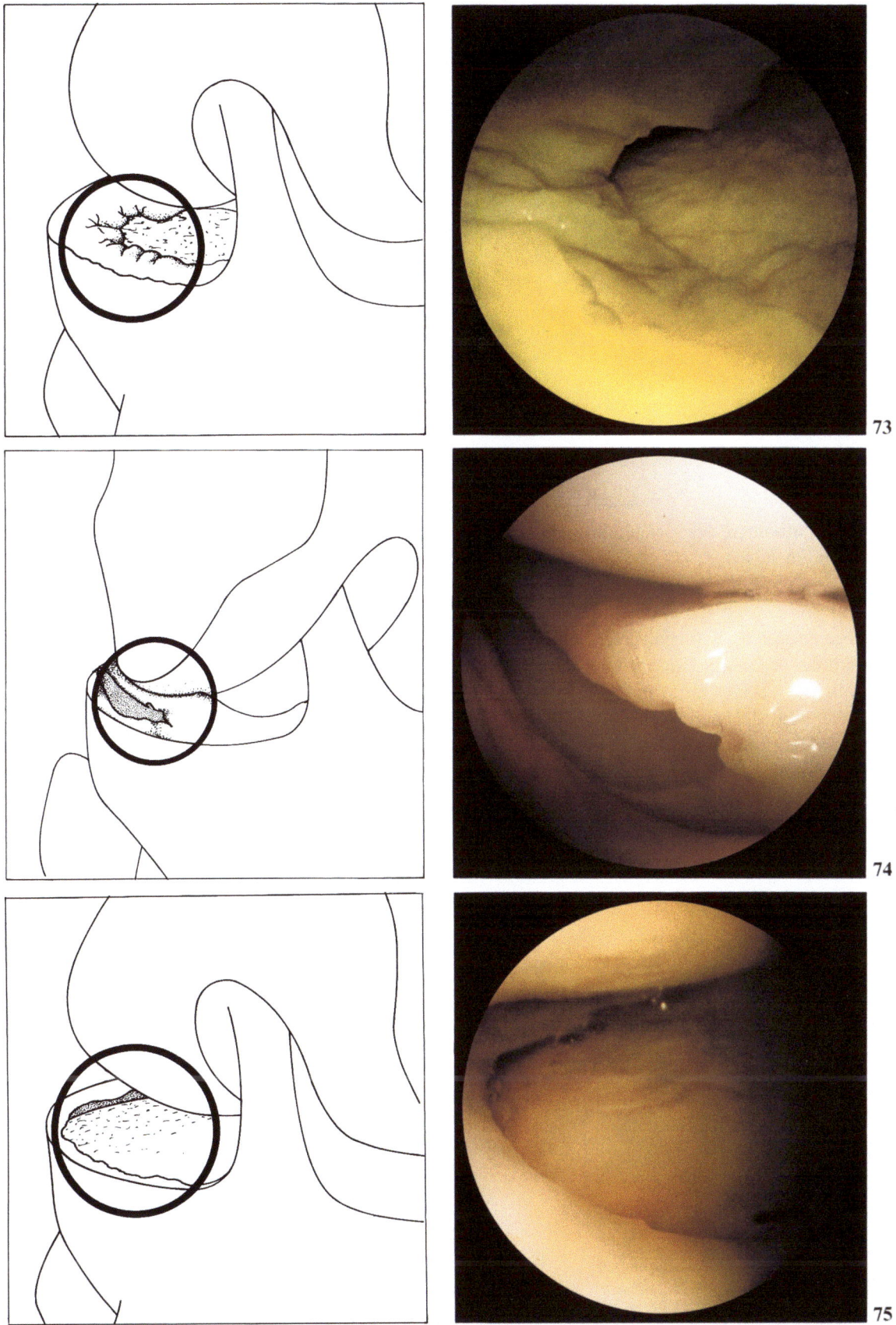

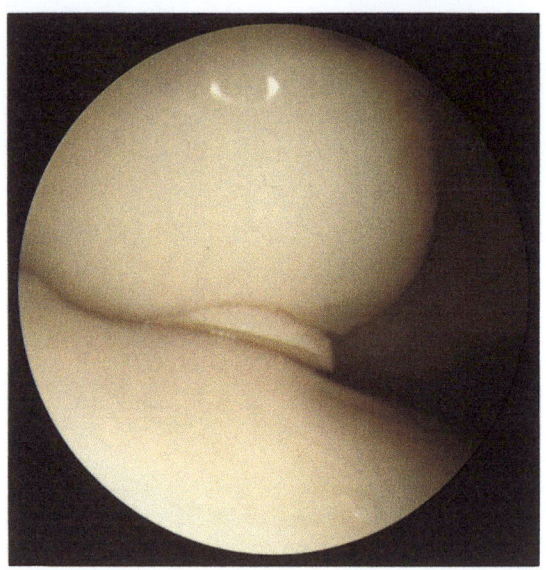 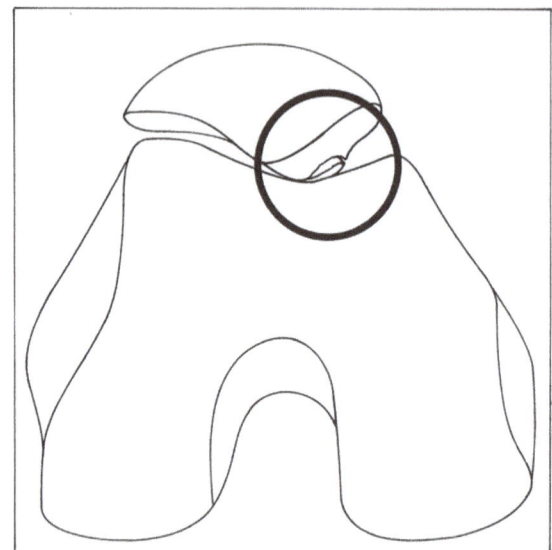

14.4 Pathologie des Gelenkknorpels
(Abb. 76–83)

Unterscheidung zwischen traumatischen und degenerativen Knorpelveränderungen: Die traumatischen Veränderungen am Gelenkknorpel lassen sich nur in den ersten Wochen sicher von degenerativen unterscheiden. Typische traumatische Knorpelveränderungen sind durch scharfe Kantenbildung des frakturierten Knorpelbezirks erkennbar. Arthroskopisch können keine anderen Kriterien als scharfe Bruchkanten als sichere Hinweise auf

Abb. 76. Frischer traumatischer Knorpelschaden durch Scherkrafteinwirkung an der Patella (Stadium I)

ein Trauma gewertet werden. Beginnende Abrundungen im Bereich der Knorpelbruchflächen deuten ebenfalls auf ein Trauma hin. Meist liegt dieses aber schon einige Wochen oder Monate zurück. Die Übergänge zum degenerativ veränderten Knorpel sind hier fließend. Ein Knorpeldefekt, der länger als $1/2$ Jahr besteht, kann nicht mit Sicherheit einem entsprechenden Trauma zugeordnet werden (Tabelle 1).

Der arthroskopische Befund wird wesentlich durch genaue Erhebung der Anamnese erhärtet. Die Vorgeschichte mit den entsprechenden Beschwerden kann hier weitere Aufschlüsse geben (s. Kap. 15).

Tabelle 1. Traumatische Knorpelschäden

Stadium	Alter	Aussehen	
I	Bis 6 Wochen	Scharfer Defektrand	Kontusion Scherkraft kombiniertes Trauma
II	6–24 Wochen	Gerundeter Defektrand	
III	Mehr als 24 Wochen	a) Defektauffüllung ohne Kantenbildung b) Defekt mit aufgeworfenen Rändern	

Abb. 77. Frischer Knorpelschaden am lateralen Femurkondylus nach Patellaluxation

Abb. 78. Älterer (3–6 Monate) Knorpelschaden nach Trauma mit abgerundeten Knorpelrändern (Stadium II)

Abb. 79. Längsriß im Patellaknorpel nach Kontusion

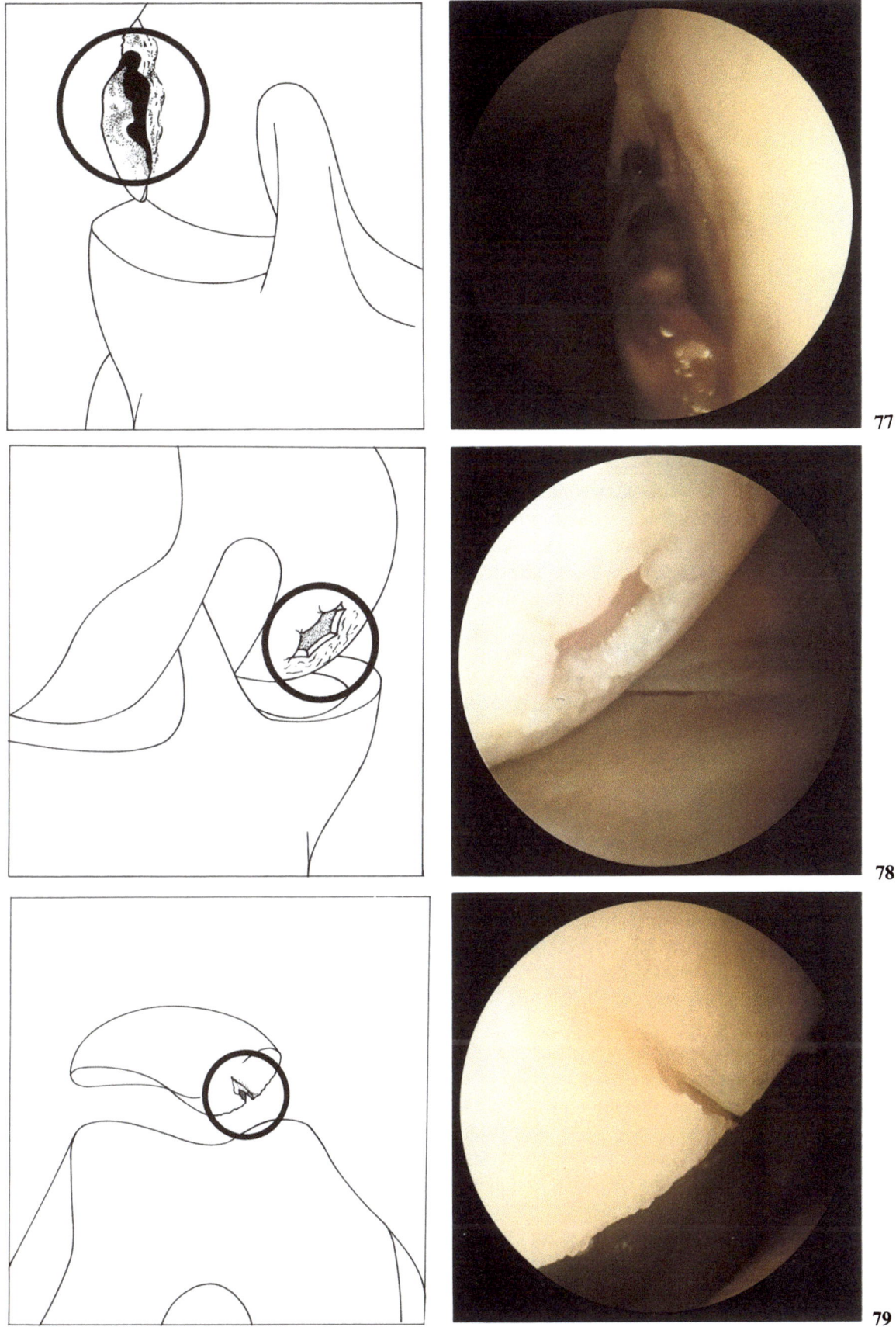

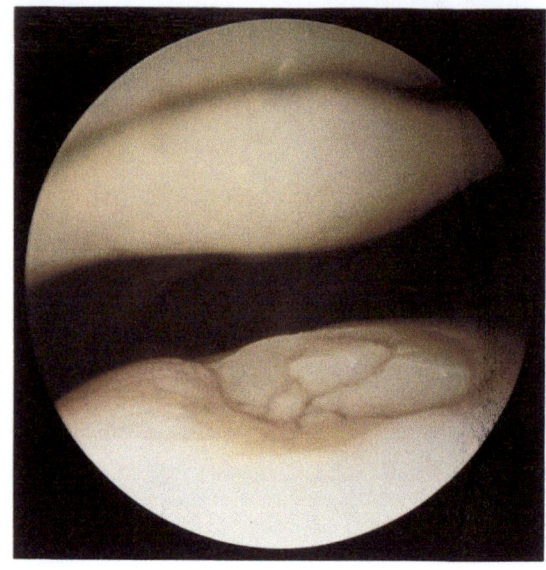 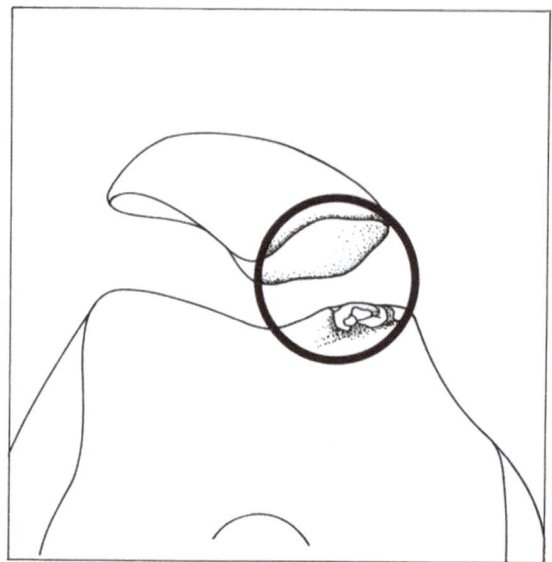

Abb. 80. Frische Kontusionsfraktur des Knorpels am medialen Femurkondylus (Stadium I)

Sichere degenerativ bedingte Veränderungen des Gelenkknorpels sind dann anzunehmen, wenn Knorpelschäden im gesamten Gelenkbereich anzutreffen sind. Verfärbungen des Knorpels arthroskopisch richtig zu deuten, erfordert Erfahrung. Häufig kann allein durch Regelung der Lichtstärke die verschiedenste Farbabstufung eines gesunden Knorpels erzielt werden. Es empfiehlt sich deshalb, möglichst immer mit der gleichen, nicht zu hohen Lichtstärke zu arbeiten.

Einteilung der Knorpeldefektstadien

Stadium I: Es handelt sich hierbei um den frischen Knorpelschaden. Er ist durch scharfe glatte Ränder im Defektbereich gekennzeichnet. Aussehen und Lage des Defekts weisen auf die Art der Verletzung hin.

Stadium II: Nach ca. 6–8 Wochen runden sich die scharfen Defekträder ab. Die Unterteilung in die verschiedenen Verletzungsformen wie Kontusion und Scherkraft oder kombiniertes Trauma ist in diesem Stadium noch möglich, manchmal schon recht schwierig. Ist der Knorpeldefekt genügend tief, so kommt es zu einer Rötung im Defektgrund, d.h. Beginn der Defektheilung durch Bindegewebereaktion.

Stadium III: Dieses Reparationsstadium, welches nach ca. $^1/_2$ Jahr erreicht wird, läßt die Unterscheidung der verschiedenen Verletzungsformen nicht mehr zu. Eine andere Unterscheidung ist dagegen gut möglich und wichtig. Ist eine solide Reparation und Defektheilung eingetreten, so ist die Knorpeloberfläche zwar nicht mehr glatt und glänzend, der Übergang zum gesunden Knorpel jedoch kontinuierlich und ohne wesentliche Stufenbildung. Es handelt sich um die prognostisch günstige Form der Defektausheilung. Davon zu unterscheiden ist das Nichtausheilen des Knorpeldefekts, der durch Fortschreiten der Erkrankung, d.h. Abheben des Knorpels von der Knochenunterfläche

---

Abb. 81. Alter Knorpelschaden am medialen ▷ Femurkondylus mit abgerundeten Rändern (Stadium IIIa)

Abb. 82. Knorpelschaden am Patellafirst und in der Trochleamitte

Abb. 83. Tiefer und alter Knorpelschaden in der Trochlea mit unterminierten Knorpelrändern (Stadium IIIb)

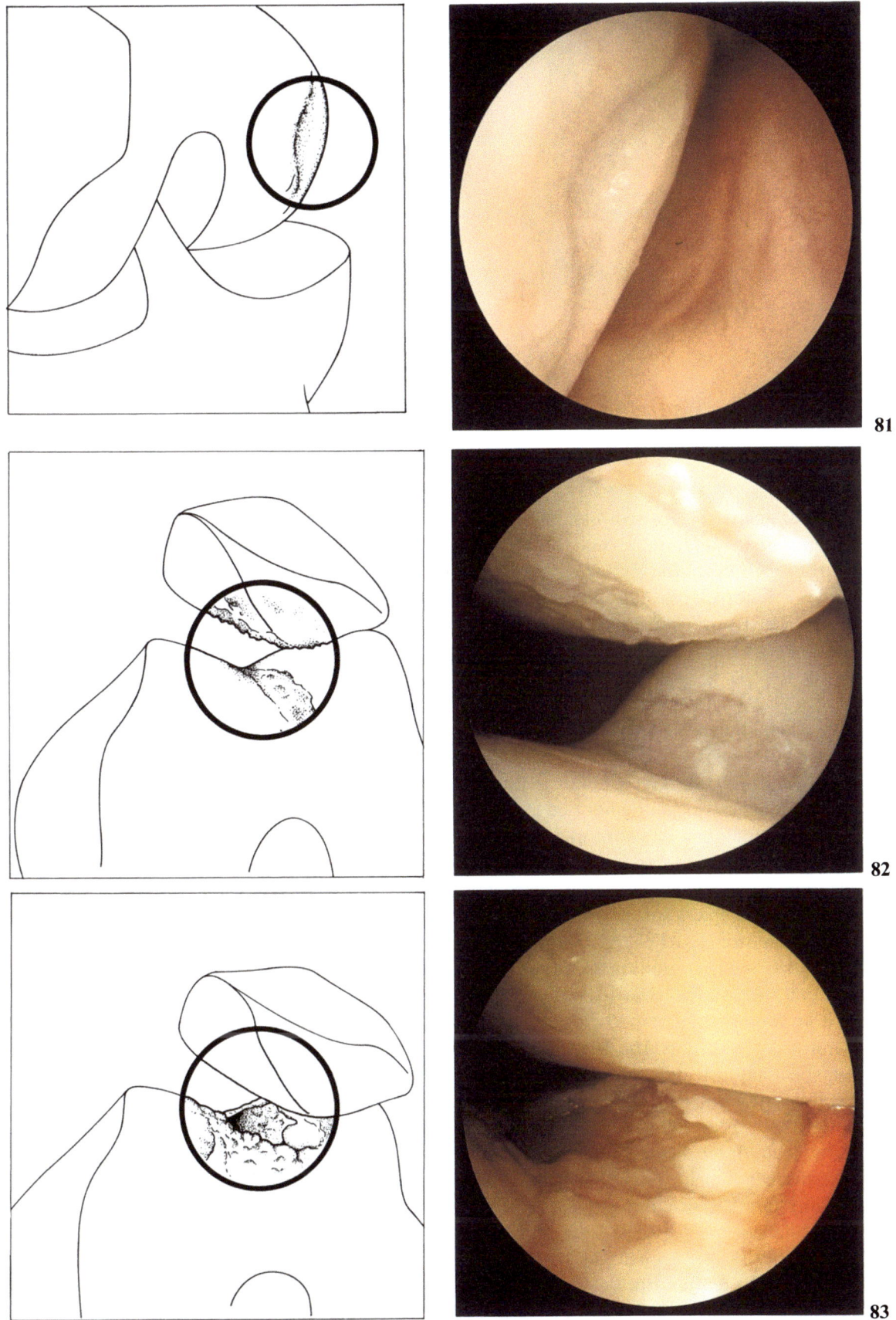

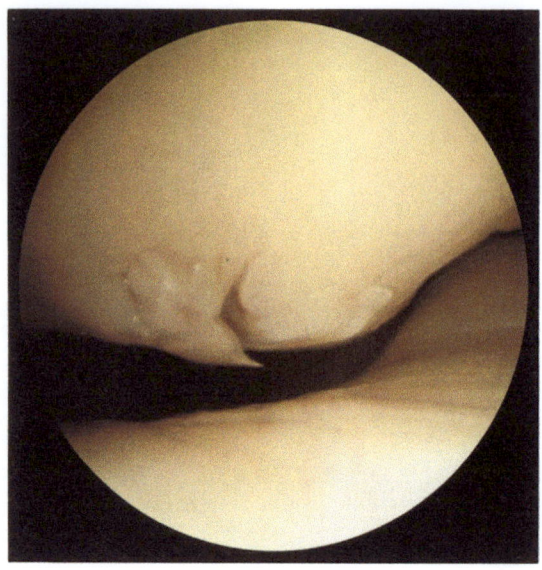 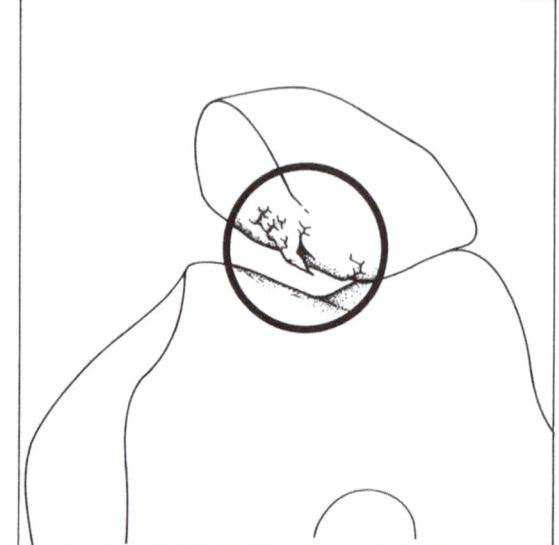

gekennzeichnet ist. Im arthroskopischen Bild erkennt man aufgestellte und erhöhte Defektknorpelränder, die mit Sicherheit auf eine weitere Knorpelablösung hindeuten. Liegt ein solcher Knorpeldefekt vor, so ist die Prognose als ungünstig zu bezeichnen.

14.5 Chondropathia patellae

Unter dem Begriff einer Chondropathia patellae verstehen wir häufig nur den „vorderen Knieschmerz", den wir aufgrund der Klinik und somit aufgrund der Schmerzlokalisation als der Kniescheibe zugehörig betrachten. Die Arthroskopie kann in vielen Fällen die Schmerzzuordnung sichern. Häufig stehen aber auch Schmerz und arthroskopischer Befund im völligen Gegensatz. Der Knorpeldefekt im femoropatellaren Gleitlager, den wir dann als Chondromalazie bezeichnen, kann selbstverständlich aufgrund der Arthroskopie lokalisiert und in Größe und Tiefe mittels einer Sonde beurteilt werden. Außerdem ist es möglich, durch Beobachtung des Kontaktes zwischen Trochlea und Patella unter Bewegung des Kniegelenks eine Aussage über Belastung oder Nichtbelastung des malazischen Bezirks zu machen.

Liegt nun ein Knorpeldefekt im femoropatellaren Gleitlager vor (Abb. 84–87) und

Abb. 84. Mäßige Chondropathia patellae an der medialen Patellafacette

spricht die Klinik dafür, daß die Beschwerden von diesem Defekt ausgehen, so kommt es immer wieder zu der heiklen Frage, ob operativ eingegriffen werden soll. Wenn wir nun Versetzungsoperationen an der Kniescheibe einmal außer acht lassen, so mag sich mancher Untersucher und Operateur doch dazu verleitet fühlen, mit einem geeigneten Instrument, z.B. einer großen Biopsiezange oder einer motorgetriebenen Fräse unter Wasserspülung v.a. die aufgeworfenen Ränder des erkrankten Knorpels abzutragen und zu glätten. Die Indikation zu einem solchen doch häufig radikalen Vorgehen sollte trotz allem vorsichtig gestellt werden. Die Ergebnisse von offenen „Abrasionsarthroplasti-

---

Abb. 85. Chondropathia patellae an der lateralen Patellafacette ohne Zottenbildung (Ausheilungsstadium)

Abb. 86. Chondropathia patellae mit starker Zottenbildung

Abb. 87. Status nach Abrasio patellae „Knorpelnarben"

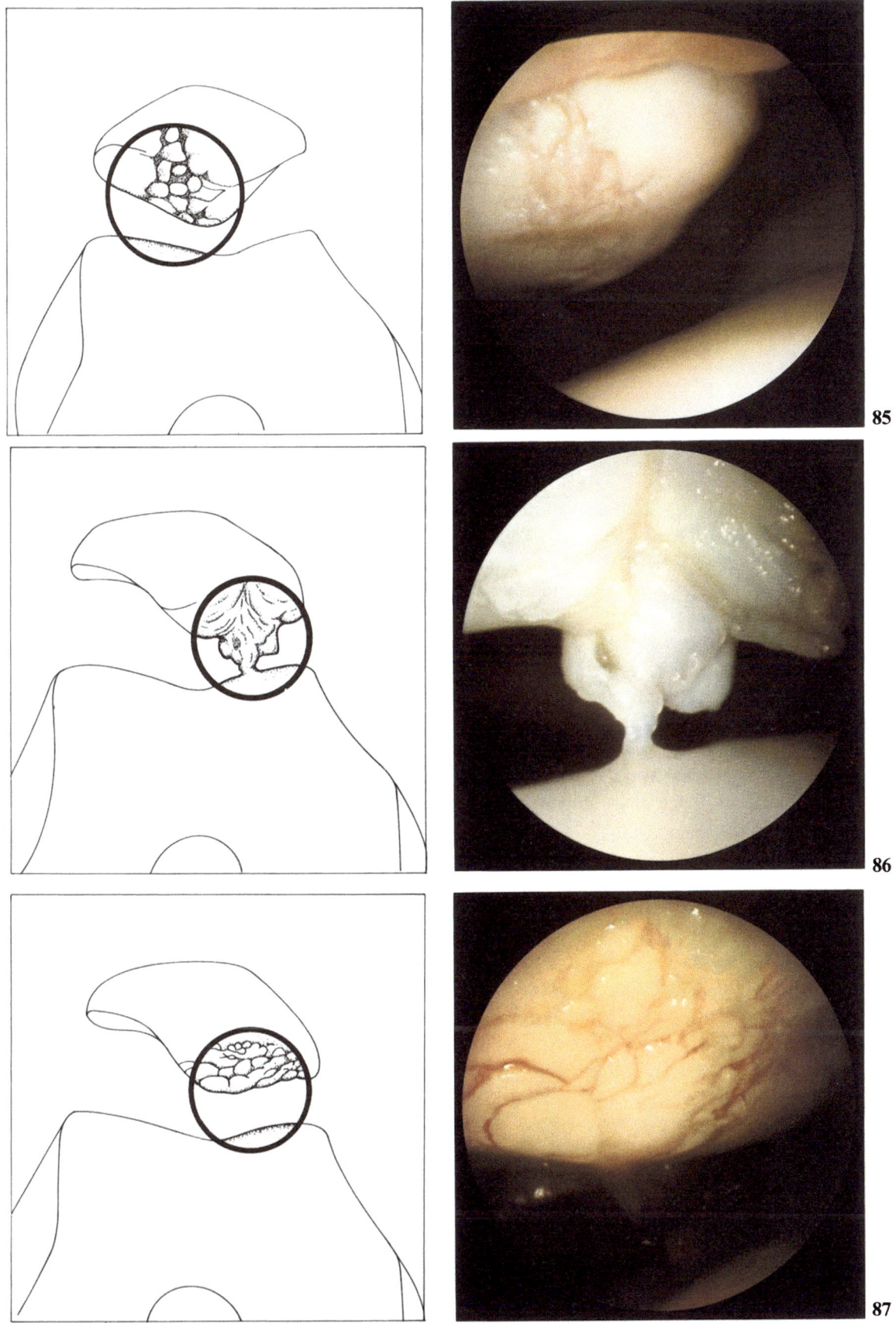

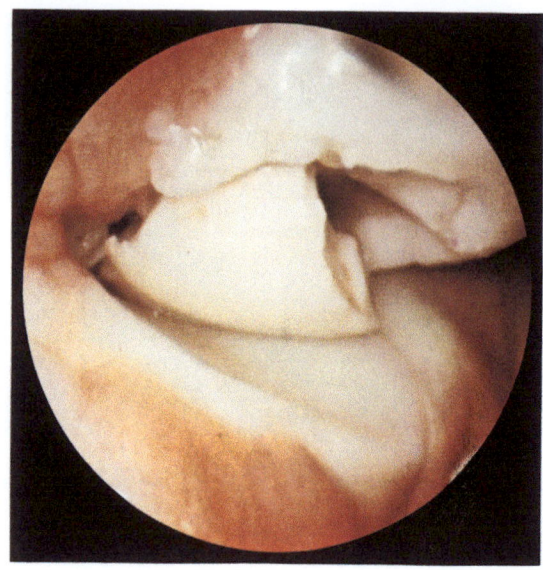
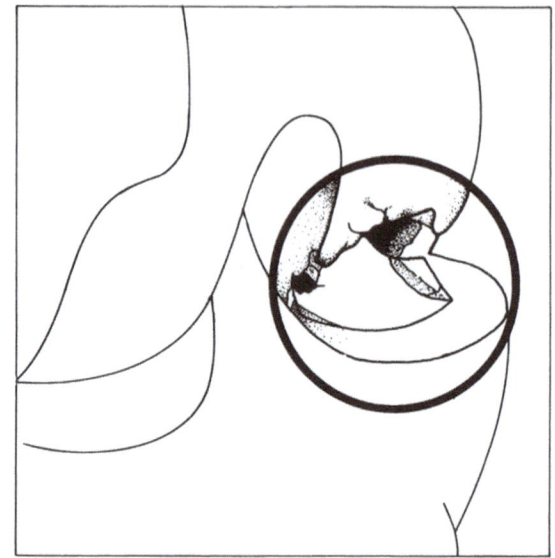

Abb. 88. Typischer osteochondrotischer Herd im Bereich des medialen Femurkondylus

ken" waren nie sehr gut. Es ist deshalb nur schwer zu glauben, daß arthroskopisch mit motorgetriebenen Fräsen vorgenommene Radikalabtragungen von Knorpelflächen ein wesentlich besseres Ergebnis erzielen könnten. Teilabtragungen loser Knorpelränder sind dagegen sicher als sinnvoll zu betrachten. Wie die Erkrankung nach diesem Eingriff weiter verläuft, kann jedoch nicht mit Sicherheit beurteilt werden, da eine solche Abtragung vielleicht die akute Krankheitsdauer verkürzen, aber nicht deren Ursachen beseitigen kann.

14.6 Osteochondrosis dissecans

Die arthroskopische Untersuchung hilft bei diesem Krankheitsbild, die Indikation zur Operation zu stellen. Röntgenologisch wird die Diagnose häufig zuerst gestellt, da der Abgrenzungsprozeß im Knochen und die Nekrose des knöchernen Gewebes vor der Ablösung des Knorpels stattfinden. Die Arthroskopie ist in der Lage, durch Beurteilung der Knorpeloberfläche und durch Abtasten derselben mit einer Sonde festzustellen, ob die Knorpelschicht noch einen einigermaßen festen Untergrund hat. Sehr häufig ist im Anfangsstadium der Osteochondrosis dissecans im Gelenk selbst noch nichts erkennbar. Eine kräftige Sonde, oft genügt der stumpfe Trokar, kann Hinweise auf die mangelhafte knöcherne Unterlage des Knorpels geben. Ist der Knochen schon stark nekrotisch, erkennt man beginnende Rißbildungen im Knorpel und starke Ballonierung. Löst sich die Gelenkmaus schon aus dem Knochenbett, so steht der Knorpel dann mit scharfen Rändern aus dem Niveau vor (Abb. 88). Meist beginnt dieser Ablösungsprozeß mehr im Bereich der Belastungszone. Ist die Lösung bereits erfolgt, kann der Untersucher die Größe des Herdes arthroskopisch exakt beurteilen und die Indikation zur Refixation oder zur Entfernung des Gelenkkörpers gut stellen. Die arthroskopische Refixation eines völlig losgelösten Knorpelknochenstücks ist außerordentlich schwierig (Abb. 89). Empfehlenswert sind solche Indikationen nur bei halb abgelösten Dissekaten (s. Kap. 21).

Dagegen ist die Kontrolle refixierter Dissekate eine wichtige Aufgabe der Arthroskopie. Es kann beurteilt werden, ob der Knorpel sich wieder in sein ehemaliges Niveau eingepaßt hat. Arthroskopische Metallentfernung ist bei genügend langer Implantatwahl gut möglich.

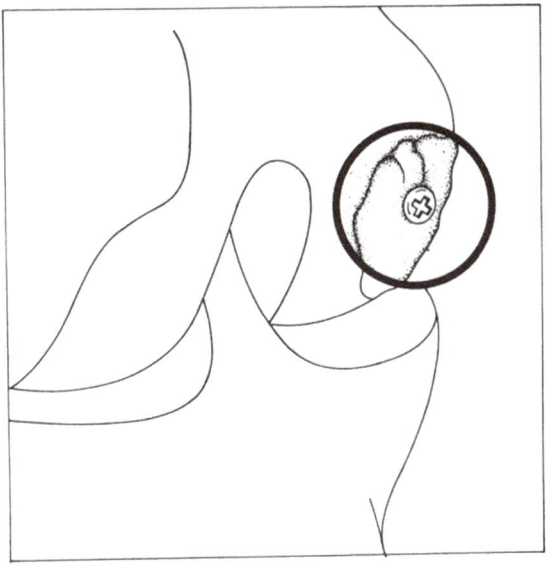 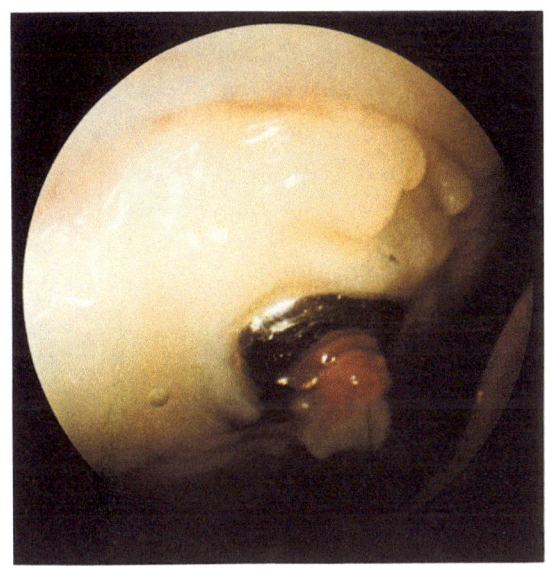

Abb. 89. Refixiertes Knorpeldissekat mit Kleinfragmentschraube

14.7 Pathologie des vorderen Kreuzbandes aus arthroskopischer Sicht

2 wichtige Indikationen hat die Arthroskopie bei Verdacht auf Läsion des vorderen Kreuzbandes. Zum einen ist sie unersätzlich bei der frischen Traumatisierung des vorderen Kreuzbandes. Zum anderen kann sie uns bei der alten Instabilität eines Kniegelenks genaue Auskunft über den Zustand des Restes des vorderen Kreuzbandes geben.

Beim frisch traumatisierten Kniegelenk mit Hämarthrose und unklarer Klinik (v.a. auch noch leerer Anamnese, d.h. es sollte kein erneutes, dem Patienten schon vertrautes Subluxationsereignis vorliegen) bietet die Arthroskopie eine Möglichkeit, exakt über den Zustand des vorderen Kreuzbandes Auskunft zu geben. Empfehlenswert ist beim akut traumatisierten Kniegelenk die Allgemeinnarkose. Sehr häufig wird der Untersucher auch eine Narkoseuntersuchung voranstellen und dann evtl. schon seine Entscheidung treffen können. Die Lokalanästhesie bei akut verletzten Kniegelenken ist möglich, manchmal für den Patienten aber etwas schmerzhaft.

Das Kniegelenk wird ausführlich durch intensive Spülungen mit Flüssigkeit vom Blut befreit. Die Einstellung des vorderen Kreuzbandes gelingt dann oft leicht. Unter Gasfüllung mit geringem Druck (in Narkose evtl. auch Blutdruckmanschette) kann die Kontinuität des vorderen Kreuzbandes vom lateralen Zugang aus hervorragend beurteilt werden. Bei der häufigen Ruptur im Bereich des oberen Drittels dicht am Ansatz des lateralen Kondylus erkennt man die Faserbündel des Kreuzbandes „blumenkohlartig" auf dem Tibiaplateau liegend. Auch der Vergleich mit einem verwelkten Blumenstrauß ist möglich. Der Blick auf die Innenseite des lateralen Kondylus läßt häufig Blutunterlaufungen und stummelige Reste des vorderen Kreuzbandes erkennen. Solche Befunde sind eindeutig. Schwieriger wird die Beurteilung bei teilweise eingerissenen vorderen Kreuzbändern (Abb. 90–92), die aber trotzdem insuffizient sind und bleiben. Das in sich gerissene, aber noch in seiner Kontinuität erhaltene vordere Kreuzband muß unbedingt mit dem Abbild des gesunden, fest strangartigen Kreuzbandes verglichen werden. Die Abtastung mit einem Häkchen läßt dann oft erkennen, daß Teilrupturen an den verschiedensten Stellen liegen, und die klinische Prüfung unter arthroskopischer Sicht verrät häufig die Insuffizienz dieses Bandes. Einblu-

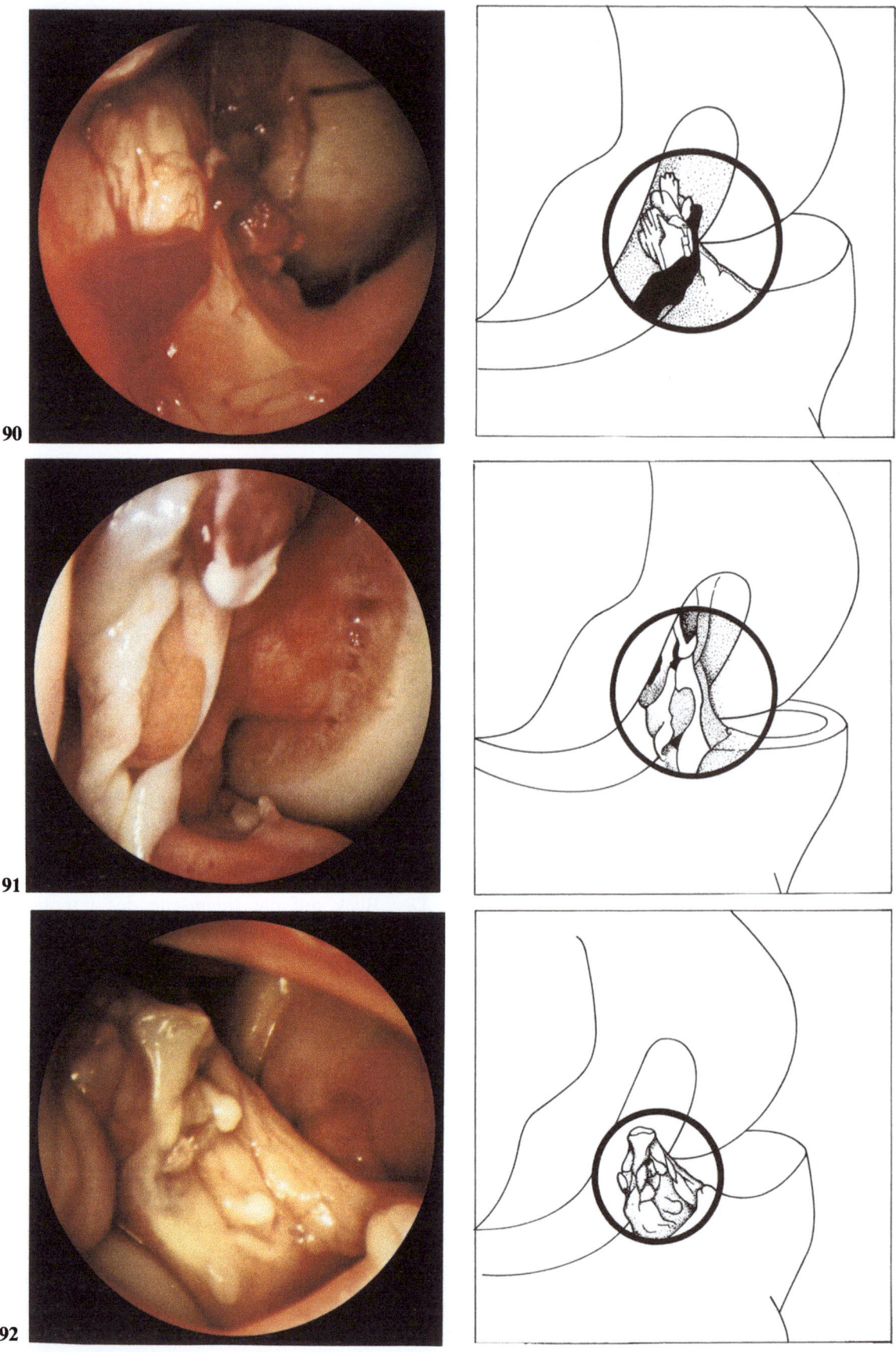

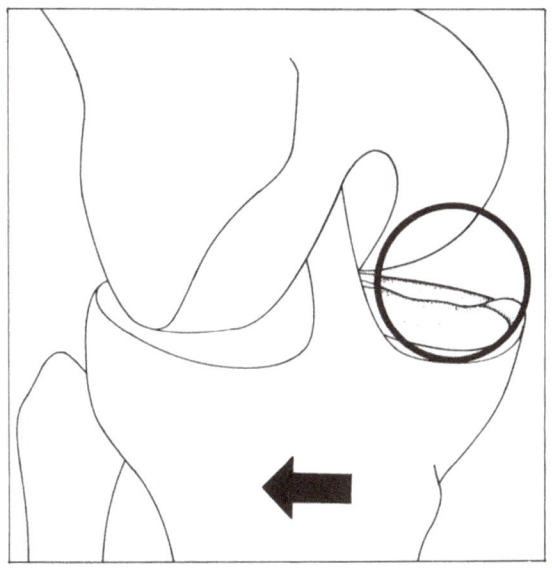 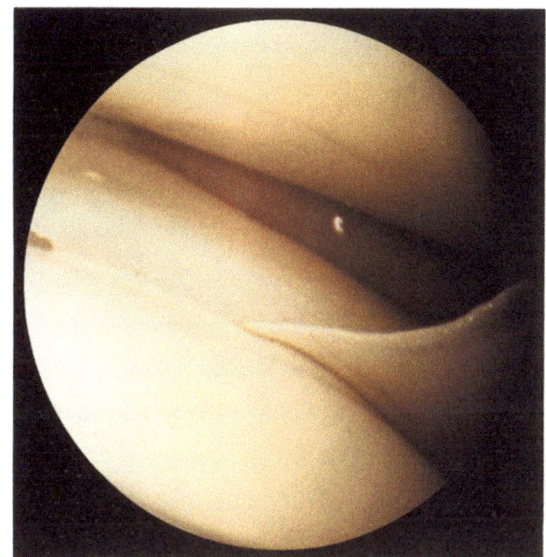

Abb. 93. Vollständige Darstellung des medialen Meniskus aufgrund einer medialen Bandinsuffizienz

tungen sind häufig. Selbstverständlich wird man bei einem solchen Befund auch die Menisken genau kontrollieren. Eine gute mediale Aufklappbarkeit weist auf eine Ruptur des Innenbands hin (Abb. 93). Sehr häufig finden sich dann Einblutungen am synovialen Ansatz des Innenmeniskus. Hier sind rekonstruktive Maßnahmen am Bandapparat und an abgerissenen Meniskusteilen indiziert.

Relativ einfacher ist die Beurteilung des vorderen Kreuzbandes bei alter Insuffizienz. Steht klinisch die vordere Instabilität fest, in welcher Kombination auch immer, kann der Untersucher sich arthroskopisch ein Bild über die Reste des ehemals verletzten Bandes machen. Häufig finden sich nur noch kleine stummelartige Ansätze. Eine vollständige Resorption des rupturierten Bandes ist möglich. In vielen Fällen ist aber auch ein schlauchartiges, deutlich insuffizientes vorderes Kreuzband vorhanden. Schon der optische Vergleich mit einem gesunden vorderen Kreuzband läßt die Insuffizienz vermuten. Die Prüfung unter arthroskopischer Sicht ist möglich.

Zieht man die Optik weit genug zurück, so kann das vom Assistenten ausgelöste Schubladenzeichen gut in seiner Auswirkung auf das vordere Kreuzband beurteilt werden. Immer muß der Untersucher die innere Wange des lateralen Kondylus mit der großflächigen Ansatzstelle für das Kreuzband betrachten. Ist hier ein freier Blick in den hinteren Recessus möglich, so kann man einen alten proximalen Abriß des vorderen Kreuzbandes vermuten. Die Einführung eines Häkchens erleichtert auch hier die Beurteilung von Straffheit und Ansatz des Bandes.

◁ **Abb. 90.** Frischer Teilausriß des vorderen Kreuzbandes

Abb. 91. Alter Riß des vorderen Kreuzbandes. Man erkennt die lockeren verdrehten Strukturen eines in sich gerissenen Bandes

Abb. 92. Alter Ausriß des vorderen Kreuzbandes (vollständige Stummelbildung)

14.8 Pathologie des hinteren Kreuzbandes aus arthroskopischer Sicht

Während bei der frischen Verletzung die Diagnose einer vorderen Kreuzbandruptur durchaus Schwierigkeiten machen kann, ist die Diagnostik bei Rupturen des hinteren Kreuzbandes klinisch oft einfacher zu stellen.

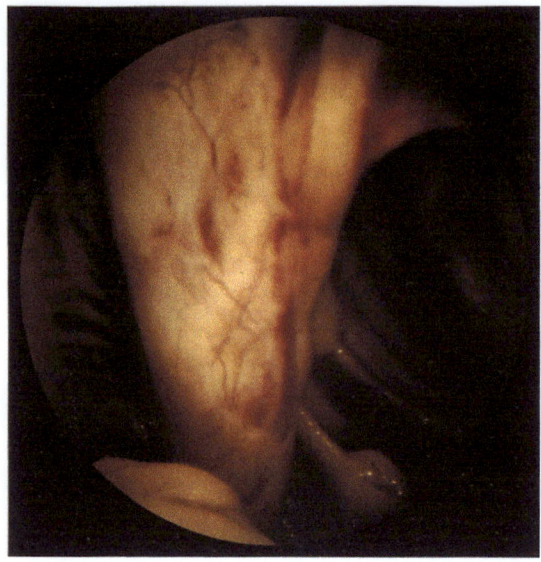 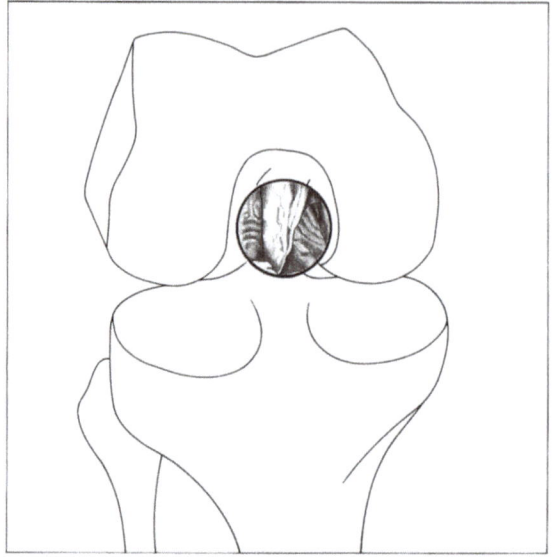

Abb. 94. Ruptur des hinteren Kreuzbandes

Entscheidend wichtig ist auch hier die Aufnahme der Anamnese. Der Unfallmechanismus mit einem heftigen Anprall gegen den Tibiakopf bei meist gebeugtem Knie muß den Untersucher gleich an das „hintere Kreuzband" denken lassen. In über der Hälfte der Fälle handelt es sich um Verkehrsunfälle. Die Diagnose einer hinteren Kreuzbandruptur wird häufig nicht gestellt, da Femurfrakturen oder Hüftgelenkluxationen nach dorsal den Blick des Untersuchers von dem nur leicht geschwollenen Kniegelenk ablenken. Deshalb gilt unser Augenmerk auch Prellmarken und alten Narben im ventralen Anteil des Tibiakopfes. Obwohl die Diagnose einer hinteren Kreuzbandruptur fast immer klinisch gestellt werden kann, ist die arthroskopische Untersuchung sowohl beim frisch verletzten hinteren Kreuzband als auch bei der alten hinteren Instabilität von Wichtigkeit. Sehr häufig handelt es sich nämlich um einen Ausriß des hinteren Kreuzbandes an der Hinterseite der Tibia. Durch die Arthroskopie kann geklärt werden, ob das hintere Kreuzband noch kräftig genug für eine Rekonstruktion und Wiederanheftung ist, oder ob eine Plastik vorgenommen werden muß.

Die Sicht auf das hintere Kreuzband von vorn lateral ist in aller Regel ungenügend. Man kann lediglich den Ansatzpunkt am medialen inneren Kondylus beurteilen. Sehr häufig ist dieser Ansatzpunkt von einem Fettpfropf zugedeckt, so daß das hintere Kreuzband gar nicht in Sicht kommt. Es ist deshalb nötig, den hinteren Recessus von vorn auszuleuchten und lateral und unterhalb des vorderen Kreuzbands die Optik nach dorsal vorzuschieben. Das Auswechseln gegen eine 70°-Optik ist jetzt sinnvoll. Mit ihr kann durch „Rückblick" die Region des Ansatzes des hinteren Kreuzbandes relativ gut beurteilt werden. Bei frischen Verletzungen ist die ausgedehnte Spülung notwendig. Ein zusätzlich medial eingeführtes Häkchen ist wie immer – und hier ganz besonders – für die Prüfung der Bandstabilität notwendig.

Viel günstiger ist die Ausgangssituation, wenn das vordere Kreuzband durch eine frühere Verletzung bereits fehlt. Jetzt ist der Blick auf das hintere Kreuzband völlig freigegeben (Abb. 94). Der gesamte Verlauf des hinteren Kreuzbands kann dann beurteilt und die Rupturstelle gut ausgemacht werden.

Insgesamt ist die Arthroskopie bei Verletzungen des hinteren Kreuzbands aber eher eine Art Hilfsmittel zur Operationsplanung. Entscheidend für die eigentliche Diagnose und Therapie ist und bleibt Anamnese und Klinik.

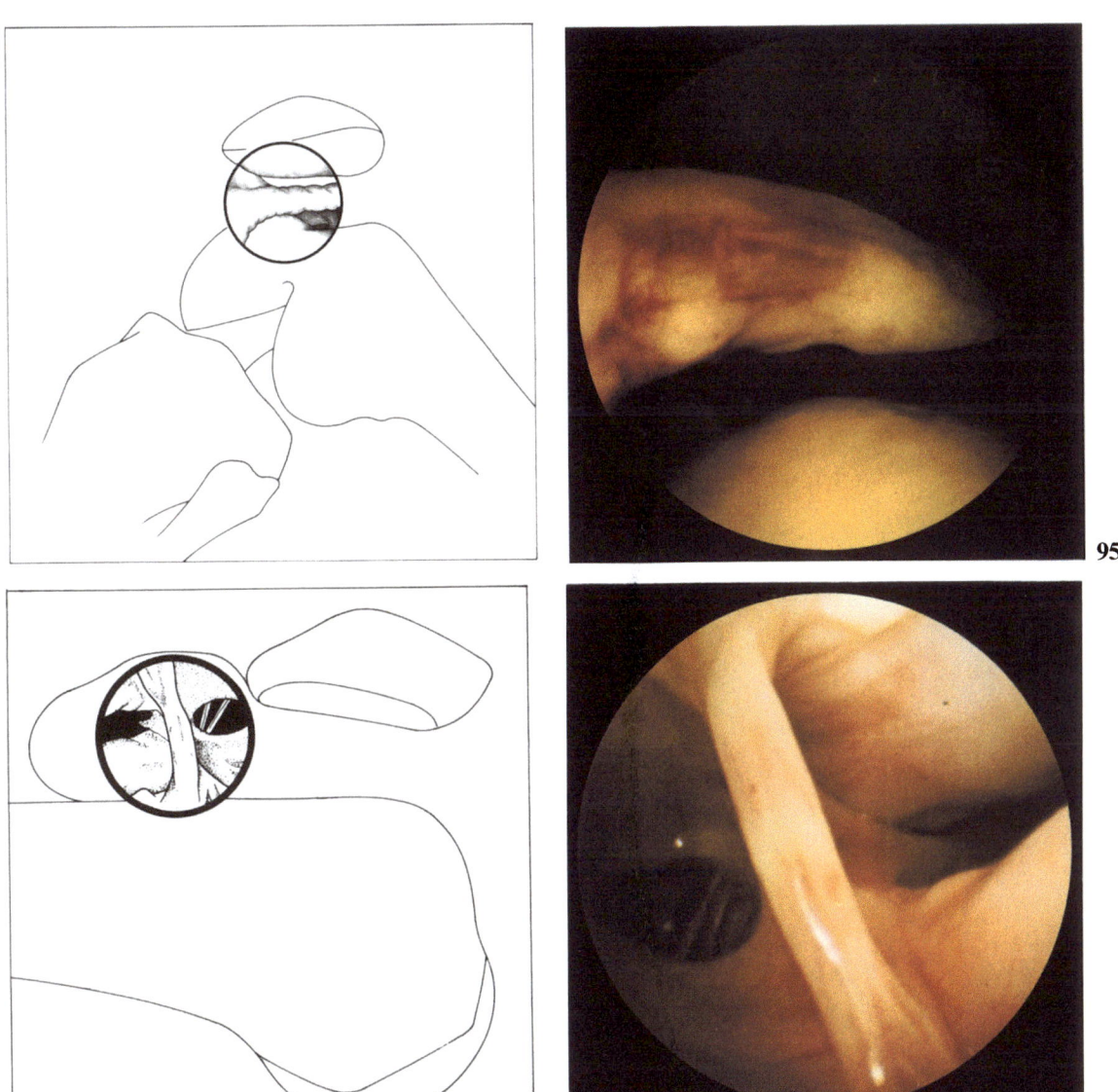

14.9 Pathologie der Plicae – Voroperierte Kniegelenke

Im Kniegelenk finden sich physiologischerweise verschiedene Bindegewebestränge oder Plicae. Sie sind aus der entwicklungsgeschichtlichen Entstehung des Kniegelenks erklärbar. Am bekanntesten ist die Plica synovialis infrapatellaris, der Bindegewebestrang, der von der Hoffa-Fettkörperspitze bis zum Dach der Interkondylenregion reicht (s.S. 58). Wichtiger ist die Pathologie der Plica synovialis medialis. Hier können Entzündungsreize, auch eine einfache Synovitis, zur Vernarbung und Verdickung der Plica führen. Die an sich zarte Plica (s. auch S. 165) kann verdickt und vernarbt sein und somit das sog. Plicasyndrom hervorrufen. Die Beurteilung einer so veränderten Plica ist außerordentlich schwierig. Ob operative Konsequenzen aus solch verdickten Bindegewebesträngen gezogen werden sollten, muß von der Klinik abhängig gemacht werden (Abb. 95).

Abb. 95. Verdickte Plica mediopatellaris

Abb. 96. Bindegewebestränge im Recessus suprapatellaris verhindern die freie Beweglichkeit im Kniegelenk

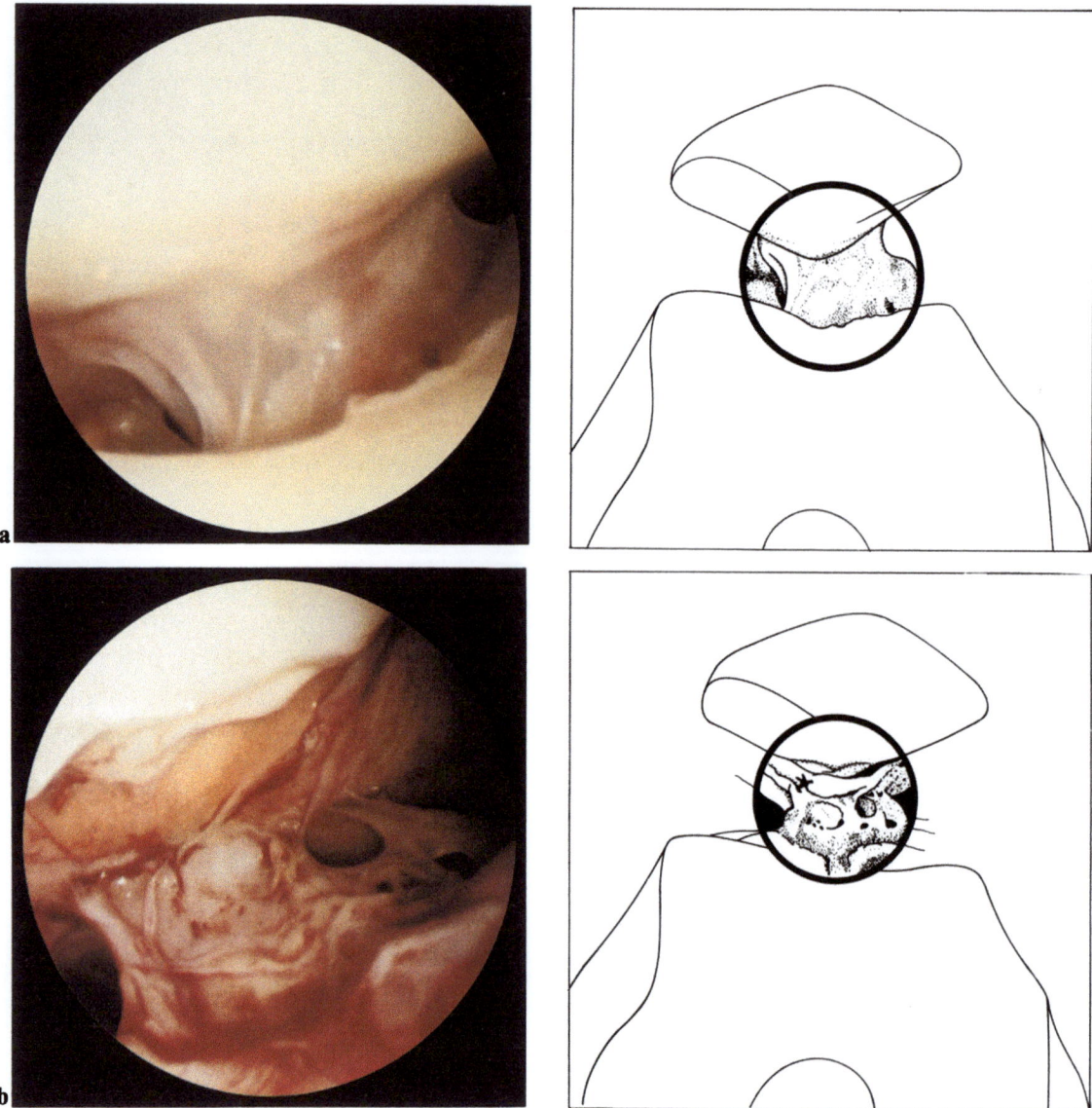

Voroperierte Kniegelenke weisen häufig bindegewebige Stränge (Abb. 96–98) sowohl in den seitlichen Recessus als auch im Recessus suprapatellaris auf. Sie bewirken eine gewisse Rigidität bei Bewegung des Kniegelenks oder sogar eine Bewegungseinschränkung. Das Kniegelenk ist wesentlich schwieriger zu untersuchen. Der Knieinnenraum kann nicht exakt aufgebläht werden. Die Sichtverhältnisse sind dadurch eingeengt. Es ist deshalb häufig nötig, verschiedene Zugänge zu wählen, um den gesamten Knieinnenraum bei einem solch voroperierten und vernarbten Knie beurteilen zu können. Die

Abb. 97 a, b. Bindegewebestränge parapatellar und suprapatellar gelegen vor und nach gewaltsamer Flexion in Narkose

Möglichkeit der Durchtrennung der Stränge durch Elektroresektion, scharfe Instrumente oder auch durch bloße Narkosemobilisation ist gegeben.

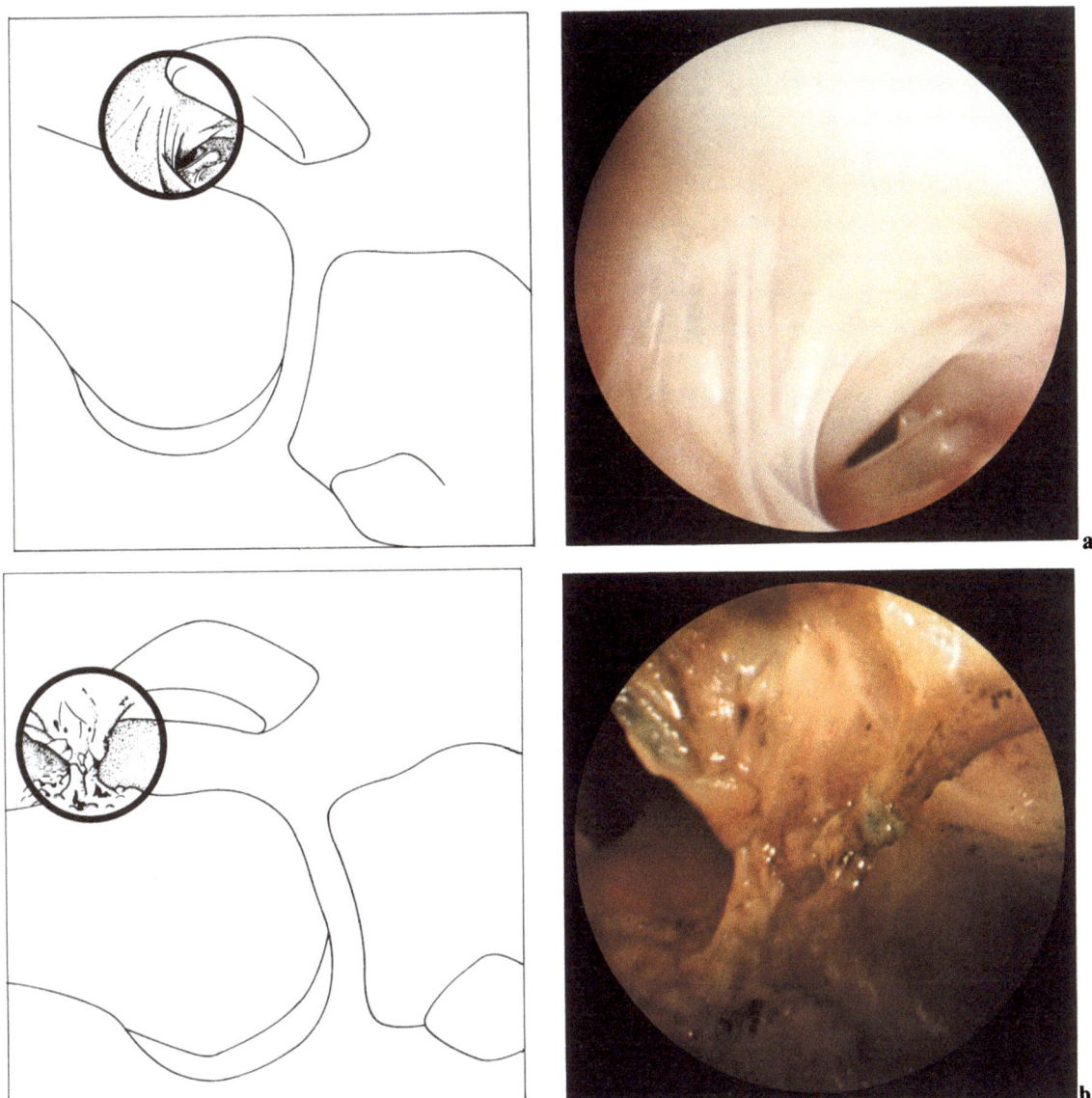

Abb. 98a, b. Durchtrennung von Bindegewebesträngen im Recessus suprapatellaris mittels Elektroresektion. Keine Blutung bei der noch unvollständigen Durchtrennung

KAPITEL 15
Beurteilung und Begutachtung fraglich traumatischer Knieinnenschäden

Die Arthroskopie ist aufgrund ihrer exakten Aussagekraft in der Lage, die Begutachtung von traumatischen Knieinnenschäden zu erleichtern. Weitaus an erster Stelle stehen Schäden im Bereich des Bandapparats, insbesondere Rupturen des vorderen Kreuzbandes. Hier entstehen bei der Begutachtung häufig keine Probleme, da die Anamnese genügend Hinweise auf den Entstehungsmechanismus gibt. Nicht immer kann ein frisch verletztes vorderes Kreuzband gut von einem wieder traumatisierten, bereits früher insuffizienten Kreuzband unterschieden werden. Deshalb bleibt die wichtigste Unterscheidung ob „frisch" oder „alt" die genaue Erhebung der Anamnese.

Ähnlich verhält es sich mit der Beurteilung von Meniskusschäden. Bei intaktem Bandapparat und einer isolierten Meniskusläsion hängt die Beurteilung, ob ein Trauma vorliegt oder nicht, sehr von der Anamnese und dem Lebensalter des Patienten ab. Wirklich isolierte Verletzungen des medialen Meniskus müssen eher als selten angesehen werden. Bei bereits bestehenden Instabilitätsproblemen muß ein später aufgetretener Meniskusriß als Folge der Instabilität angesehen und beurteilt werden. Auch hier hilft die Arthroskopie, den aktuellen Befund exakt zu erheben.

Wesentlich schwieriger ist die Beurteilung des posttraumatischen Knorpelschadens. Auch hier ist die Vorgeschichte von außerordentlicher Wichtigkeit. Die Art des Traumas muß exakt rekonstruiert und beurteilt werden. Sehr häufig wird von den Patienten ein schmerzfreies Intervall von mehreren Monaten angegeben. Liegt das Trauma jedoch mehr als 6 Monate zurück, so kann kein Zusammenhang mehr zwischen Knorpelschaden und Trauma konstruiert werden. Typisch ist das schmerzfreie Intervall mit einer Dauer von etwa 3 Monaten. Innerhalb dieser Zeit kommt es auch beim bradytrophen Knorpelgewebe zu Abstoßungen der geschädigten Gewebeteile und somit zu schmerzhaften Reizzuständen des Kniegelenks.

Bei der Anerkennung eines traumatischen Knorpelschadens sollte im Regelfall das Röntgenbild keinerlei Arthrosezeichen aufweisen. Selbstverständlich dürfen auch Veränderungen anderer Natur, wie z.B. das Bild einer Osteochondrosis dissecans, nicht vorhanden sein. Gegen eine traumatische Entstehung des Knorpelschadens sprechen außerdem Anomalien des Kniegelenks wie z.B. eine ausgeprägte Patella alta oder ein dysplastisches Femoropatellargelenk.

Für die traumatische Entstehung spricht der arthroskopisch erhobene Befund eines eng umschriebenen Knorpeldefekts. Je nach Unfallzeitpunkt kann der Defekt noch scharfkantige Ränder aufweisen. Die Bruchkanten runden sich bei traumatischen Knorpelschäden bereits nach 2 Monaten ab. Nach 6 und mehr Monaten ist keine exakte Aussage über die Entstehung des Knorpelschadens (Trauma oder Degeneration) möglich (s. Kap. 14.4).

Differentialdiagnostisch zum traumatischen Knorpelschaden müssen die Chondropathia patellae und die Chondropathia genus als Beginn einer allgemeinen Kniegelenkarthrose in Erwägung gezogen werden. Eine besondere Rolle spielen hier die arthroskopisch besonders auffälligen Knorpelimpressionen. Impressionen im medialen Kondylenbereich können auch physiologischer Natur sein. Es bedarf einiger Erfahrung, die häufig tiefen Impressionen anatomisch einzuordnen. Noch schwerer ist die Entscheidung, ob Impressionen für Kniebeschwerden verantwortlich gemacht werden können oder

---

Abb. 99 a–c. Tiefe Impression im Bereich des medialen Femurkondylus verursacht von der Patellaspitze – freigegeben durch maximale Streckung des Kniegelenks ▷

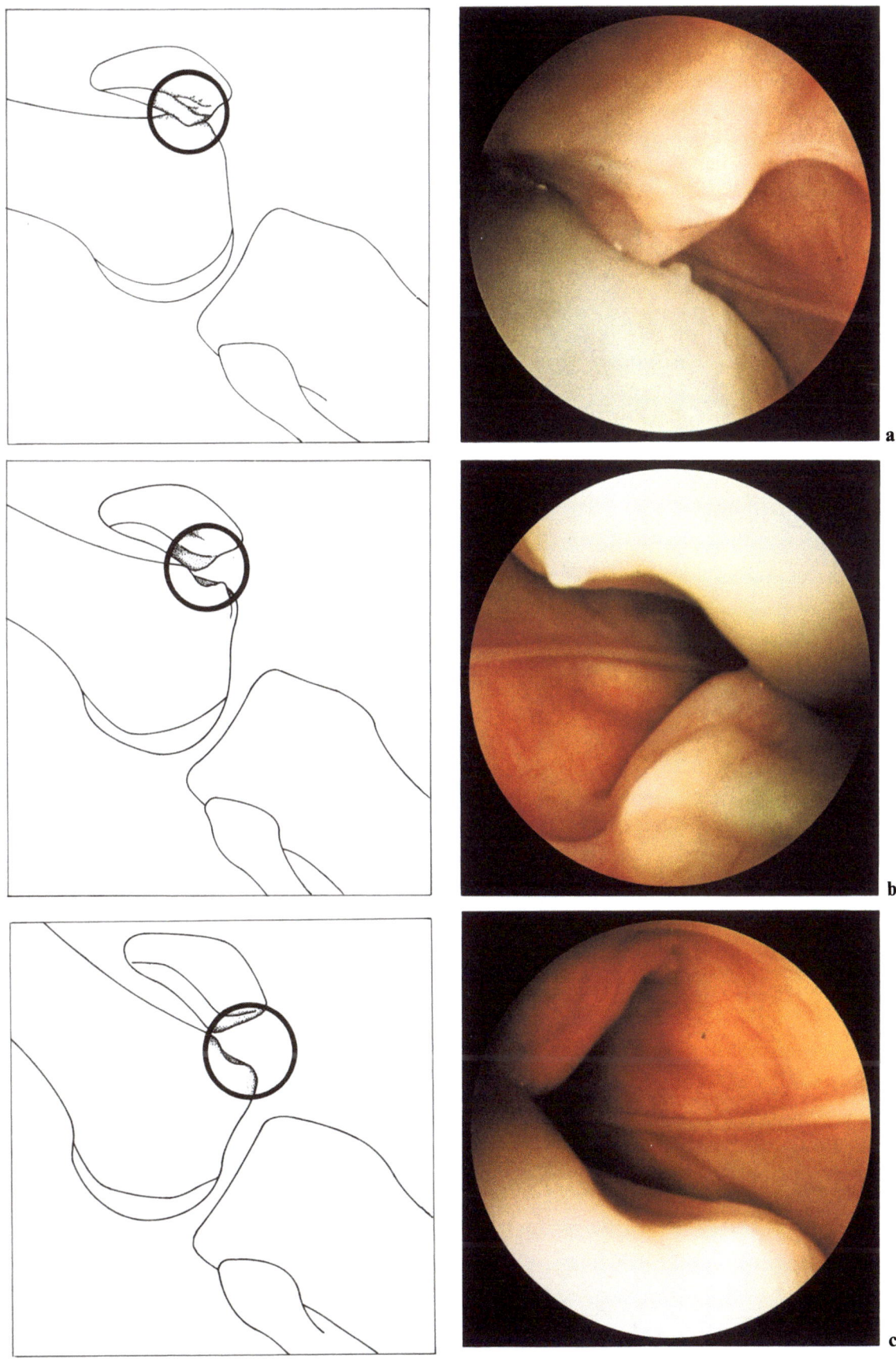

nicht (Abb. 99a–c). Sicht- oder fühlbare Kriterien sind:

a) Pannuswucherungen auf die Impression hin;
b) Verfärbung des Knorpels;
c) Erweichung des Knorpels bis zur Auflösung.

Die Arthroskopie hat gegenüber der Arthrotomie bei der Begutachtung von Knorpelschäden des Kniegelenks 2 große Vorteile:

a) Man kann sich leichter zu dem relativ kleinen Eingriff einer Arthroskopie bei Verdacht auf traumatischen Knorpelschaden entschließen.
b) Die Arthroskopie ermöglicht, den erhobenen Befund mühelos zu dokumentieren.

Das Bild eines scharfkantig herausgesprengten Knorpelstücks aus einem Femurkondylus überzeugt besser als noch so gut formulierte Sätze.

Arthroskopische Operationen

KAPITEL 16

Voraussetzungen für die operative Arthroskopie

Die zunehmende Erfahrung bei der diagnostischen Handhabung des Arthroskops stellte für die Orthopäden und Chirurgen einen großen Reiz dar, sich nicht nur auf die Betrachtung des Knieinnenraums mit dem Arthroskop zu beschränken, sondern auch die direkt vor dem Auge liegenden Läsionen arthroskopisch zu operieren, ohne die sonst erforderliche konventionelle Arthrotomie.

Vorreiter dieser neuen Operationstechnik waren, inspiriert von den Japanern, die Amerikaner. Mitte der 70er Jahre begannen die Operateure auch in Europa vereinzelt mit operativen arthroskopischen Eingriffen. Zu Routineeingriffen wurden die Meniskusresektionen mit Hilfe des Arthroskops in den anglo-amerikanischen, skandinavischen Ländern und auch im deutschsprachigen Raum Ende der 70er, Anfang der 80er Jahre.

Die arthroskopische Diagnostik und insbesondere die Operationsmöglichkeit mit Hilfe des Arthroskops haben die Kniegelenkschirurgie in den letzten Jahren revolutioniert und entscheidend verbessert. Im Vordergrund steht hierbei der Faktor, daß es sich um einen relativ kleinen Eingriff handelt, der jedoch in diagnostischer Hinsicht wesentlich mehr Erkenntnisse über den Gesamtzustand des Kniegelenks erbringt als eine unilaterale Arthrotomie. Der therapeutische Effekt mit guter arthroskopischer Operationstechnik entspricht dem der offenen Kniegelenkschirurgie.

Neben der exakten Diagnostik von Knieinnenschäden mit Hilfe des Arthroskops ist der entscheidende Fortschritt in der Behandlungsmöglichkeit dieser Läsionen durch einen sehr kleinen operativen Eingriff mit geringer Morbidität zu sehen. Wie andere endoskopische Verfahren ist die arthroskopische Chirurgie im Vergleich zum offenen Vorgehen mit spezifischen Schwierigkeiten für den Operateur behaftet:

Die arthroskopische Operationstechnik ist nur schwer vermittelbar; der Operateur muß sich bei den verschiedenen Eingriffen seine Technik selbst erarbeiten, seine Erfahrungen sammeln und seinen Operationsstil finden.

Die Hauptschwierigkeit des endoskopischen Operierens liegt in der Enge des Raums, in dem mit relativ groben Geräten unmittelbar von empfindlichem Gelenkknorpel umgeben gearbeitet werden muß.

Ein weiteres großes technisches Problem ist das anfänglich ungewohnte „einhändige Operieren". In der Regel ist die 2. Hand durch das Halten des Arthroskops gebunden.

Die folgenden Ausführungen sollen „kochbuchartig" eine Hilfe für den Einstieg des Anfängers sein und dem Fortgeschrittenen bei auftretenden Schwierigkeiten weiterhelfen.

Die sichere Beherrschung der diagnostisch-arthroskopischen Technik und eine entsprechende Routine bei der Beurteilung des intraartikulären Kniegelenkbefunds sind absolute Voraussetzungen vor den ersten Versuchen eines arthroskopisch-operativen Vorgehens.

Um dem Operateur den technisch schwierigen Eingriff zu erleichtern oder überhaupt erst zu ermöglichen, ist es notwendig, die äußeren Voraussetzungen und das technische Vorgehen zu optimieren. Die bestmögliche Entspannung des Patienten durch richtige Wahl der Narkoseart, die geeignete Lagerung und Fixierung des Beins in einem Beinhalter, das Vermeiden von sichtbehindernden Blutungen durch Anlegen einer Blutsperre, das Aufdehnen des Knieinnenraums durch ein flüssiges Medium und die richtige Lage der Inzisionen sind ganz entscheidende Faktoren, die zum Gelingen einer arthroskopischen Operation wesentlich beitragen. Alle diese scheinbar nebensächlichen technischen Voraussetzungen sind von grundlegender Bedeutung für die wichtigste Bedingung der endoskopischen Operation, nämlich gute Sicht.

Um diese zu erreichen, sollte es sich gerade der Anfänger so leicht wie möglich machen, weshalb an dieser Stelle nochmals auf die äußeren Voraussetzungen eingegangen werden soll. Die aufgeführten Fakten sind

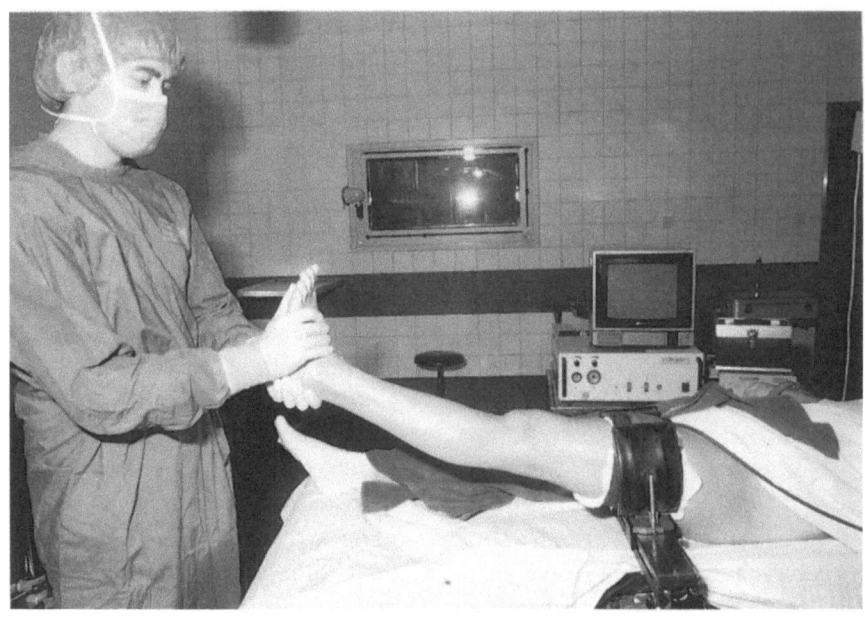

Abb. 100. Hyperextensionshaltung des Kniegelenks zur Betrachtung des oberen Gelenkrezessus und des Femoropatellargelenks

das Ergebnis langjähriger Erfahrungen bei inzwischen weit über 2500 arthroskopischen Eingriffen; der zur Routine gewordene Ablauf sollte dennoch immer wieder aufs neue kritisch überprüft werden. Technische Neu- und Weiterentwicklungen werden in Zukunft sicherlich die arthroskopischen Operationsmöglichkeiten weiter verbessern und ggf. auch vereinfachen können.

16.1 Anästhesie

Die möglichen Anästhesieverfahren sind in Kap. 9 bereits aufgeführt. Für den arthroskopischen Operateur, insbesondere denjenigen, der mit der Anwendung dieses Verfahrens beginnt, bietet die Allgemeinnarkose entscheidende Vorteile:

Die Muskelentspannung und Schmerzfreiheit ist optimal, und die einzelnen Gelenkkompartmente, insbesondere im hinteren Bereich des Kniegelenks, sind somit gut aufklappbar. Die Voraussetzung für eine arthroskopische Operation ist geschaffen. Es kann schmerzfrei eine Blutsperre am Oberschenkel angelegt werden. Das Bein kann im Oberschenkelbereich fest in einem verstellbaren Beinhalter fixiert werden. Die Zeit des operativen Eingriffs ist nicht wie bei einer Lokalanästhesie von vornherein limitiert.

Nicht zu unterschätzen ist ggf. auch die negative psychologische Wirkung, die eine bei vollem Bewußtsein miterlebte Operation sowohl auf den Patienten als auch auf den evtl. noch nicht so versierten Operateur ausüben kann.

16.2 Lagerung

Bei der Durchführung einer arthroskopischen Operation ist die richtige Lagerung und Fixierung des Beins eminent wichtig. Bestimmte Strukturen des Knieinnenraums werden erst bei einer ganz bestimmten Winkelstellung des Kniegelenks sowie starkem Varus- bzw. Valgusdruck sichtbar und dem Operationsinstrument zugänglich.

Die Verwendung eines speziellen Beinhalters, der unsteril über der pneumatischen Blutsperre angelegt werden kann und noch genügend Platz zur ausreichenden Desinfektion und sterilen Abdeckung freiläßt, garantiert eine optimale Fixierung des Oberschenkels. Der Assistent kann dann durch alleinige Manipulation am Unterschenkel – Druck im

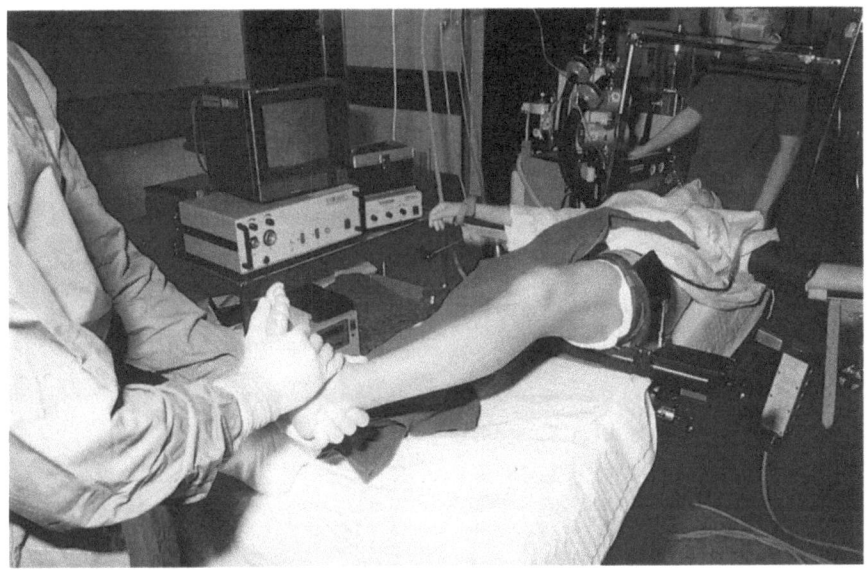

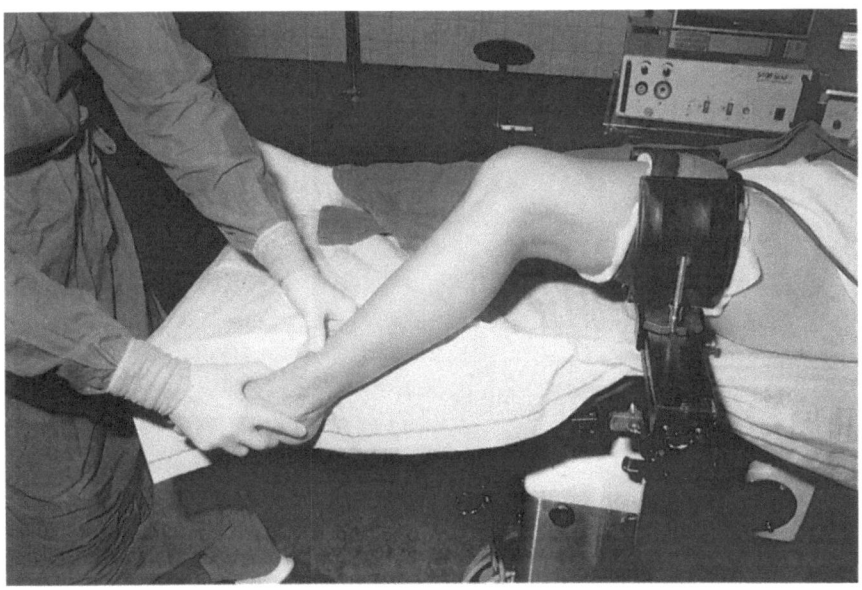

Varus-Valgus-Sinne, Halten in Beugung bzw. Streckung, Drehen in Außen- oder Innenrotation – die einzelnen Abschnitte des Kniegelenks für das Arthroskop und die Operationsinstrumente übersichtlich zugänglich machen.

Der suprapatellare Recessus, das Femoropatellargelenk sowie der laterale und der mediale Recessus lassen sich am besten in maximaler Extension des Gelenks betrachten (Abb. 100).

Das laterale Gelenkkompartiment ist in Varusstellung, Innenrotation und 10–30°-Flexion des Kniegelenks am besten einsehbar (Abb. 101).

Abb. 101. Varus-, Innenrotations- und 20°-Flexionshaltung des Kniegelenks zur Inspektion des lateralen Gelenkanteils

Abb. 102. Ca. 50°-Beugestellung zur Betrachtung der Fossa intercondylaris mit den Kreuzbändern

Die Fossa intercondylaris mit den Kreuzbändern stellt sich zwischen 20- und 60°-Flexion bei Nullstellung in der Rotations- und Varus- und Valgusebene am besten dar (Abb. 102).

Das mediale Gelenkkompartiment ist durch Valgusdruck bei außenrotiertem Unterschenkel und 10–30° flektiertem Kniegelenk am besten zu inspizieren (Abb. 103).

Die medialen und lateralen hinteren Gelenkabschnitte lassen sich am besten mit nur ganz gering gebeugtem Unterschenkel (5–10° und entsprechendem Valgus- bzw. Varusstreß) überblicken.

Diese Angaben sind Anhaltspunkte; selbstverständlich kann individuell bei einzelnen Kniegelenken, z.B. bei Variation der Kondylenform, durch eine andere Beugestellung das Hinterhorn des Innen- oder Außenmeniskus besser zur Darstellung kommen. Auch ohne Beinhalter kann sicherlich arthroskopisch operiert werden, jedoch ist die feste Fixierung des Oberschenkels eine wesentliche Erleichterung.

16.3 Blutsperre, Abdeckung

Das Anlegen einer Oberschenkelblutsperre hat insbesondere für den operativen Eingriff Vorteile, da die Sicht nicht durch intraartikuläre Blutungen behindert wird. Beim älteren Patienten oder bei Vorliegen einer ausgeprägten Varikose sollte wegen des erhöhten Thromboserisikos auf das Anlegen einer Blutsperre verzichtet werden.

Trotz der nur kleinen Inzisionen und der sehr geringen Morbidität des Eingriffs handelt es sich um eine Gelenkoperation, die eine optimale Sterilität erfordert. Man darf grundsätzlich keinerlei Unterschiede bei der Abdeckung des Kniegelenks für eine Arthrotomie oder eine Arthroskopie machen. Bei der Arthroskopie im flüssigen Medium ist es wichtig, für die Abdeckung wasserdichte Materialien zu verwenden, um eine Kontamination durch evtl. austretende Flüssigkeit zu vermeiden.

16.4 Gasfüllung, Flüssigkeitspülung

Die Diskussion über die Art des Mediums zur Aufdehnung des Knieinnenraums – ob Gas oder Flüssigkeit – ist so alt wie die Ar-

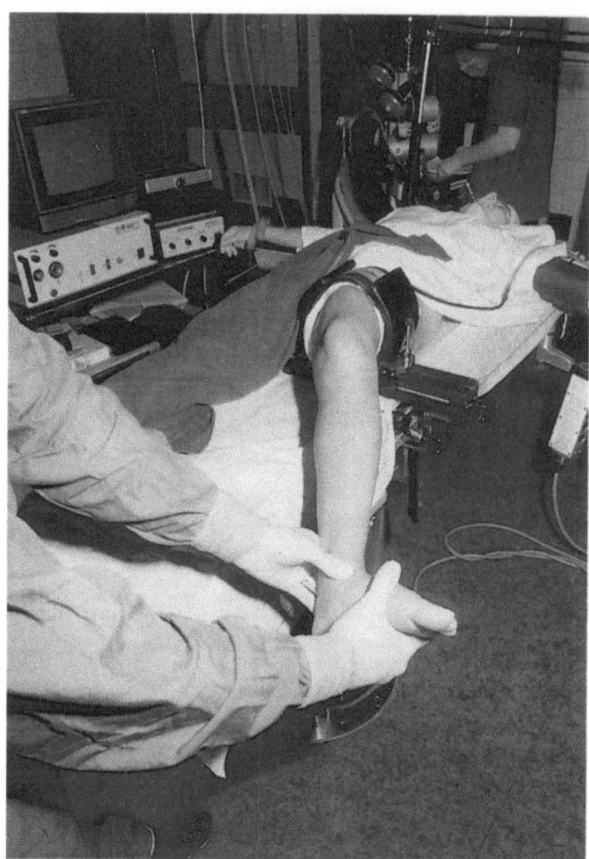

Abb. 103. Valgus-, Außenrotations- und 20°-Flexionshaltung des Kniegelenks zur Inspektion der medialen Gelenkanteile

throskopie selbst. Bei der rein diagnostischen Arthroskopie haben beide Methoden ihre Vor- und Nachteile, und die Diskussionen darüber, welches Medium nun angewendet werden soll, haben durchaus ihre Berechtigung und werden vermutlich auch nicht enden. Jeder sollte nach seiner Fasson und Überzeugung entscheiden.

Keine Diskussion kann es darüber geben, daß bei der operativen Arthroskopie die Flüssigkeitsfüllung des Kniegelenks gegenüber der Gasinsufflation ganz entscheidende Vorteile hat:

1. Die Unkompliziertheit der Flüssigkeitsspülung ist bestechend; insbesondere für den Anfänger ist der arthroskopische Eingriff oft schwierig genug; er sollte sich nicht noch zusätzlich mit der umständlicheren Gasinsufflation belasten müssen. Eine an einem Infu-

sionsständer ca. 50–80 cm über Knieniveau aufgehängte Infusionsflasche mit Ringer- oder Kochsalzlösung erzeugt genügend hydrostatischen Druck, um das Kniegelenk ausreichend zu füllen und aufzudehnen.

2. Bei der arthroskopischen Operation sind grundsätzlich mindestens 2 Inzisionen notwendig; ein Druckabfall bei der Aufdehnung des Knieinnenraums mit Gas droht immer, da kein geschlossenes System vorliegt.

3. Die permanente Spülung des Kniegelenks ist sowohl beim Hämarthros als auch beim Kniegelenk mit trübem serösem Erguß unumgänglich, um überhaupt Strukturen klar erkennen zu können. Die Sicht bleibt während der Operation durch die über das Arthroskop permanent eingebrachte Flüssigkeit und den Abfluß über die arthroskopfern eingebrachte Spezialdrainagekanüle auch bei eventuellen Blutungen oder schon gelösten Meniskus- oder Knorpelpartikeln unbeeinträchtigt.

4. Das Risiko der Flüssigkeitsspülung ist gering; eine Emphysemgefahr besteht nicht. Auch das Austrocknen der Knorpelflächen im Gelenk während einer längerdauernden arthroskopischen Operation wird sicher vermieden.

5. Durch Spülen und isoliertes Absaugen können z.B. versteckt liegende freie Gelenkkörper oder umgeschlagene Meniskusteile in das Blickfeld des Arthroskops gebracht werden. Ein unbehindertes Arbeiten mit Instrumentenwechsel, Wechsel der Arthroskoplage von der lateralen in die mediale Inzision, ist nur bei Flüssigkeitsfüllung des Kniegelenks ohne Schwierigkeiten möglich.

16.5 Inzisionen

Die Standardinzisionen für den arthroskopischen operativen Eingriff sind die anterolaterale und die anteromediale Inzision. Beide ca. 8 mm langen Inzisionen werden etwa 1 cm oberhalb der vorderen Tibiakopfkante dicht am Lig. patellae vertikal angebracht (Abb. 104 und 105).

Über diese beiden Inzisionen sind nahezu alle arthroskopischen Operationen ausführ-

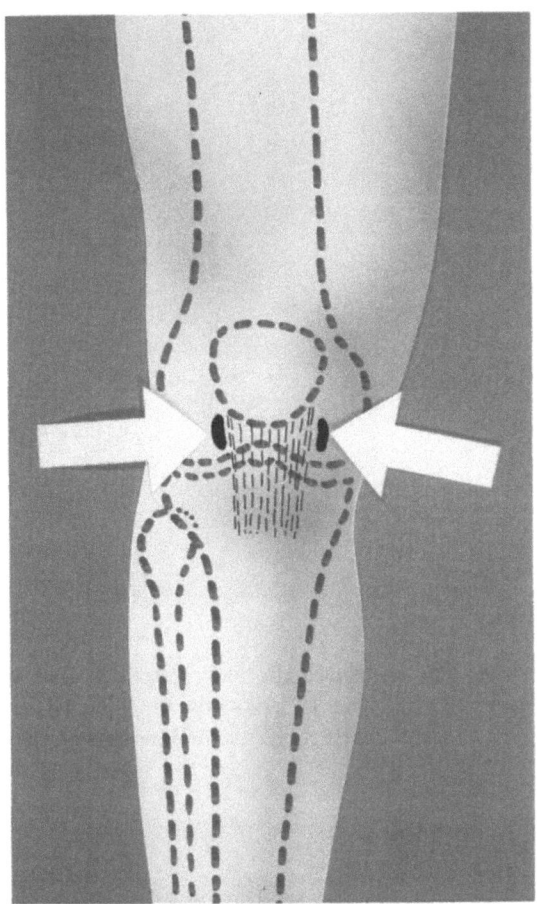

Abb. 104. Lage der anterolateralen und anteromedialen Standardinzisionen ca. 1 cm oberhalb der vorderen Tibiakopfkante hart am Rande des Lig. patellae

bar. Der häufig propagierte „zentrale Zugang" durch das Lig. patellae ist nachteilig, er bietet keine bessere Übersicht als der anterolaterale und schädigt das Lig. patellae. Gleichzeitig ist der Untersucher durch das transligamentäre Einführen des Arthroskops oder eines Instruments in seiner Aktionsfreiheit im Kniegelenk stark beeinträchtigt.

Bei manchen sehr bandstraffen Kniegelenken kann es notwendig sein, neben den o.g. Standardinzisionen eine zusätzliche posteromediale Inzision hinter dem medialen Kollateralband anzubringen, um das Hinterhorn des medialen Meniskus oder einen freien Gelenkkörper im hinteren medialen Recessus zu erreichen.

Die Inzision wird in 90°-Beugestellung des Kniegelenks etwas oberhalb des Gelenk-

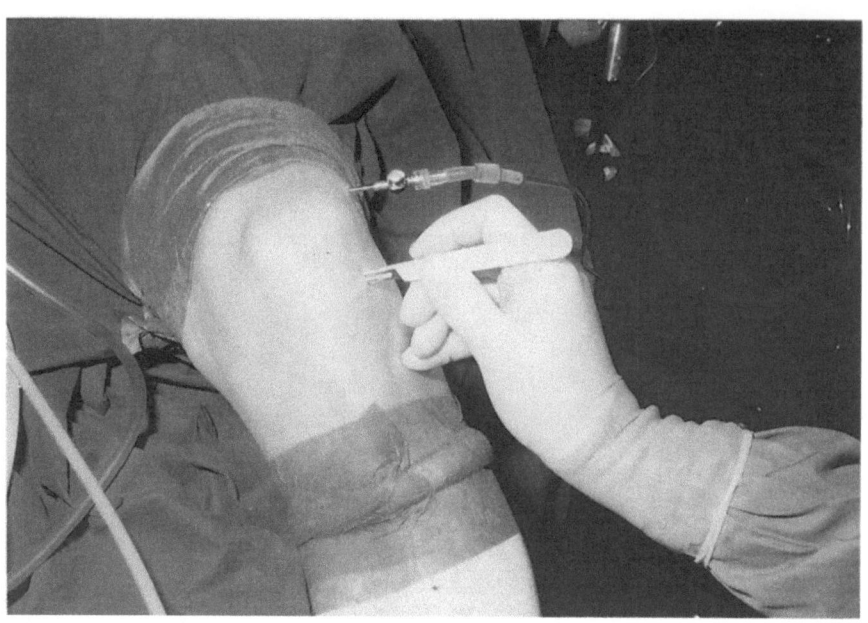

Abb. 105. Anbringen der anterolateralen Inzision nach Auffüllen des Gelenks über die in den Recessus suprapatellaris eingebrachte Drainagekanüle

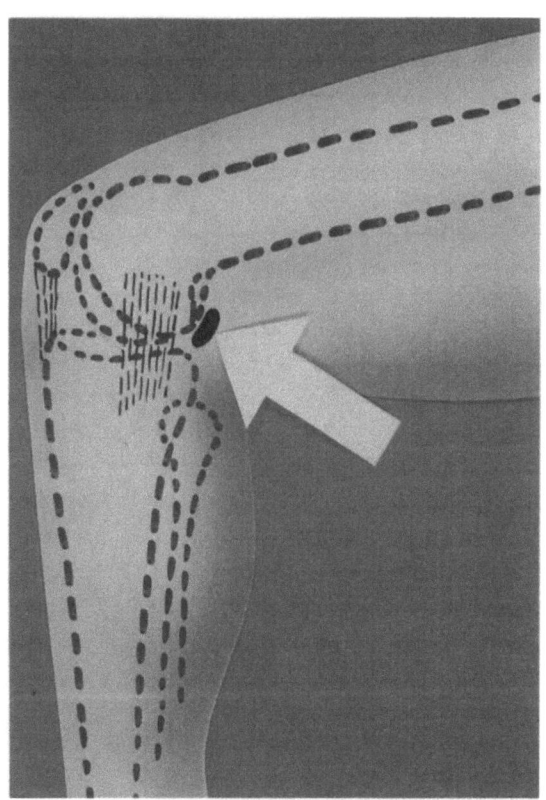

Abb. 106. Lage der posteromedialen Inzision hinter dem Kollateralband am dorsalen Rand des Femurkondylus

spalts, hinter dem medialen Kollateralband, angebracht und die Arthroskophülse mit dem scharfen Trokar bei maximaler Auffüllung des Knieinnenraums eingebracht (Abb. 106). Sehr wichtig ist es, vorsichtig vorzugehen und das Kniegelenk mindestens 90° zu beugen, um keine Gefäß- und Nervenstrukturen in der Kniekehle zu verletzen.

In seltenen Fällen kommt auch einmal ein posterolateraler Zugang in Betracht, z.B. bei einem nicht in die vorderen Gelenkabschnitte reponierbaren großen freien Gelenkkörper im hinteren lateralen Recessus.

Häufiger dagegen wird die Erweiterung der Punktionsstelle für die Drainagekanüle am lateralen oberen Patellarand zur Inzision notwendig. Bei ausgedehnten Knorpelschäden an der Kniescheibenrückfläche, evtl. bei der Resektion einer hypertrophen medialen Plica synovialis oder auch bei einem sehr großen freien Gelenkkörper im oberen lateralen Recessus kann über den supralateralen Zugang einfacher und besser vorgegangen werden (Abb. 107).

In der Regel (nach eigener Statistik in 95% der Fälle) lassen sich alle arthroskopischen Operationen – auch subtotale Meniskektomien – über die beiden Standardinzisionen, anterolaterale und anteromediale Inzision, ausführen.

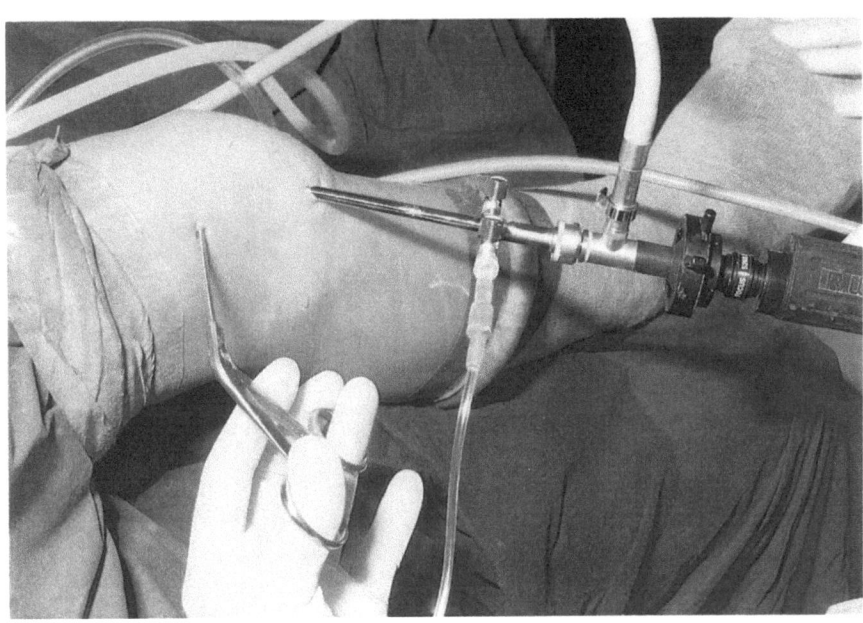

Abb. 107. Arthroskop in anterolateraler Inzision und Operationsinstrument in der supralateralen Inzision

16.6 Operationsinstrumentarium

Der routinemäßige Untersuchungsgang mit dem Hakensondeneinsatz, das Operationsinstrumentarium, das Videosystem und die speziellen Anforderungen der Sterilität sind bereits ausführlich im diagnostischen Teil dieses Buchs abgehandelt worden; deswegen soll hier nur noch speziell auf das vom Verfasser benutzte Instrumentarium eingegangen werden, das auch bei der Beschreibung der einzelnen Techniken für die verschiedenen Meniskusläsionen immer wieder zur Anwendung kommt.

Bei der Vielzahl des angebotenen Instrumentariums der einzelnen Firmen ist besonders für den Anfänger zu klären was sinnvoll ist, was er als Grundausstattung benötigt und womit er sich nur unnötig belastet.

Speziell bei diesen Fragestellungen unterscheiden sich auch die Meinungen erfahrener Arthroskopiker sehr. Während die einen insbesondere die mit Motor getriebenen Instrumente, wie Shaver, Planer, Edger, Cutter, bevorzugen, andere wiederum fast ausschließlich mit Messern arbeiten, sollte m.E. der Anfänger Instrumente benutzen, mit denen die Gefahr einer Verletzung des Kniegelenks so gering wie möglich ist.

Dazu eignen sich alle Instrumente, die einen abgerundeten stumpfen Kopf haben und die bei Einbringung in das Kniegelenk keine Knorpelschäden verursachen. Das wichtigste Instrument ist deshalb für alle möglichen Resektionen und Glättungen die durchschneidende Knipszange („basket forceps"). Sie sollte in verschiedenen Stärken, Schaftkrümmungen und Winkelstellungen auf jedem Operationstisch liegen.

Unerläßlich sind auch Scheren, wobei nicht nur die verschiedenen Hakenscheren sehr hilfreich sind, sondern auch eine schmale, normale, feine Präparierschere mit wachsender Erfahrung immer mehr und immer besser im Gelenk eingesetzt werden kann.

Geeignete Faß- und Haltezangen zur Retraktion freier Gelenkkörper oder größerer Meniskusanteile sind selbstverständlich Bestandteile des Instrumentariums, wobei Faßzangen mit spitzen Zähnen ein Herausgleiten der glatten Meniskusteile oder Gelenkkörper beim Herausziehen durch die engen Inzisionen zwar nicht verhindern können, jedoch erschweren.

Ein schmaler scharfer Hohlmeißel zur Glättung von Knorpelläsionen ist ein weite-

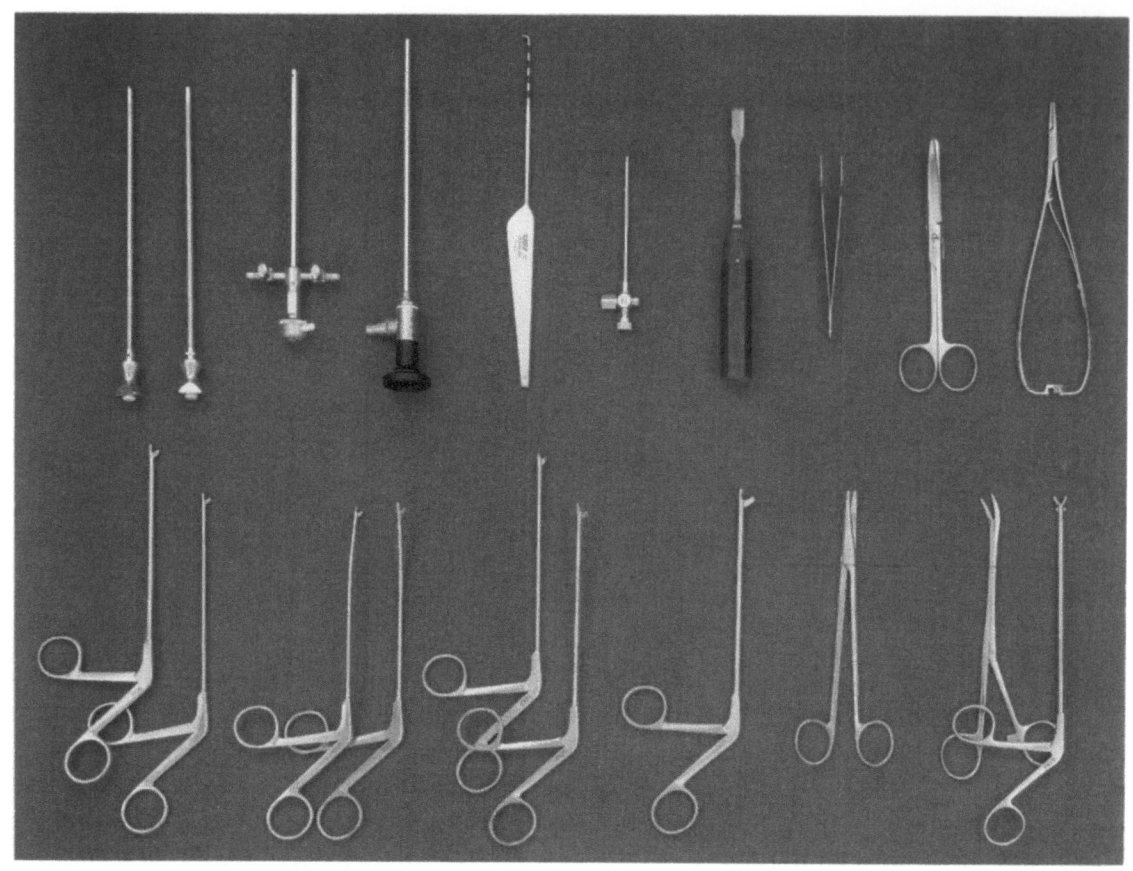

Abb. 108. Instrumentenset des Verfassers zur operativen Arthroskopie (Einzelteile s. Text)

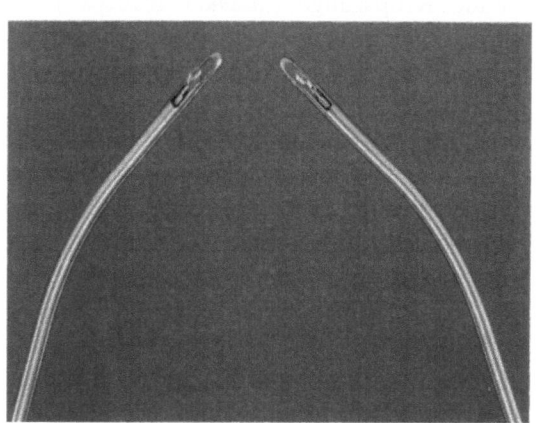

Abb. 109. Rechts- und linksgebogene 3,4-mm-Knipszangen

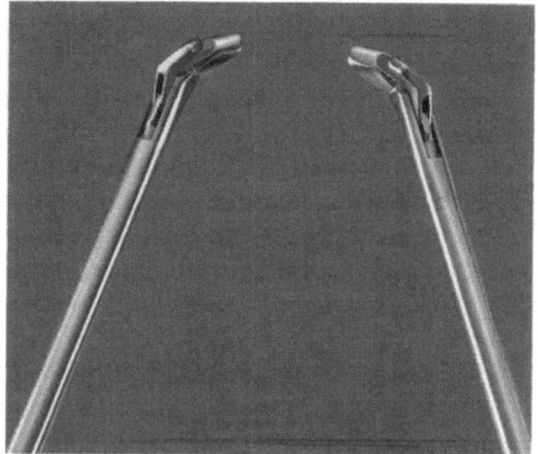

Abb. 110. Rechts- und linkgsgewinkelte 3,4-mm-Knipszangen

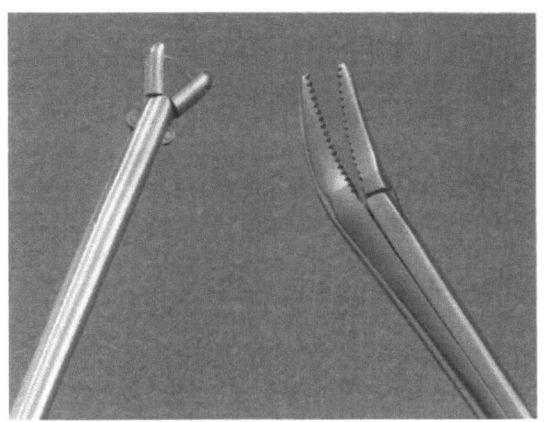

Abb. 111. Schmale, leicht abgebogene Meniskusfaßzange und große Doppellöffelmaulfaßzange mit Zähnen

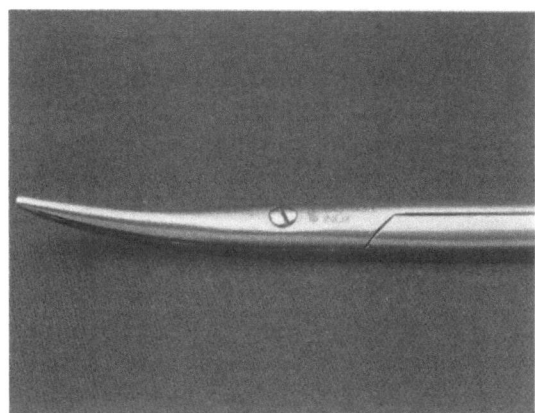

Abb. 112. Präpierschere

rer sinnvoller Bestandteil des Instrumentariums.

Es ist sehr schwer, bezüglich der Instrumente feste Regeln aufzustellen. Generell jedoch kann gesagt werden, daß jeder Operateur das Instrumentarium benutzen sollte, mit dem er der Zielvorstellung der „one piece resection" am nächsten kommt und mit dem er am wenigsten artifizielle Schädigungen im Kniegelenk setzt.

Auf dem Instrumententisch (Abb. 108) sollten neben der diagnostischen Grundausstattung (Arthroskophülse, spitzer Trokar, stumpfer Mandrin, 5-mm-Arthroskop mit 10°-Blickrichtung, Spezialdrainagekanüle und Hakensonde) folgende Instrumente zur Verfügung stehen:

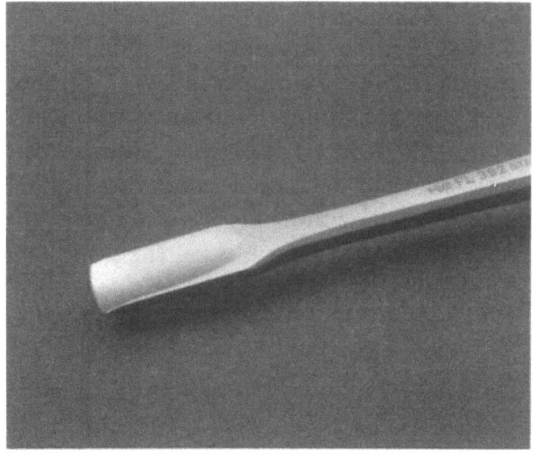

Abb. 113. Hohlmeißel zur Knorpelglättung

Knipszange:

4,5 mm gerade
3,4 mm gerade
3,4 mm rechtsgebogen   (Abb. 109)
3,4 mm linksgebogen
3,4 mm rechtsgewinkelt   (Abb. 110)
3,4 mm linksgewinkelt

Hakenschere:

4,5 mm gerade
3,4 mm gerade

Faßzange:

4,5 mm Doppellöffelmaul mit Zähnen
schmale, leicht abgebogene Faßzange
(Abb. 111)
normale kleine, leicht gebogene Präparierschere   (Abb. 112)
8 mm breiter scharfer Hohlmeißel
(Abb. 113)

KAPITEL 17
Entfernung freier Gelenkkörper

Die „einfachste" arthroskopische Operation ist die Entfernung freier Gelenkkörper. Liegt z.B. ein freier Gelenkkörper im lateralen Gelenkrecessus gefangen und hat man ihn mit dem Arthroskop gut im Blick, so erscheint es leicht, ihn mit einer geeigneten Faßzange zu ergreifen und aus dem Gelenk zu extrahieren; die Operation ist dann in kürzester Zeit beendet (Abb. 114–118). Oft schwimmen die runden glatten Gelenkkörper jedoch in irgendeine Ecke, in der sie schlecht zu sehen und nur unter Schwierigkeiten zu fassen sind. Wenn sie dann nach einigen Mühen gefaßt sind, rutschen sie häufig aus der Zange oder machen wegen ihrer Größe Probleme beim Herausziehen aus der kleinen Inzision.

Analog zur Arthrotomie ist auch bei der Arthroskopie meistens nicht das Ergreifen der freien Gelenkkörper problematisch, sondern das Auffinden. Es gibt im Kniegelenk Prädilektionsstellen – „Auffangbecken" –, in denen meistens die freien Gelenkkörper liegen. Die bevorzugten Lokalisationen der schattengebenden Corpora libera im Röntgenbild bestätigen sich bei der diagnostischen Arthroskopie:

a) Recessus suprapatellaris mit seinem medialen und insbesondere mit seinem lateralen Ausläufer neben den Kondylen,
b) dorsaler medialer Recessus,
c) dorsaler lateraler Recessus ober- und unterhalb des Meniskus,
d) Fossa intercondylaris.

Während die Extraktion aus dem Recessus suprapatellaris und seinen medialen und lateralen Ausläufern sowie aus der Fossa intercondylaris meist ohne Probleme gelingt, ist es manchmal schwierig, den Gelenkkörper aus dem dorsalen medialen und lateralen Recessus durch Manipulation, wie z.B. Druck von außen, Bewegen, Spülung oder Absaugen, in das vordere Gelenkkompartment zu luxieren. Unter Umständen muß mit dem Arthroskop hinter dem medialen oder lateralen Kollateralband eingegangen werden, was medial häufiger notwendig wird als lateral, da der laterale hintere Gelenkrecessus kleiner ist als der mediale. Außerdem ist er von vorne leichter einsehbar, und freie Körper lassen sich eher nach vorne luxieren.

Bei der Extraktion eines freien Gelenkkörpers benötigt man lediglich gute Faßzangen, die unbedingt mit Haltezähnen versehen sein sollten, da die meisten freien Gelenkkörper eine sehr glatte, rundliche Oberfläche haben und daher nur schwer zu fixieren sind. Ist der freie Gelenkkörper dann einmal gefaßt, so ist das Herausziehen durch die kleine Inzision der nächste kritische Punkt, da der Widerstand des umgebenden Gewebes zu einem Herausschlüpfen aus der Faßzange führt.

Das arthroskopische operative Vorgehen bei Vorliegen freier Gelenkkörper ist folgendermaßen:

In Oberschenkelblutsperre werden primär 2 Inzisionen angebracht, um beim Anblick des freien Körpers sofort die Faßzange an Ort und Stelle bringen zu können. Es wird unter permanenter Spülung mit Ringer- oder Kochsalzlösung gearbeitet. Sobald der Körper ins Blickfeld kommt, werden Zulauf und Ablauf abgestellt, so daß der Gelenkkörper nicht weiter wegschwimmt. Über die 2. Inzision wird eine Faßzange eingeführt und der Gelenkkörper ergriffen, indem die Branchen langsam geschlossen werden.

Ein kleiner Trick: Man sollte versuchen, den Gelenkkörper in eine „Ecke" zu drängen, so daß er einigermaßen fixiert ist, beim

---

Abb. 114. Großer freier Gelenkkörper im lateralen ▷ Gelenkrezessus

Abb. 115. Darstellung des freien Gelenkkörpers mit der Hakensonde

Abb. 116. Heranbringen der großen Faßzange an den Gelenkkörper

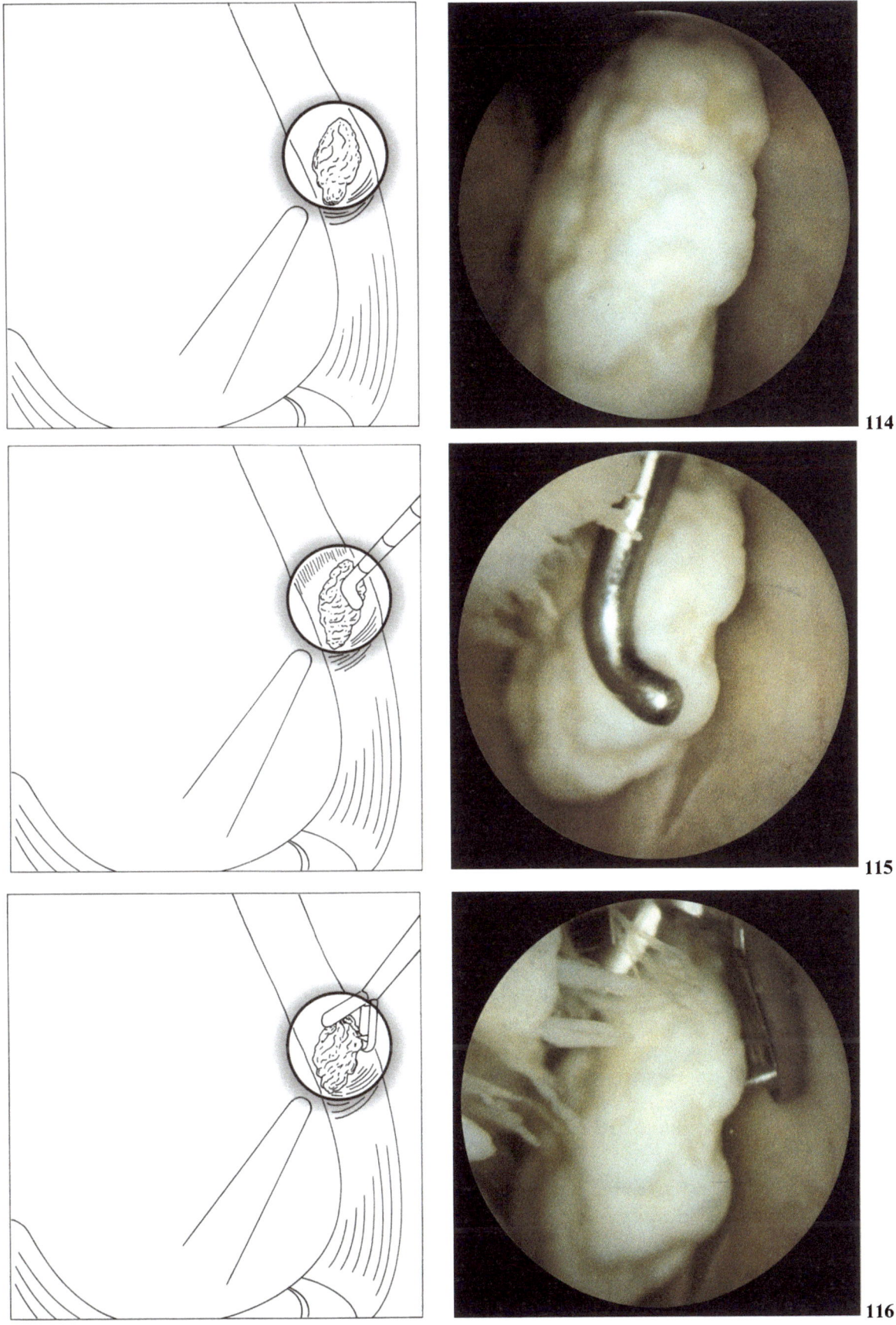

114

115

116

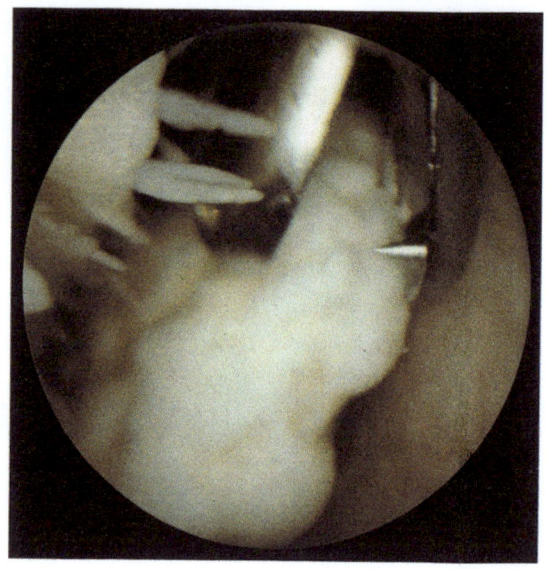
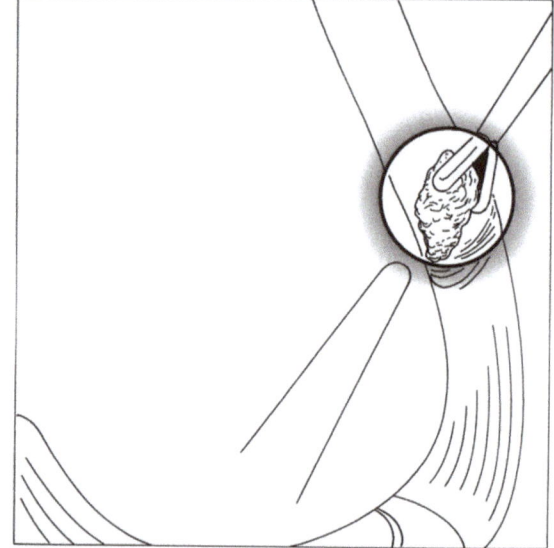

Abb. 117. Ergreifen des freien Gelenkkörpers im lateralen Gelenkrezessus

Zugreifen nicht ausweichen kann und nicht aus der Faßzange herausrutscht.

Bei Gelenkkörpern im hinteren medialen oder lateralen Recessus ergeben sich weitere Möglichkeiten für das operative Vorgehen:

Ist der Gelenkkörper von vorne her sichtbar, läßt sich jedoch nicht in das vordere Gelenkkompartment luxieren, so muß mit einer Faßzange hinter dem medialen bzw. lateralen Längsband in das Gelenk eingegangen und unter Sicht von vorne mit der Faßzange in der hinteren Inzision der Gelenkkörper ergriffen und herausgezogen werden.

Hat man einen röntgenologisch gesicherten freien Gelenkkörper im hinteren Gelenkkompartment, der bei der Arthroskopie von den Standardinzisionen her nicht sichtbar ist, so muß mit dem Arthroskop hinter dem Seitenband eingegangen und versucht werden, den Gelenkkörper darzustellen. Man kann dann evtl. parallel zum Arthroskop eine Faßzange einführen oder eine 2. dorsale Inzision anbringen und den Gelenkkörper im hinteren Recessus ergreifen und aus dem Gelenk extrahieren.

Nach Entfernung eines freien Gelenkkörpers wird die diagnostische Arthroskopie routinemäßig durchgeführt, und mit der Ha-

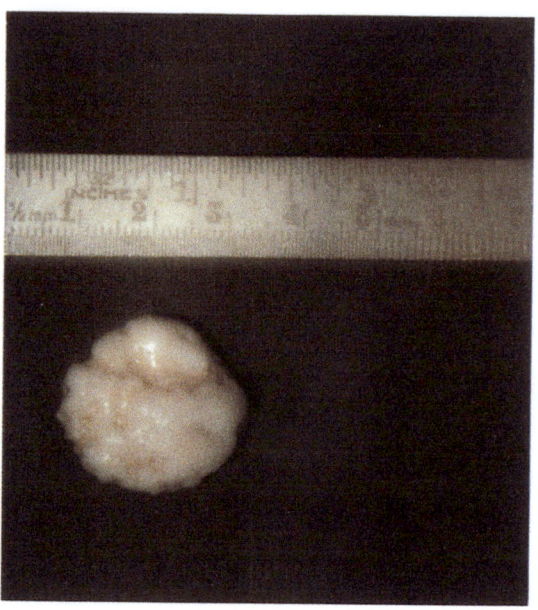

Abb. 118. Präparat: Freier Gelenkkörper (Abb. 114–117 intraartikulär)

kensonde wird die gesamte Gelenkoberfläche sorgfältig abgetastet, um die Ursprungsstelle des freien Gelenkkörpers zu finden. Dies gelingt trotz aller Bemühungen nicht immer. Findet man jedoch z.B. ein aufgerissenes Mausbett einer veralteten Osteochondritis dissecans, so ist dieser Herd auf arthroskopischem Wege oder auch offen zu sanieren, um das Auftreten erneuter freier Gelenkkörper zu verhindern.

In das Gelenk eingesprengte Fremdkörper, z.B. Glassplitter und Metallteile, wie dies nach offenen Gelenkverletzungen gelegentlich geschehen kann, werden auf die vorher beschriebene Weise entfernt. Bei arthroskopischen Operationen kann es auch einmal vorkommen, daß ein Instrument im Kniegelenk bricht. Die gebrochenen Instrumententeile werden unter arthroskopischer Sicht mit einer Faßzange aus dem Gelenk extrahiert.

In letzter Zeit werden von der Industrie auch kleine Magnete angeboten, die in das Kniegelenk eingeführt werden können und mit denen kleine Metallteile sehr elegant entfernt werden können.

Beim Durchziehen der Gelenkkörper durch die einzelnen Schichten der Inzision kann es trotz aller Sorgfalt einmal passieren, daß der Gelenkkörper sich löst und verlorengeht. Sucht man nun verzweifelt das Gelenk ab und kann den Gelenkkörper nicht wiederfinden, so muß man auch daran denken, daß er subfaszial oder subkutan „verlorengegangen" sein kann. Durch vorsichtige Palpation der Umgebung der Inzision und auch durch Diaphanoskopie mit dem Licht an der Arthroskopspitze kann man die Lage des freien Körpers in den Gewebeschichten feststellen und ihn dann entfernen.

Kleinere freie Gelenkkörper bis zu einem Durchmesser von 4 mm müssen nicht extrahiert werden; sie können durch den Arthroskopschaft unter Druck ausgespült werden.

KAPITEL 18
Arthroskopische Meniskusoperation

Die häufigste und wichtigste arthroskopische Operation ist die Meniskus- bzw. Meniskusteilresektion. Hierbei werden alle ein- oder abgerissenen oder aufgefaserten Meniskusteile unter Belassung eines möglichst großen, gesunden und funktionell wirksamen Meniskusrestes reseziert.

Die totale Meniskektomie wurde inzwischen völlig aufgegeben; die routinemäßige subtotale Meniskektomie ohne Rücksicht auf das Ausmaß der Meniskusschädigung ist bei den meisten Operateuren auch Vergangenheit; im Hinblick auf die frühzeitigere Entwicklung einer Arthrose nach Meniskektomie ist heute eine partielle Meniskektomie üblich. Man ist i.allg. sparsam geworden mit der Resektion, ob man nun den Meniskus per Arthrotomie, durch eine Miniarthrotomie oder mit Hilfe des Arthroskops in Lokalanästhesie oder Vollnarkose entfernt. Das Hauptanliegen ist stets, so „wenig wie möglich" und so „viel wie nötig" zu resezieren.

Sowohl für den Patienten als auch für den Operateur ist es faszinierend zu erleben, wie schnell nach einer arthroskopischen Meniskektomie Beschwerdefreiheit eintritt und normales Gehen möglich ist.

Mit Hilfe des Arthroskops kann ein erfahrener endoskopischer Operateur den gleichen therapeutischen Effekt wie bei einer Arthrotomie erzielen. Die entscheidenden Vorteile der arthroskopischen Operation sind die sehr viel geringere Traumatisierung des Gelenks und die wesentlich ausführlichere und exaktere Diagnostik des gesamten Kniegelenks.

Der arthroskopische Operateur sollte sich jedoch insbesondere als Anfänger ein Zeitlimit setzen und auch bei technischen Schwierigkeiten, die während eines Eingriffs auftreten können, die geplante arthroskopische Operation abbrechen und das Kniegelenk öffnen. Unter gar keinen Umständen sollte man versuchen, die arthroskopische Operation zu erzwingen, weil dadurch das Gelenk nur zusätzliche Schäden erleidet. Eine operative Arthroskopie, die länger als 60 min in Anspruch nimmt, ist der offenen Arthrotomie unterlegen.

Durch die arthroskopische Diagnostik und die Möglichkeit zur arthroskopischen Therapie – d.h. durch den sehr viel geringeren operativen Eingriff im Vergleich zur offenen konventionellen Arthrotomie – ist die Indikationsstellung zur Meniskektomie sehr viel subtiler und differenzierter geworden. Früher wurden sicherlich viele Menisken subtotal entfernt, da „eben das Gelenk schon offen" war, obwohl die Resektion objektiv eigentlich gar nicht notwendig gewesen wäre.

Heute dagegen ist der Entschluß für den Operateur sehr viel leichter – und er kann auch viel eher auf das Verständnis seiner Patienten rechnen –, das Endoskop aus der kleinen Inzision wieder herauszuziehen, ohne irgendeine Resektion durchgeführt zu haben. In Frage stellen und bedenken sollte man auch intraoperativ, ob die gefundene Auffaserung oder degenerative Veränderung wirklich die klinischen Beschwerden des Patienten verursacht und eine Meniskusresektion notwendig macht und ob nach dem Eingriff die Beschwerden des Patienten tatsächlich behoben sind.

Durch die arthroskopische Operation ist auch die Behandlungsmöglichkeit der sehr häufig vorkommenden Hinterhornschädigungen sehr viel differenzierter geworden. Mit Hilfe des Arthroskops z.B. ist eine partielle Resektion des Hinterhorns in den Bereichen möglich, die von einer normal großen Inzision bei einer Arthrotomie nur sehr schwer eingesehen werden können.

Grundsätzlich kann jede Art von Meniskusläsion arthroskopisch operiert werden. Die limitierenden Faktoren sind das Geschick, die Flexibilität und die Erfahrung des Chirurgs. Seine Aufgabe besteht wie bei der Arthrotomie darin, den zu entfernenden Anteil des Meniskus so weit wie möglich in einem Stück zu resezieren und aus dem Kniegelenk zu extrahieren.

Hierzu sind mindestens 2 Inzisionen, eine für das Arthroskop und eine für das Instrument, notwendig. Diese sog. „2-Punkt"-Technik wird von vielen Operateuren – auch vom Verfasser – bevorzugt und soll in ihren Details im folgenden beschrieben werden. Manche Operateure – inspiriert von der schwedischen Arthroskopieschule – benutzen zusätzlich zur anterolateralen und anteromedialen Inzision den zentralen transligamentären Zugang (Gilquist-Zugang), um neben dem Arthroskop 2 Instrumente im Gelenk zu haben.

Der unbestreitbare Vorteil dieser Methode in manchen Situationen ist das Abschneiden eines vorher gefaßten Meniskusteils unter Zug an der Faßzange. Ein Nachteil dieses Vorgehens besteht darin, daß eine „3. Hand" erforderlich ist, d.h. ein Assistent muß entweder das Arthroskop oder die Faßzange halten, was nicht ganz unproblematisch ist. Durch ein 2. Instrument im Kniegelenk wird auch die Sicht schlechter und der von Natur aus enge Raum noch mehr eingeschränkt.

Damit sind schon die Hauptprobleme für den arthroskopischen Operateur angesprochen und hervorgehoben, nämlich die Sicht und die Enge des Raums. Das gilt sowohl für die „Zweipunkt-" als auch die „Dreipunkttechnik".

Wie diese Hauptschwierigkeiten des endoskopischen Operierens überwunden und durch welches technische Vorgehen mit der „Zweipunktmethode" die verschiedenen Läsionsformen der Menisken arthroskopisch saniert werden können, wird im einzelnen dargestellt.

KAPITEL 19
Technik der arthroskopischen Innenmeniskusoperation

Für die einzelnen Arten der Meniskusläsionen wird im folgenden die Operationstechnik des Verfassers geschildert. Diese Technik erhebt keinen Anspruch auf Ausschließlichkeit. Es gibt sicherlich auch andere Wege, einen Meniskus zu resezieren und aus dem Gelenk zu entfernen, jedoch braucht v.a. der Anfänger eine „kochbuchrezeptmäßige" Anleitung; aber auch der schon Fortgeschrittene kann manche auftretende Schwierigkeit durch ein systematisiertes Vorgehen überwinden.

Vor dem Einstieg in die technischen Details am Rande noch ein einfacher praktischer Tip insbesondere für den Anfänger:

Bei der Operation des Innenmeniskus ist das Arthroskop fast immer in der lateralen Inzision und das Operationsinstrument in der medialen Inzision. Der rechtshändige Operateur sollte sich daher zunächst das rechte Knie für seine ersten arthroskopischen Operationen aussuchen, da er diese gewohnheitsmäßig mit der rechten Hand operieren kann. Bei der vorgegebenen Position des Operateurs lateral vom zu operierenden Bein ist es für den Rechtshänder wesentlich schwerer, einen linken Innenmeniskus zu resezieren.

19.1 Medialer Korbhenkelriß

Der korbhenkelartige Einriß des Innenmeniskus ist eine der häufigsten Meniskusverletzungen. Bei dieser Form der Verletzung ist die arthroskopische Operation gut durchführbar, da schon große Teile des Meniskus abgerissen sind und deshalb nur noch kleine Schnitte notwendig sind, um den Meniskus gänzlich abzulösen. Jedoch kann es dem Operateur erhebliche Schwierigkeiten bereiten, die Verbindungen des Korbhenkelanteils zur Basis sowohl im Hinter- als auch im Vorderhornbereich richtig darzustellen.

Die Resektion eines korbhenkelartig abgerissenen medialen Meniskusteils erfolgt routinemäßig in 6 Schritten:

Schritt 1: Darstellung und Reposition

Unumgänglich vor jeglichem operativen Vorgehen ist die exakte Darstellung des Verletzungsausmaßes und eine genaue arthroskopische Diagnostik. Das Arthroskop ist von der lateralen Seite her eingeführt, und man schaut über das vordere Kreuzband hinweg in den medialen Kniegelenkteil; in der anteromedialen Inzision befindet sich die Hakensonde. Sieht man nur den Meniskus und nicht wie üblich den Gelenkraum mit Kondylus, Tibiakopf und freiem Rand des Meniskus, so liegt der Verdacht nahe, daß es sich um einen luxierten Korbhenkelriß handelt. Dieser Verdacht wird zur Gewißheit, wenn mit der Hakensonde der luxierte Anteil reponibel ist und der Meniskus nach Reposition „normal" aussieht.

Auch der umgekehrte Fall kann eintreten: Der scheinbar „normale" Meniskus läßt sich plötzlich bei der Überprüfung mit der Hakensonde bis in die Fossa intercondylaris luxieren (Abb. 119).

Bei schon über einen längeren Zeitraum hinweg bestehenden luxierten Korbhenkelanteilen des medialen Meniskus kann die in der Regel problemlose Reposition gelegentlich Schwierigkeiten bereiten. Dann kann man sich mit dem stumpfen Obturator der Arthroskophülse behelfen und mit diesem etwas kräftigeren Instrument den Meniskus in seine ursprüngliche Lage reponieren.

Die Reposition ist für eine exakte Diagnostik und für eine genaue Darstellung der Rißbildung unerläßlich. Erst nach Reposition kann man das genaue Ausmaß der Rißbildung mit Hilfe der Hakensonde darstellen, die verbliebenen Verbindungsstellen des abgerissenen Meniskusanteils mit der Basis genau inspizieren und seine geplante Schnittführung festlegen.

Auch die Resektion muß in reponiertem Zustand erfolgen, da die Situation im Gelenk sehr viel übersichtlicher ist und man nicht versucht ist, blind zu schneiden.

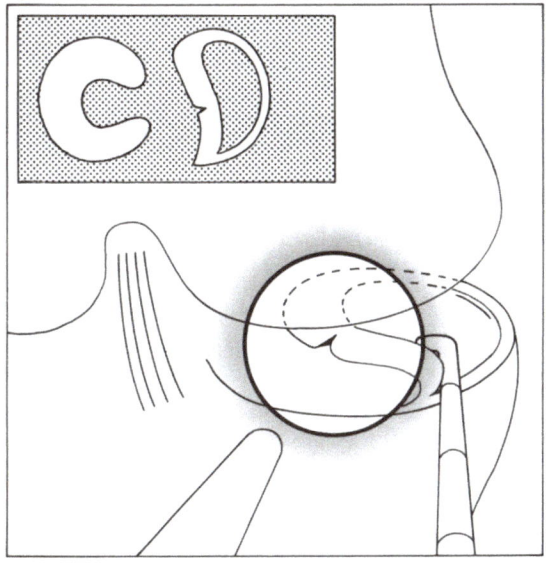 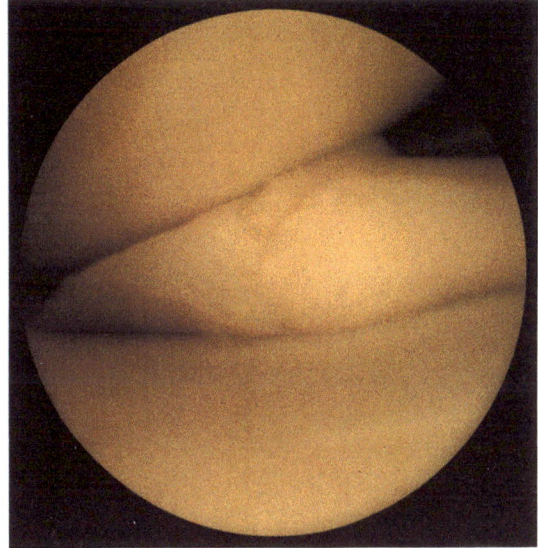

Abb. 119. Luxierter Korbhenkelriß des medialen Meniskus

Schritt 2: Hinterhornschnitt

Von fast allen Autoren, die nähere Angaben zu dem operativen arthroskopischen Vorgehen machen, wird empfohlen, beim medialen Korbhenkel zunächst das Vorderhorn abzutrennen und danach unter Zug im luxierten Zustand des Meniskus die Verbindung zur Basis im Hinterhornbereich zu durchschneiden. Diese Verfahrensweise hat nach Meinung des Verfassers erhebliche Nachteile:

Nach durchtrenntem Vorderhorn kommt es gelegentlich vor, daß der große Meniskuslappen, der lediglich im Hinterhorn noch Verbindung zur Basis hat, in den dorsalen medialen Recessus umschlägt und damit oft von den beiden vorderen Inzisionen her mit dem Arthroskop nicht mehr erreichbar ist. Zum anderen ist die Durchtrennung des Hinterhorns in luxiertem Zustand unter Zug an der Faßzange wesentlich schwerer als in reponiertem Zustand, da die Sicht auf die Verbindungsstelle und damit die exakte Schnittführung sehr erschwert ist.

Es hat sich generell bewährt, den korbhenkelartig eingerissenen Meniskus in reponiertem Zustand zunächst am Hinterhorn abzutrennen. Die Brückenbildung im Hinterhornbereich ist mit der Hakensonde gut darstellbar; das Arthroskop, das mit seiner Spitze knapp neben dem vorderen Kreuzband und der Lateralseite des medialen Kondylus liegt, ist von dem lateralen Zugang eingeführt und wird in dieser Einstellung gehalten. Die beste Darstellung in diesem Bereich erhält man bei starker Valguskompression und Außenrotation des Unterschenkels und bei 5°-, höchstens 10°-Beugung im Kniegelenk.

Dann wird die Hakensonde durch eine gebogene, 3,4 mm starke Knipszange (rechtes Knie rechtsgebogen, linkes Knie linksgebogen) ersetzt, und mit einigen wenigen Schnitten möglichst basisnah – ohne eine größere Stumpfbildung übrigzulassen – wird die Verbindung zur Basis im Hinterhornbereich des Korbhenkelanteils abgetrennt (Abb. 120 und 121).

Der in reponiertem Zustand liegende Korbhenkelanteil hat durch diese Lage von sich aus so viel Vorspannung, daß das Schneiden ohne weitere Spannungserzeugung durch etwaiges Ziehen am gefaßten Korbhenkel problemlos vonstatten geht.

Zu beachten ist, daß nur die Brückenbildung durchtrennt wird und nicht im Blinden nach durchtrennter Korbhenkelverbindung weiter in die stehengebliebene Basis im Hinterhornbereich hineingeschnitten wird. Sobald die Brücke im Hinterhornbereich durch-

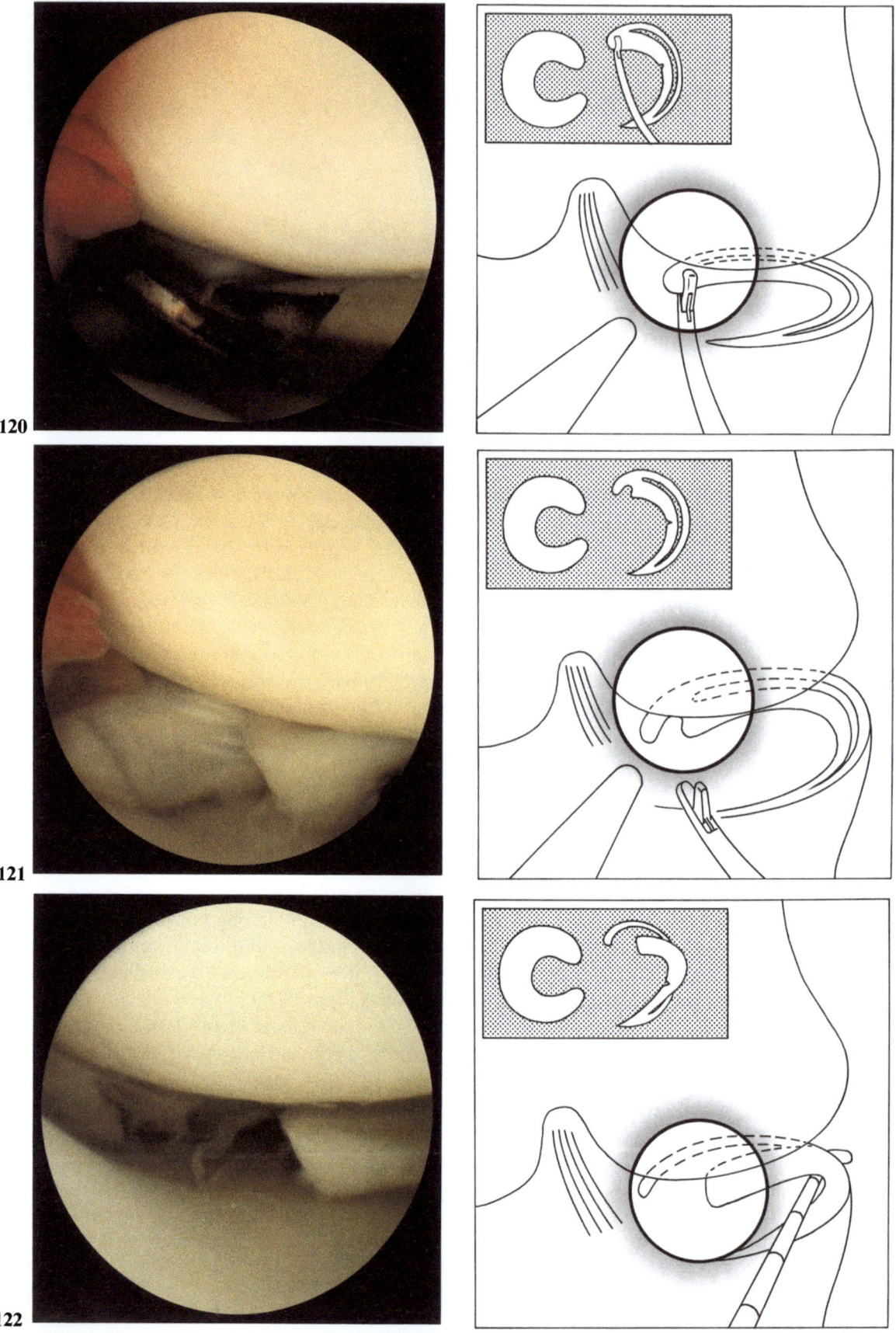

trennt ist, läßt sich der Korbhenkelanteil des Innenmeniskus nach medial dislozieren (Abb. 122).

Schritt 3: Luxation in den medialen Recessus

Hat man die Verbindung zur Basis im Hinterhorn vollständig durchtrennt, so ersetzt man die Knipszange durch die Hakensonde und luxiert den nunmehr zum Meniskuslappen gewordenen Korbhenkel in den medialen Recessus.

Man behält zunächst die Schnittstelle im Blickfeld, unterfährt mit der Hakensonde den Korbhenkel und versucht, ihn nach medial zu dislozieren. Hierbei erkennt man sogleich an der Schnittstelle im Hinterhornbereich, ob hier auch alle Fasern durchtrennt sind. Der Korbhenkelanteil des medialen Meniskus läßt sich nämlich in diesem Falle mühelos nach medial wegziehen, und der Blick auf die Rißstelle und die verbliebene Basis wird frei (Abb. 123 und 124).

Der noch im Vorderhorn mit der Basis verbundene Korbhenkel wird dann in den medialen Recessus hochgeschlagen. Dieses Vorgehen hat 2 Gründe; zum einen stellt sich in dieser Position des Meniskus die Verbindung zur Basis im Vorderhornbereich sehr viel besser dar als bei im Gelenk liegendem Meniskusanteil. Man erreicht durch dieses Hochschlagen des Meniskusanteils neben der besseren Darstellung zusätzlich eine vermehrte Spannung des zu resezierenden Meniskusanteils, die das Abschneiden erleichtert.

◁ **Abb. 120.** Beginn der Korbhenkelresektion im Hinterhornbereich mit der gebogenen Knipszange

Abb. 121. Teildurchtrennung der Hinterhornbrücke zur Basis beim medialen Korbhenkelriß

Abb. 122. Nach Durchtrennung der Hinterhornbrücke Dislokation des medialen Korbhenkelanteils nach medial

Zum anderen schwimmt der vollständig von der Basis abgetrennte Meniskusanteil, wenn er nicht in der ursprünglichen Position liegenbleibt, in den sehr viel besser zugänglichen oberen Recessus und nicht in den dorsalen medialen Recessus.

Der Korbhenkelanteil wird also mit der Hakensonde so weit wie möglich nach medial und v.a. nach ventral luxiert. Danach nimmt man mit dem Arthroskop die Verbindung zur Basis im Vorderhornbereich in das Blickfeld und stellt sich mit der Hakensonde die geplante Resektion dar (Abb. 125).

Schritt 4: Vorderhornschnitt

Dann wird mit einer großen Hakenschere oder mit einer Präparierschere vom medialen Zugang her eingegangen und die zunächst geschlossene Schere ins Blickfeld des Arthroskops und an die verbliebene Meniskusbrücke gebracht. Beim Abtrennen des Korbhenkels im Vorderhornbereich ist v.a. darauf zu achten, möglichst basisnah zu bleiben und keinen, bei unvorsichtigem Vorgehen bis zu 1,5 cm langen Meniskusstumpf nach der Resektion zurückzulassen.

Es wird deshalb nicht von der Rißbildung aus nach vorne, sondern besser von vorne vom freien Rand auf die Rißbildung hin zugeschnitten. Bei diesem Vorgehen ist es leichter, eine zu große Stumpfbildung zu vermeiden. Hat man das Vorderhorn gut dargestellt und die zunächst geschlossene Schere ins Blickfeld gebracht, so nimmt man die Meniskusbrücke zwischen die nun geöffneten Branchen der Schere, drückt noch einmal mit den geöffneten Branchen in Richtung Gelenkkapsel und beginnt dann mit der Resektion, die nach wenigen Schnitten beendet ist (Abb. 126).

Beim Schneiden ist darauf zu achten, daß man in der begonnenen Schnittlinie bleibt und genau in der Rißbildung landet. Nach vollständiger Durchtrennung ist der zu resezierende Meniskusanteil frei im Gelenk. Der Operateur, der sich vor einer vollständigen Abtrennung des Meniskus scheut, kann im Vorderhorn bei der Resektion eine minimale,

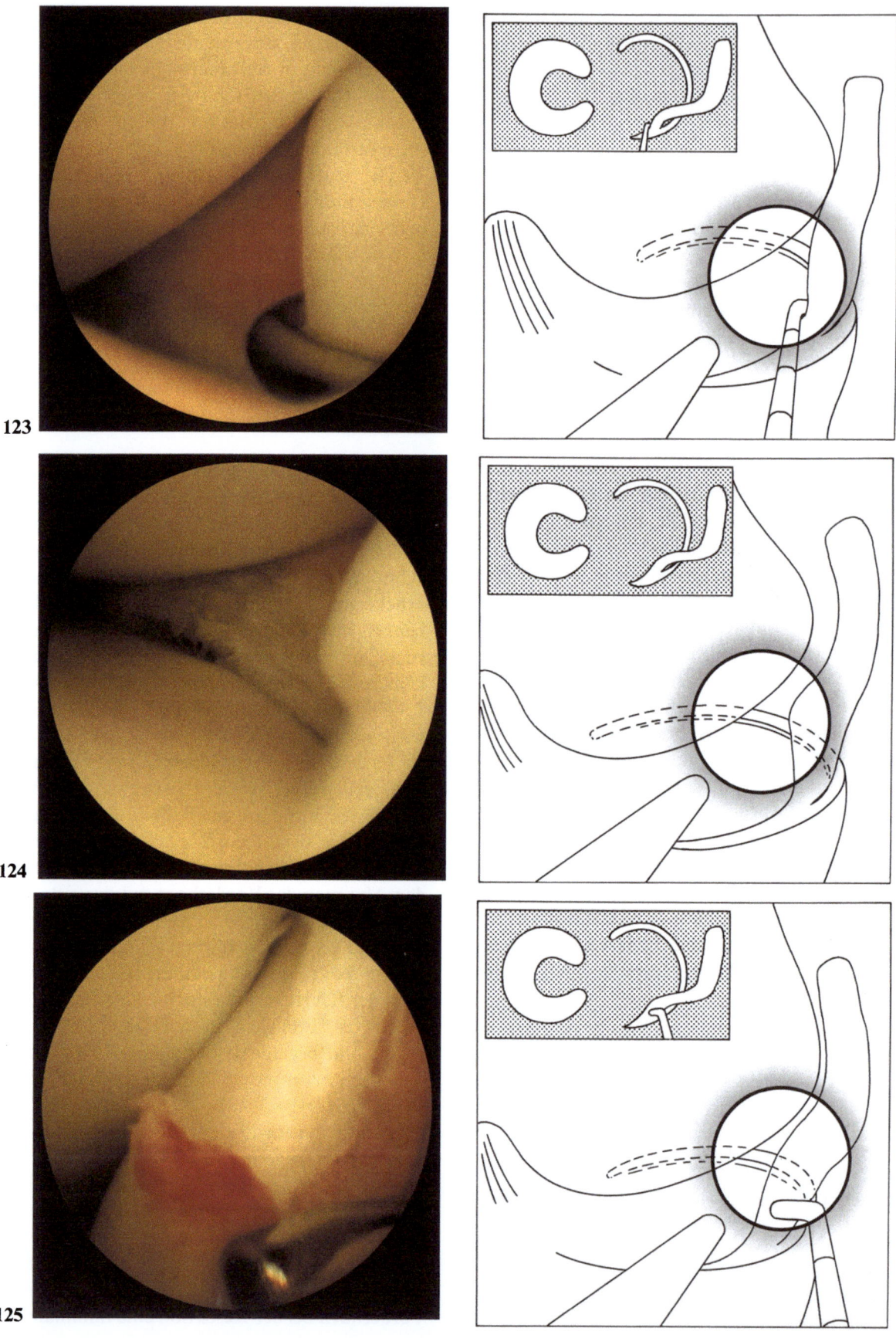

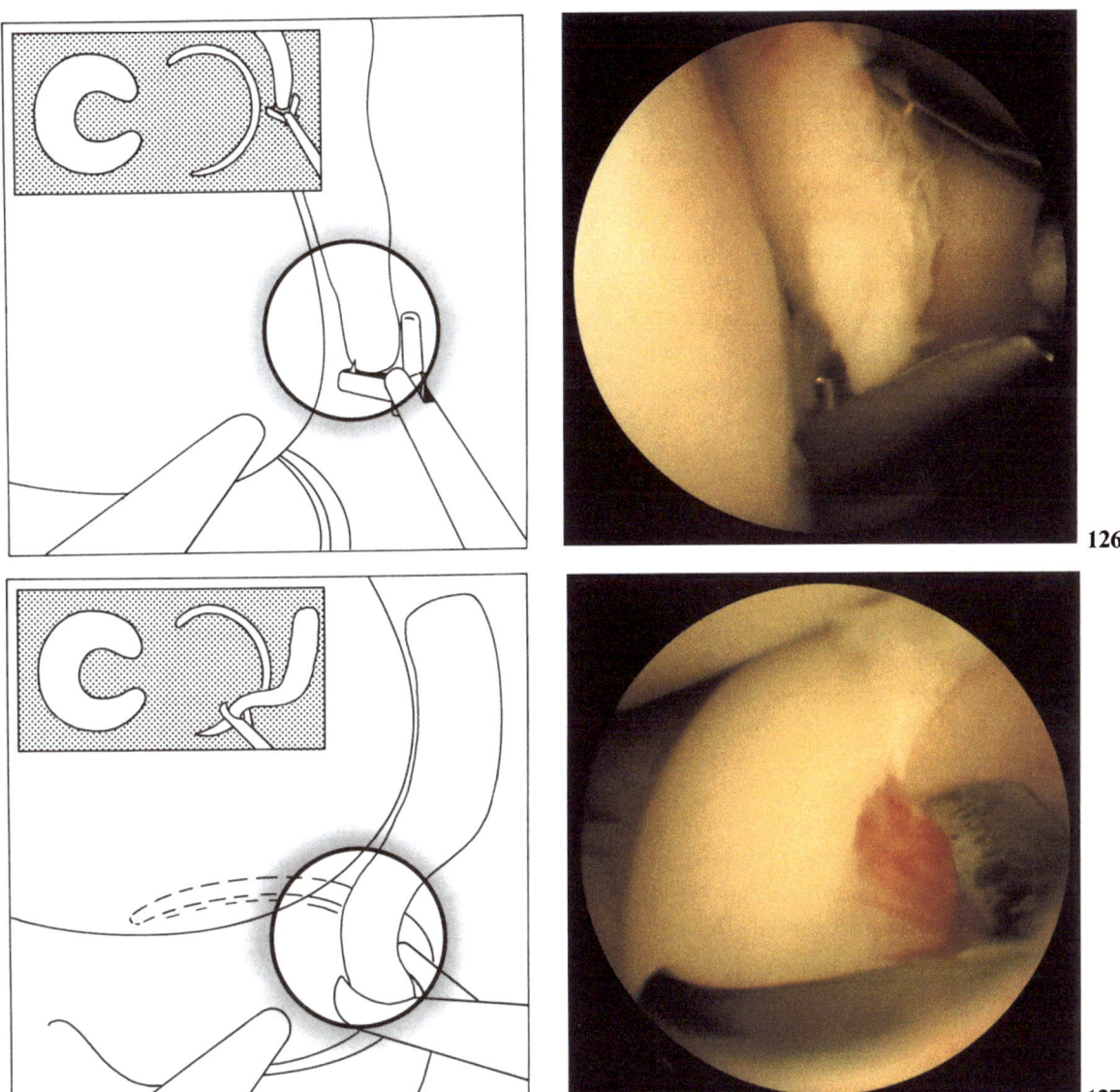

Abb. 123. Hochschlagen des medialen Korbhenkelanteils mit der Hakensonde in den medialen Gelenkrezessus

Abb. 124. Blick auf den Meniskusriß an der Basis nach Hochschlagen des Korbhenkels

Abb. 125. Planung der Schnittführung an der Vorderhornbrücke des Innenmeniskus mit der Hakensonde

Abb. 126. Durchtrennung der Vorderhornbrücke des medialen Korbhenkelanteils mit der großen Hakenschere

Abb. 127. Ergreifen des losgelösten Korbhenkels mit der großen Faßzange neben dem medialen Kondylus

aber wirklich minimale Faserbrücke stehenlassen, die er nach Ergreifen des Innenmeniskus mit einem Ruck abreißen kann.

Die vollständige Durchtrennung bei erfolgter exakter Luxation in den medialen Gelenkrecessus verursacht aber erfahrungsgemäß keine Probleme, da der Meniskus in den meisten Fällen im medialen Recessus liegen bleibt. Ist dies allerdings nicht der Fall, so schwimmt er in der Spülflüssigkeit in den gut zugänglichen Recessus suprapatellaris, wo er dann ohne Schwierigkeiten ergriffen werden kann.

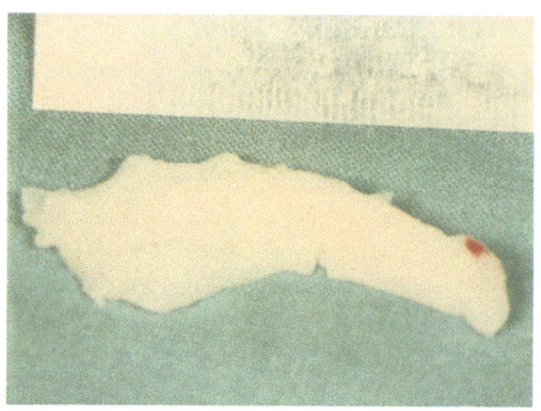

Abb. 128. Präparat: Medialer Meniskus beim Korbhenkelriß (Abb. 119–127 intraartikulär)

Schritt 5: Fassen und Extraktion des Korbhenkelanteils

Nach erfolgter vollständiger Abtrennung des Meniskusanteils von der Basis gilt es unbedingt, Ruhe zu bewahren; man muß versuchen, das abgetrennte Meniskusstück im Blickfeld des Arthroskops zu behalten. Die Schere wird möglichst rasch durch eine geeignete Faßzange mit Zähnen ersetzt, und diese wird, was einige Routine erfordert, möglichst schnell in das Blickfeld und an den abgetrennten Meniskusanteil herangebracht (Abb. 127).

Der Korbhenkelanteil des medialen Meniskus, der in der Regel 4–5 cm lang (Abb. 128) und zumeist relativ dick ist, muß an einem Ende und nicht in der Mitte gefaßt werden, um die Extraktion durch die kleine Inzision zu erleichtern. Es ist wirklich sehr wichtig, den Korbhenkelanteil des Meniskus nicht irgendwo in der Mitte, sondern gezielt an dem schmalen Ende zu fassen, um ihn beim Herausziehen nicht wieder zu verlieren.

Hat man ihn exakt an der Schmalseite erfaßt, konzentriert man sich ausschließlich auf das Herausziehen und schaut in diesem Moment nicht mehr durch das Arthroskop. Man kann die Faßzange in beide Hände nehmen und unter leichten Drehbewegungen und durch dosierten Zug den Meniskus durch die schmale Inzision in toto aus dem Gelenk extrahieren.

In diesem Augenblick zahlt es sich aus, wenn man beim Instrumentenkauf darauf geachtet hat, eine möglichst gute Faßzange zu erwerben, die den einmal ergriffenen Meniskus auch sicher hält.

Es ist immer wieder sehr zufriedenstellend, einen kompletten Meniskus durch diese kleine Inzision herausgeholt zu haben.

Schritt 6: Überprüfung der Meniskusbasis, Glättung, Nachresektion

Nach entferntem Korbhenkelanteil des medialen Meniskus darf man sich keinesfalls damit zufriedengeben, ein großes Stück des Meniskus entfernt zu haben.

Eigentlich beginnt jetzt erst der schwierige Teil der Arbeit. Zunächst muß die Hakensonde erneut durch die mediale Inzision eingeführt, und die verbliebene Meniskusbasis genau in Augenschein genommen und abgetastet werden, da die verbliebene Basis und die Rißstelle zuvor weitgehend von dem großen Korbhenkelanteil verdeckt und nicht genau inspizierbar gewesen waren. Es sind folgende Möglichkeiten gegeben:

Es kann ein glatter Abriß gewesen sein, der keine weitere Glättung an der Basis notwendig macht. Es können ausgedehnte Auffaserungen und Ausfransungen bestehen, die einer sorgfältigen Abrundung bedürfen. Zusätzlich können lappenartige, radiäre oder horizontale Einrisse an der Basis bestehen; sogar 1 oder 2 weitere korbhenkelartige Ab-

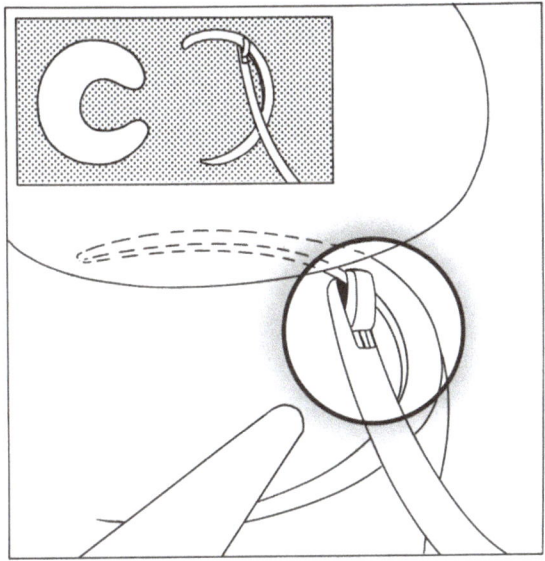
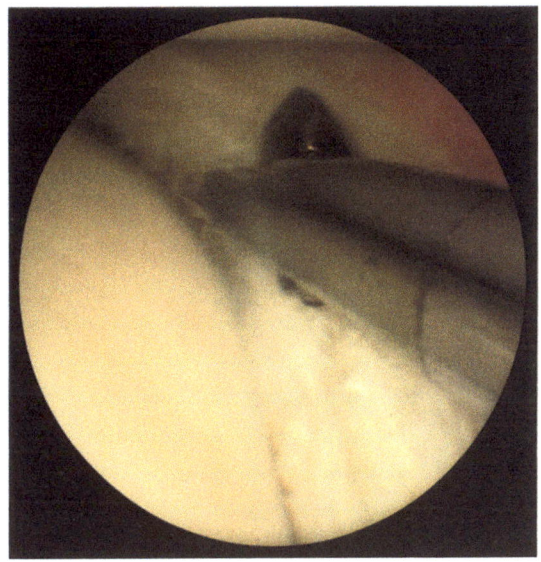

Abb. 129. Glättung der verbliebenen Innenmeniskusbasis mit der Knipszange

risse können vorgefunden werden, die eine weitere Resektion erforderlich machen.

In den meisten Fällen besteht eine etwas aufgefaserte Meniskusbasis, die mit einer durchschneidenden Knipszange rundum nachgeglättet wird (Abb. 129).

Liegen lappenartige, radiäre oder Korbhenkeleinrisse vor, so werden diese reseziert, wie dies in den einzelnen Kapiteln angegeben ist.

Weiterhin muß man sich noch einmal vergewissern, daß an den Schnittstellen sowohl im Hinterhorn- als auch im Vorderhornbereich keine größeren Stummelbildungen verblieben sind. Ist dies trotz aller Vorsicht doch einmal geschehen, so ist es notwendig, diese nachzuresezieren, was in der Regel nicht ganz leicht ist. Diese Stummel im Vorder- und Hinterhornbereich sind instabil und weichen dem an sie herangeführten Schneideinstrument aus. Im Hinterhornbereich wird man mit einer gebogenen und gewinkelten 3,4-mm-Knipszange, in günstigen Fällen, d.h. bei einem sehr weit aufklappbaren Gelenk, mit einer geraden 4,5-mm-Knipszange zurechtkommen müssen. Am Vorderhorn kann man sich meistens am besten mit der Präparierschere, evtl. auch mit der 4,5-mm-Knipszange behelfen.

Nach erfolgter Korbhenkelextraktion und Überprüfung der Basis mit der Hakensonde wird in der Regel mit der durchschneidenden Knipszange die Basis rundum nachgeglättet, bis man einen weitgehend glatten Rand zurückläßt. Man muß jedoch den Vergrößerungseffekt des Arthroskops berücksichtigen und bei seinen Glättungsaktionen doch irgendwo ein Ende finden und sich fragen, ob diese oder jene kleine dünne Faser eine klinische Relevanz hat.

Die Schematisierung des operativen Vorgehens bei der Korbhenkelläsion in diesen 6 Schritten soll ein Anhaltspunkt für den arthroskopischen Operateur sein. Diese Technik hat sich dem Verfasser bewährt und soll keine Einengung des individuellen Geschicks des jeweiligen Operateurs darstellen, im Detail zu variieren oder im gesamten Procedere anders zu verfahren.

Ein Vorgehen in dieser Weise ist bei einem irreponiblen Korbhenkelriß nicht möglich. Bei der Resektion muß man auf jeden Fall im Vorderhorn beginnen, nach durchtrenntem Vorderhorn den Korbhenkel reponieren und dann die Brücke im Hinterhorn durchtrennen. Einen irreponiblen medialen Korbhenkel hat der Verfasser bei seinen Patienten in weit weniger als 1% der Fälle gesehen. Gelegentlich ist es jedoch sehr mühsam

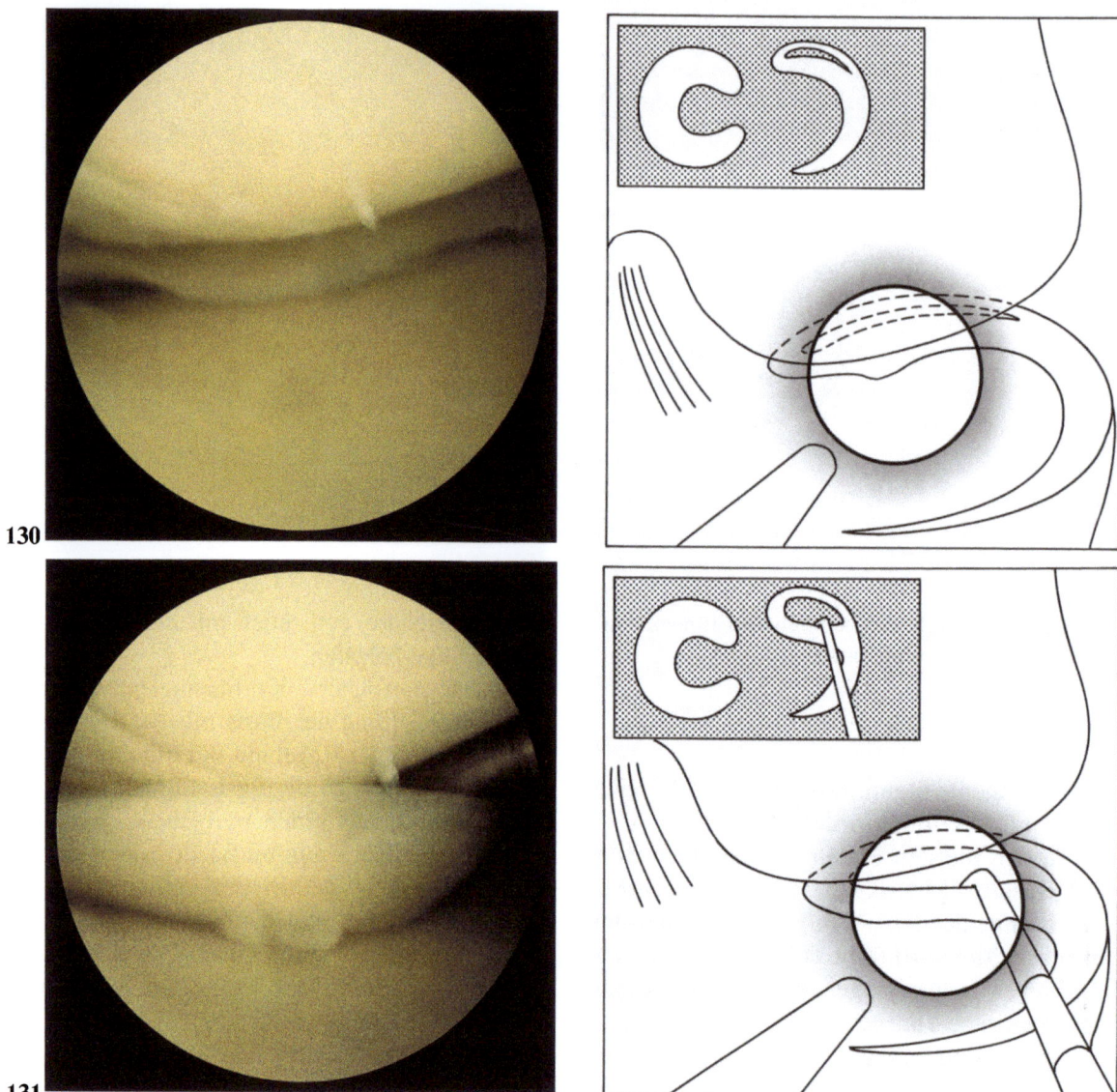

und kompliziert, einen alten, schon lange luxierten Korbhenkel zu reponieren.

19.2 Zirkulärer Hinterhornbasisriß

Die häufigste Meniskusverletzung überhaupt ist die Hinterhornläsion des medialen Meniskus, die in allen möglichen Formen vorkommt. Eine relativ häufige Verletzung dieser stark belasteten Region ist der zirkuläre Basisriß, der insbesondere in der Diagnostik Schwierigkeiten bereiten kann und dessen Exzision gelegentlich auch nicht so einfach ist.

Abb. 130. Hinterhorn medialer Meniskus (zirkulärer Basisriß, durch Inspektion nicht diagnostizierbar)

Abb. 131. Zirkulärer Basisriß am Hinterhorn des medialen Meniskus, luxierbar mit der Hakensonde, s. Abb. 130

Bei dieser Art der Verletzung ist die arthroskopische Fehldiagnose bei der ausschließlichen Betrachtung ohne Benutzung der Hakensonde sicher am häufigsten. Man sieht einen glatten, am freien Rand weitgehend unauffälligen Meniskus; an der Basis, soweit sie

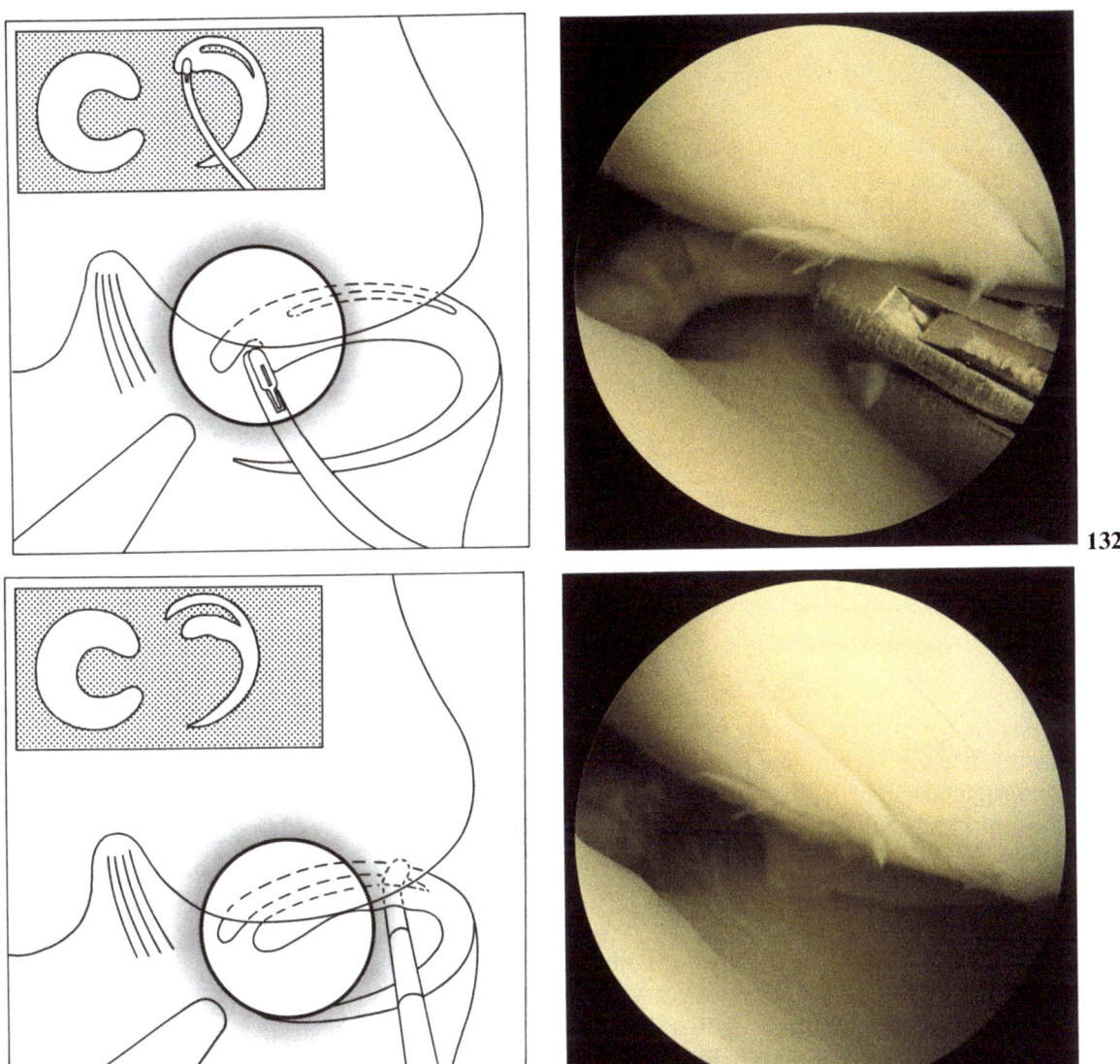

nicht vom medialen Kondylus verdeckt ist, ist keine Auffälligkeit sichtbar.

Erst der Einsatz der Hakensonde zeigt die Luxierbarkeit des Hinterhorns, stellt die Rißbildung dar und sichert die Diagnose (Abb. 130 und 131).

Es wird wie beim Korbhenkelriß in analogen Schritten vorgegangen:

Schritt 1: Darstellung

Wie schon erwähnt, ist bei dieser Form der Rißbildung der Einsatz der Hakensonde eminent wichtig. Ohne exakte Palpation ist die

Abb. 132. Beginn der Resektion am Hinterhorn mit der gebogenen Knipszange

Abb. 133. Dislokation des Hinterhorns nach medial nach Ablösung

Diagnostik und ein arthroskopisches operatives Vorgehen nicht möglich. Wie beim Korbhenkelriß wird das Ausmaß der Rißbildung genau dargestellt. Insbesondere nach vorne in intermediärer bzw. Vorderhornrichtung muß man sich sicher sein, wo der Riß endet, um nicht zu viel Meniskus zu resezieren.

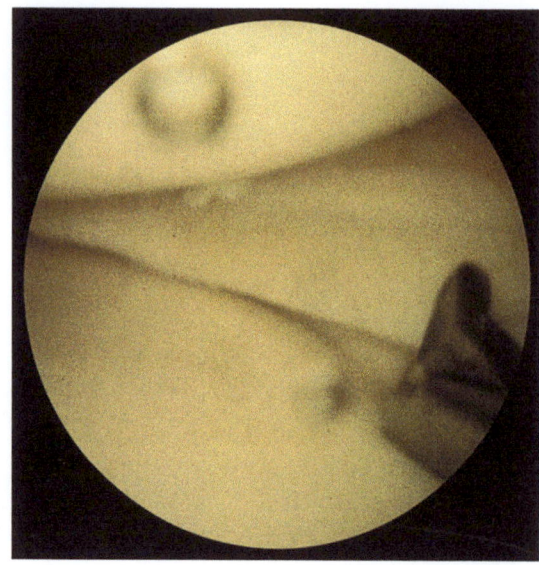
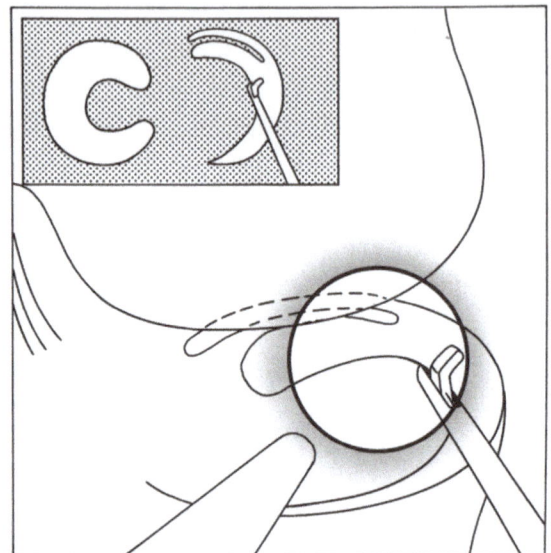

Schritt 2: Hinterhornschnitt

Wie beim Korbhenkelriß wird mit einer gebogenen Knipszange von der Fossa intercondylaris her die Verbindung zur Basis, die hier noch stehengeblieben ist, durchtrennt (s. Abschn. 19.1, Schritt 2) (Abb. 132 und 133).

Schritt 3: Zurechtlegen des Meniskus

Eine Luxation des abgerissenen Meniskusteils nach erfolgter Durchtrennung von der Fossa intercondylaris her in den medialen Recessus hängt vom Ausmaß der Rißbildung im intermediären Bereich ab. Ist lediglich das Hinterhorn des Meniskus betroffen (d.h. das hintere Drittel des Meniskus), ist eine stabile Luxation in den medialen Recessus nicht möglich und auch nicht sinnvoll. Das Hinterhorn wird sich spätestens bei Beginn des Schnitts im intermediären Bereich wieder an seinen ursprünglichen Platz zurücklegen. Ist die hintere Hälfte des Meniskus betroffen, gelingt ein Hochschlagen in den medialen Recessus manchmal, und ist das hintere $2/3$ betroffen, so ist eine Luxation wie beim kompletten Korbhenkel möglich.

Leider kommt jedoch die isolierte Hinterhornverletzung des hinteren Drittels des Meniskus neben dem kompletten Korbhenkelriß bei weitem am häufigsten vor. In diesem Falle ist also ein weiteres operatives Vorge-

Abb. 134. Beginn der Resektion im intermediären Bereich mit der gewinkelten Knipszange

hen in reponiertem Zustand des Hinterhorns notwendig.

Ein Vorteil der Resektion in reponiertem Zustand ist, daß keine Aufwerfung oder Torquierung am freien Rand des Meniskus durch das Hochschlagen entsteht und damit eine sehr exakte verjüngende Schnittführung vom freien Rand bis zum Riß an der Basis im intermediären Bereich durchführbar ist.

Schritt 4: Abtrennung im intermediären Bereich

Ist wie beim Korbhenkel (s. 19.1, Schritt 2) die Verbindung zur Basis von der Fossa intercondylaris her gelöst, so läßt sich das ge-

Abb. 135. Lumensprung im intermediären Bereich ▷ zwischen stehengebliebenem und reseziertem Meniskusanteil

Abb. 136. Fortführung des Schnittes im Intermediärbereich mit der Präparierschere nach Einkerbung

Abb. 137. Abtrennung des Hinterhorns bis zur Rißbildung mit der Präparierschere

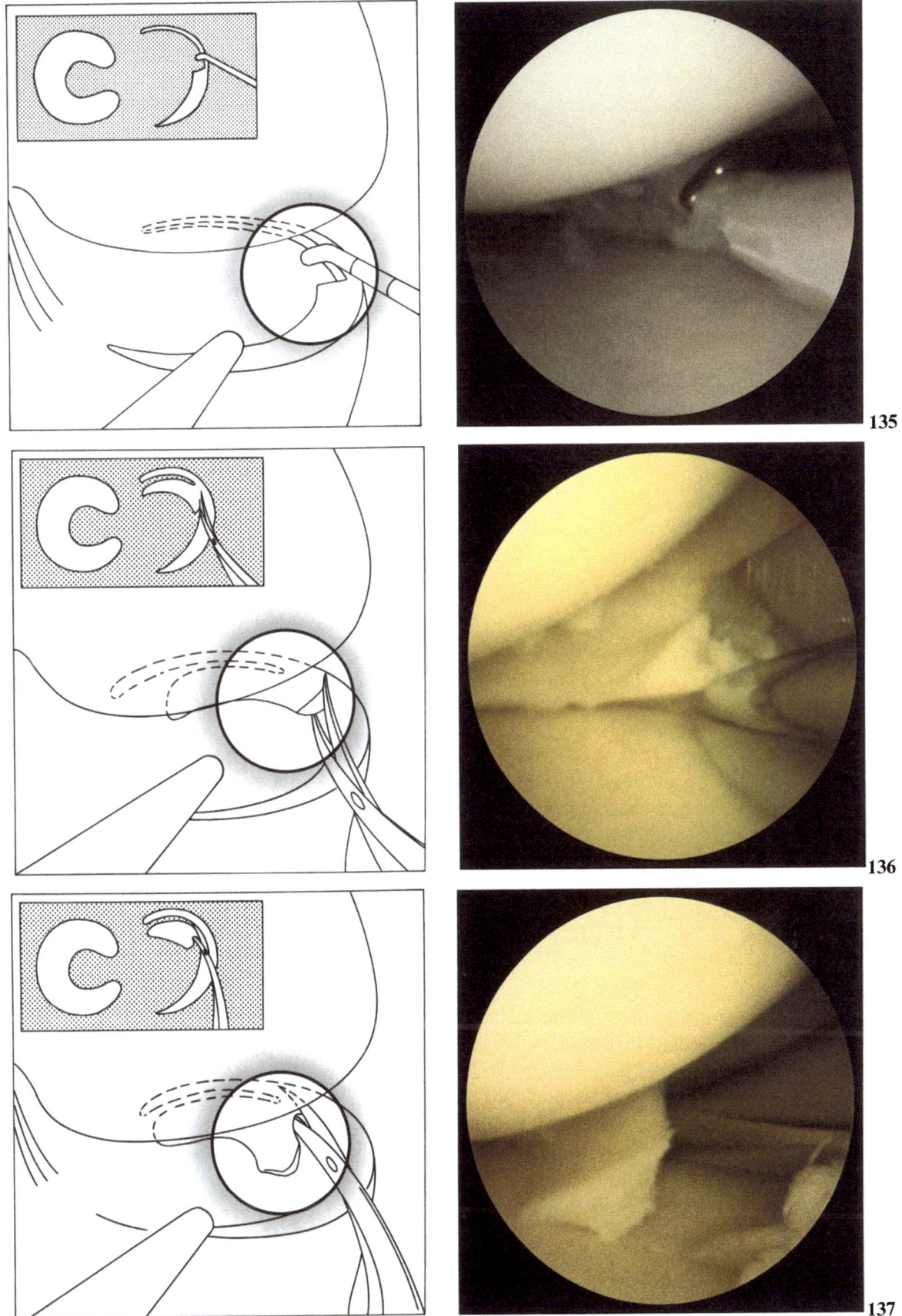

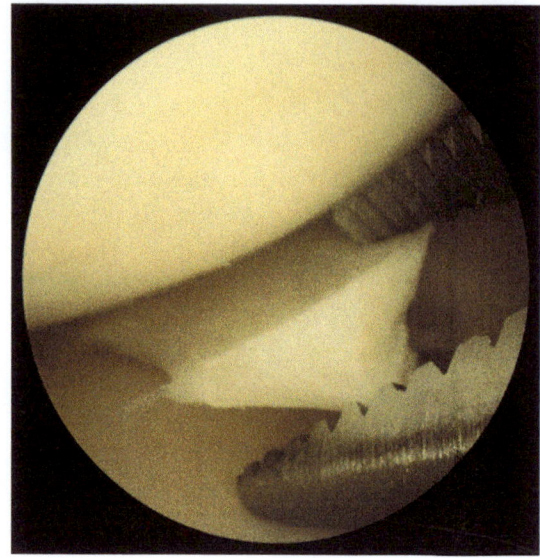
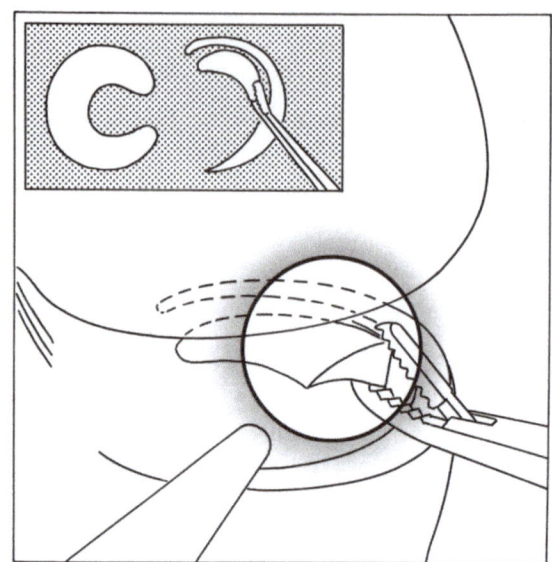

samte Hinterhorn lappenartig zwischen die Gelenkflächen einschlagen. Liegt ein vollkommen intaktes Vorderhorn vor (keine Farb-, keine Konsistenz-, keine degenerativen Veränderungen), ist die Indikation zu einer partiellen Hinterhornresektion gegeben.

Dann wird das in seiner ursprünglichen Lage liegende Hinterhorn vom freien Rand im intermediären Bereich her verjüngend reseziert.

Hierbei ist eine von ventral nach dorsal verjüngende Schnittführung anzustreben. Bewährt hat sich dabei, die Resektion am freien Rand ca. 1–2 cm ventral des Rißendes am Hinterhorn mit einer scharf abgewinkelten Knipszange zu beginnen (Abb. 134). Mit diesem von der medialen Inzision her eingeführten Instrument trifft man in dieser Situation senkrecht auf den freien Rand des Meniskus. Eine angestrebte Einkerbung im intermediären Bereich des medialen Meniskus mit einer geraden Knipszange, die tangential an dieser Stelle aufträfe, ist wesentlich schwieriger und die Einkerbung wird meist zu weit dorsal erfolgen. Die unschöne Folge nach erfolgter Resektion ist ein großer Lumensprung zwischen stehengebliebenem und reseziertem Meniskusanteil (Abb. 135).

Nach erfolgter Einkerbung am freien Rand im intermediären Bereich mit der Winkelknipszange benutzt man eine kleine, am

Abb. 138. Ergreifen des frei im Gelenk liegenden Hinterhorns mit der Faßzange

Ende leicht gebogene Präparierschere (kein spezielles arthroskopisches Operationsinstrument). Mit diesem Instrument kann man meistens den Schnitt von der Einkerbung bis zur Rißstelle sehr sauber und vollständig durchführen (Abb. 136 und 137). Liegt der Beginn des Risses zu weit im Hinterhornbereich, so daß der Raum für die Präparierschere zu eng wird, werden mit der geraden Hakenschere oder der geraden Knipszange die letzten Verbindungsfasern durchtrennt, bis das gesamte Hinterhorn frei im Gelenk liegt.

Schritt 5: Ergreifen und Extraktion

Liegt nach komplettierter Resektion das Hinterhorn frei im Gelenk, kommt es darauf an, möglichst schnell die Schere oder die Knipszange gegen eine schlanke Faßzange, die sich zwischen den Gelenkflächen gut öffnen läßt, auszutauschen (Abb. 138). Dieser Vorgang läßt sich im Gegensatz zu vielen anderen Operationsschritten sehr gut an Kniephantomen üben. Für ein sicheres und gezieltes operatives Vorgehen ist es notwendig, das Instrument sozusagen „blind" und schnell in das

Blickfeld des Arthroskops bringen zu können.

Man behält über das Arthroskop das freie Meniskusstück im Blickfeld und führt die geschlossene Faßzange so schnell wie möglich an das Meniskusstück heran. Es muß dabei Routine werden, nicht mit dem Arthroskop nach dem Instrument zu suchen, sondern das Operationsfeld bzw. das freie Meniskusstück im Blickfeld zu behalten und ohne Probleme das Instrument dorthin zu führen. Man darf nicht mit dem Arthroskop im Gelenk nach dem Instrument suchen, da dadurch zu viel Unruhe entsteht und man leicht den Überblick verliert.

Die Gefahr in dieser Phase der Operation ist das Wegschwimmen des Hinterhorns in den hinteren, schwer zugänglichen medialen Recessus. Um dies zu verhindern, müssen nach erfolgter vollständiger Durchtrennung alle Handgriffe wie oben beschrieben sitzen, um die Gefahr des Verschwindens im dorsalen Recessus zu verringern.

Droht das Hinterhorn nach dorsal wegzugleiten, so daß man mit der schlanken Faßzange nicht mehr zugreifen kann, kann man entweder mit der Hakensonde versuchen, das freie Meniskusstück wieder in das vordere Gelenkkompartment zu luxieren oder mit einem dünnen Sauger anzusaugen und nach vorne zu bringen. Anschließend wird es mit der Faßzange ergriffen, wobei wieder darauf zu achten ist, das Meniskusstück am freien Ende und nicht in der Mitte zu fassen, um ein problemloses Herausziehen durch die kleine Inzision zu ermöglichen. Das abgetrennte Meniskusstück wird dann aus dem Gelenk durch die kleine Inzision vorsichtig herausgezogen.

Ist aber trotz aller Vorsicht doch einmal das Meniskusstück im hinteren medialen Recessus verschwunden, muß man hinter dem medialen Kollateralband eine zusätzliche Inzision anbringen und dort mit dem Arthroskop und der Faßzange eingehen, um das Meniskusstück zu entfernen.

Schritt 6: Überprüfung, Glättung, Nachresektion

Nach Entfernung des großen Hinterhornstücks wird man mit der Hakensonde erneut die stehengebliebene Basis abtasten und evtl. noch verbliebene Fasern oder größere Meniskuslappen mit einer durchschneidenden Knipszange abtragen.

Das Ziel der partiellen Meniskektomie besteht darin, so viel Meniskusgewebe wie nötig zu entfernen und so viel wie möglich zu erhalten.

Bei einer zuvor beschriebenen partiellen Hinterhornresektion des medialen Meniskus z.B. wird das Hinterhorn in typischer Weise subtotal entfernt, während das Vorderhorn vollständig erhalten bleibt. Bei dieser Art von Resektion ist die kritische Zone, in der Stufenbildungen, ein- oder angerissene Meniskusteile bestehen bleiben können, der intermediäre Bereich des Meniskus. Hier muß deshalb mit der Hakensonde, nachdem das Hinterhorn aus dem Gelenk entfernt und die verbliebene Basis geglättet worden ist, genau geprüft werden, ob noch eine Stufenbildung oder instabile Meniskusteile verblieben sind. Eine sorgfältige angleichende Resektion und Glättung der Meniskusbasis wird die Rezidivquote deutlich verkleinern.

Im intermediären Bereich des Innenmeniskus ist es deshalb notwendig, auf einer Strecke von 1,5–2,0 cm den Meniskus verjüngend zu resezieren, d.h. etwa 8–10 mm Vorderhorn an die verbliebene, ca. 2–3 cm breite, Hinterhornbasis im Übergangsbereich anzugleichen. Bei richtig durchgeführter partieller Hinterhornresektion wird der Innenmeniskus im Vorderhorndrittel ein intaktes normales Vorderhorn aufweisen, im intermediären Bereich immer schmaler werden und das Hinterhorn wird subtotal entfernt sein.

Fast immer nach Entfernung des Hinterhorns ist es noch notwendig, den intermediären Bereich anzugleichen. Man wird hierbei immer versuchen, mit der Knipszange möglichst senkrecht auf den freien Rand des Meniskus zu treffen, da man dann eine bessere Angriffsfläche zur Resektion hat. Entscheidend ist, ein Gefühl dafür zu bekommen, die

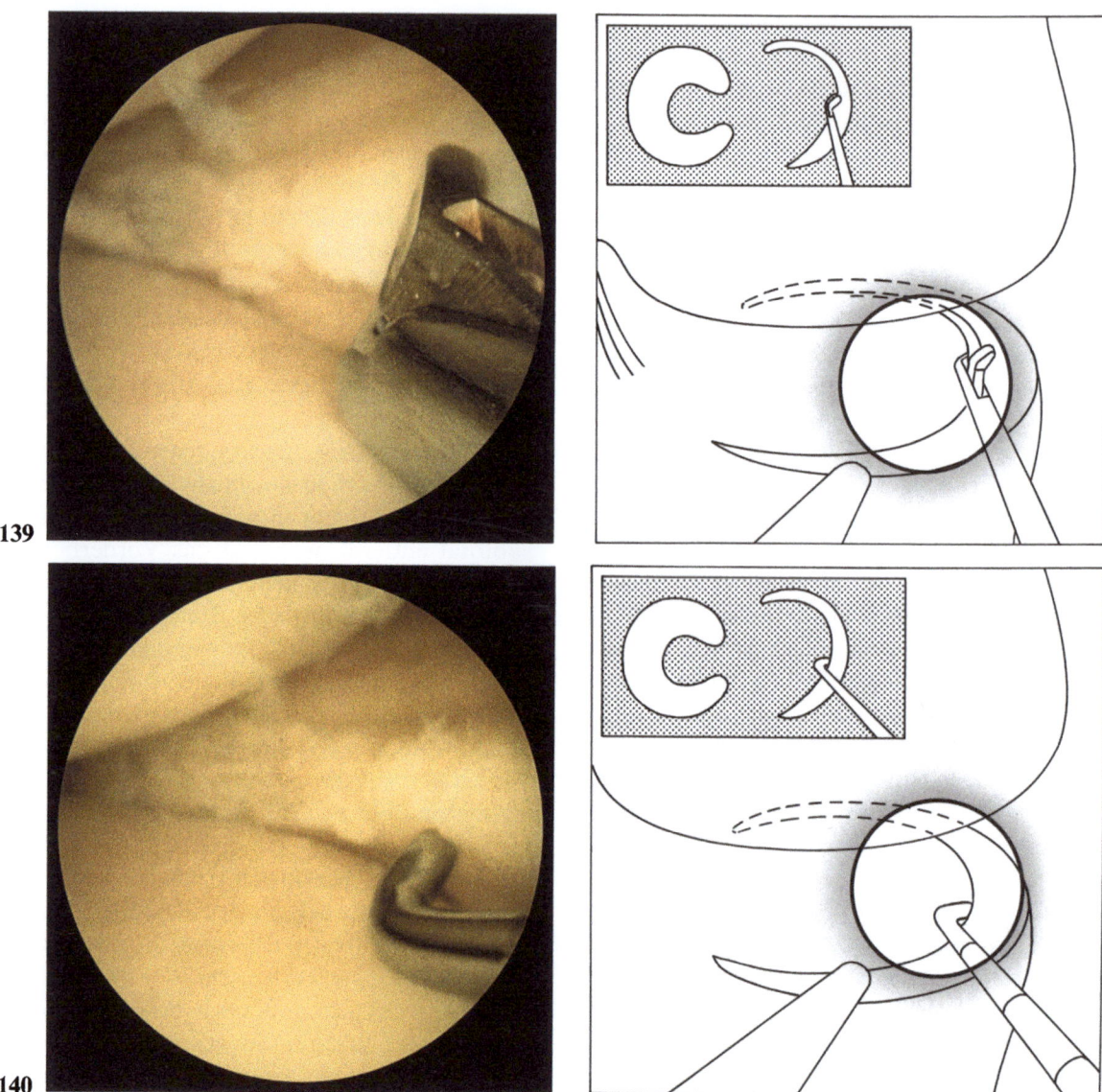

Abb. 139. Glättung und angleichende Resektion im intermediären Bereich des Innenmeniskus

Abb. 140. Überprüfung der stehengebliebenen Meniskusanteile mit der Hakensonde nach partieller Meniskektomie

so unterschiedlichen radiären Durchmesser im Vorder- und Hinterhornbereich möglichst sanft anzugleichen und dabei keine Stufenbildungen oder Instabilitäten zurückzulassen, aber auch nicht zu viel Meniskusgewebe zu entfernen.

Von der medialen Inzision als Arbeitskanal her wird dies am ehesten mit einer gebogenen, noch besser mit einer gewinkelten Knipszange gelingen (Abb. 139). Ist die Resektion von medial aus nicht ausreichend möglich, da die Knipszange durch das tangentiale Auftreffen auf den freien Rand nicht genug Angriffsfläche vorfindet, so ist es notwendig, das Arthroskop von medial her einzuführen und mit dem Instrument von der lateralen Inzision her vorzugehen. Insbesondere am Übergang vom Vorderhorn zum mittleren Drittel des Meniskus kann man dann in dieser Position entweder mit der geraden oder sogar mit der gewinkelten Knipszange gut die angleichende Resektion durchführen.

Die anfallenden Meniskuspartikel bei dieser Art von Knipsresektion werden zwischendurch mit einem Sauger aus dem Gelenk entfernt. Zum Abschluß werden mit der Hakensonde Resektion und Stabilität der verbliebenen Meniskusanteile noch einmal überprüft (Abb. 140).

19.3 Lappenriß

Lappenrisse des medialen Meniskus sind eine sehr häufige Verletzung und kommen in jedem Bereich des Meniskus vor, bei weitem am häufigsten jedoch in der hinteren Hälfte des Innenmeniskus. Der ausgedehnte Lappenriß des medialen Meniskus im Hinterhornbereich, der im intermediären Bereich gestielt ist, ist eine einfache Situation für eine arthroskopische Operation und eine ideale Konstellation für den Einstieg eines Anfängers. Der Stiel des Lappens muß durchtrennt werden, der Lappen ergriffen, aus dem Gelenk extrahiert und die Basis nachgeglättet werden.

Schritt 1: Darstellung

Beim Lappenriß des medialen Meniskus wird mit der Hakensonde der abgerissene Meniskusteil im Gelenk hin- und hergeschlagen. Dann wird die Basis an der Rißbildung genau untersucht und der Stiel des Lappens exakt dargestellt, ehe das weitere Vorgehen geplant wird (Abb. 141 und 142). Die mit Abstand am häufigsten vorliegende Verletzung ist der lappenartige Abriß des Hinterhorns mit Stiel im intermediären Bereich. Das operative Vorgehen bei dieser Art von Rißbildung wird im weiteren beschrieben.

Mit der Hakensonde muß dabei ganz besonders auf den Hinterhornteil des medialen Meniskus geachtet werden, der von der Fossa intercondylaris am besten zugänglich ist, also der am weitesten lateral gelegene Hinterhornanteil des medialen Meniskus. Hier finden sich sehr häufig instabile Meniskusteile oder weitere Meniskuslappen, da das Hinterhorn hier sehr selten völlig glatt abgerissen ist.

Diese Lappen können heimtückisch nach dorsal oder zum hinteren Kreuzband hin umgeschlagen sein und erst nach zielstrebiger Manipulation an der Basis mit der Hakensonde darstellbar sein.

Gelegentlich kommt es auch vor, daß der große, im intermediären Bereich gestielte Hinterhornlappen vollständig unter die Meniskusbasis eingeschlagen ist und bei alter, bereits abgerundeter Rißbildung außer einer Aufwerfung und einer deutlichen Differenz des radiären Durchmessers im intermediären Bereich zunächst aspektmäßig nichts auffälliges festzustellen ist. Erst das Hervorholen des abgerissenen Lappens mit der Hakensonde unter der Basis stellt das Ausmaß der Schädigung dar.

Bei der Diagnostik und Darstellung sollte man auch seltener vorkommende Situationen in Betracht ziehen. So kann z.B. ein lange bestehender Korbhenkelriß an seiner Verbindung zur Basis sowohl im Vorder- als auch im Hinterhornbereich zusätzlich abreißen, und an der Basis besteht ein glattes schmales Regenerat wie nach einer Meniskusentfernung. Beim Abriß im Vorderhornbereich kann der große Lappen in den hinteren Recessus umschlagen und von vorne nicht oder nur sehr schwierig darstellbar sein.

Auch der im Vorderhorn gestielte Lappen, der in den medialen Recessus hochgeschlagen ist, kann bei einem etwas hypertrophierten Hoffa-Fettkörper oder größerer Zottenbildung im Gelenk gelegentlich Schwierigkeiten in der Darstellung bereiten, und man muß an die Möglichkeit einer solchen Verletzung denken.

Insbesondere der im Hinterhorn gestielte große Meniskuslappen, der in den hinteren Recessus umgeschlagen ist, kann leicht übersehen werden. Es muß bei der Diagnostik und der Überprüfung mit dem Haken auffallen, daß hier von der Größe und von der Konsistenz her kein normaler Meniskus vorliegt, sondern daß es sich um ein Regenerat handelt und irgendwo im Gelenk der abgerissene Teil verblieben sein muß. Sollte sich dann nirgendwo im Gelenk ein komplett abgerissener Meniskusteil finden und sich auch trotz aller Mühe von vorne der große Menis-

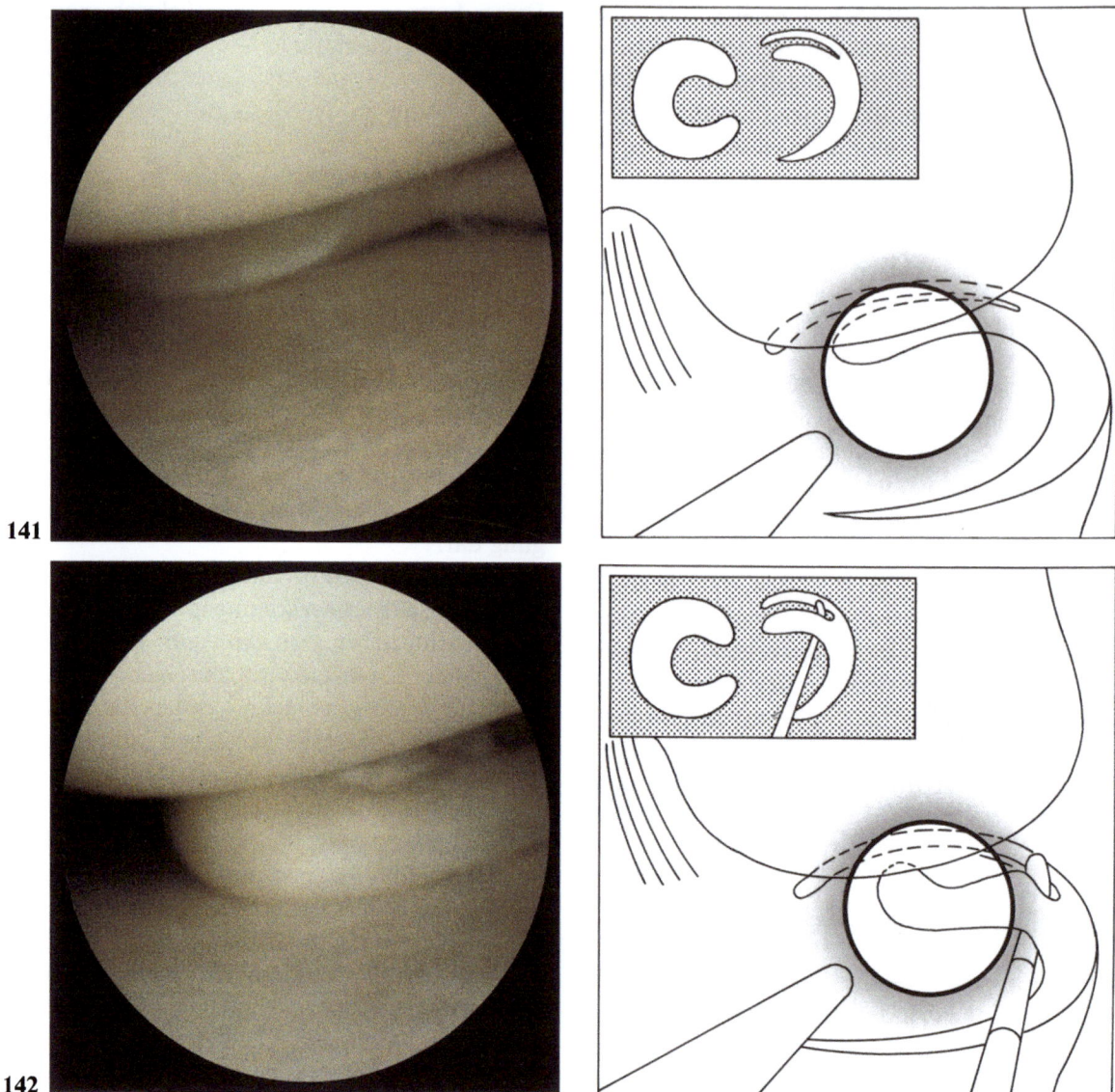

Abb. 141. Hinterhornlappenriß am medialen Meniskus

Abb. 142. Darstellung des abgerundeten Hinterhornlappens mit der Hakensonde

kuslappen nicht darstellen lassen, so muß man hinter dem medialen Kollateralband das Arthroskop einführen, den hinteren medialen Recessus inspizieren, um den nach dort umgeschlagenen Meniskusanteil darstellen zu können. Auch isolierte Hinterhornlappen, die ihre Verbindung zur Basis nicht im intermediären Bereich, sondern zumeist sehr weit lateral Richtung Fossa intercondylaris haben, können in den hinteren Recessus umgeschlagen sein und Schwierigkeiten bei der Darstellung bereiten.

Dies sind zwar Ausnahmefälle, jedoch ist es wichtig im entscheidenden Moment daran zu denken und sich nicht mit einem vermeintlich gesunden Meniskus zufriedenzugeben.

In der Regel jedoch besteht eine Stufenbildung oder ein kleiner Lappen an der lateralen Anheftungsstelle des medialen Hinterhorns und ein großer Lappen des Hinterhorns, der im intermediären Bereich gestielt ist.

Schritt 2: Hinterhornschnitt

Beim Vorliegen dieser Läsion ist die Reihenfolge der einzelnen Schritte nicht von so entscheidender Bedeutung wie bei den bisher beschriebenen Verletzungen. Man kann ohne weiteres auch zunächst den großen, intermediär gestielten Lappen abtragen und sich danach erst den von der Fossa intercondylaris her zugänglichen Hinterhornteilen zuwenden; in manchen Fällen ist dies sogar von Vorteil, z.B. wenn der vordere Lappen sehr groß ist und somit die Sicht und Arbeitsmöglichkeit in diesem Bereich behindert.

Zumeist jedoch kann man mit einer gebogenen Knipszange von der Fossa intercondylaris her die Stufenbildung sukzessive abtragen oder die Verbindung zur Basis des kleinen Lappens durchtrennen. Hat man hier ein größeres Meniskusstück abgetragen, so wird dies mit der Faßzange ergriffen und aus dem Gelenk extrahiert. Gelangt man auch mit der schlanken Faßzange nicht in diese hinteren Bereiche des Gelenks, so kann man entweder mit der Hakensonde oder mit dem Sauger das Meniskusstück in den vorderen Gelenkanteil bringen und dann mit der Faßzange aus dem Gelenk entfernen.

Schritt 3: Zurechtlegen des Meniskuslappens

Der große, im intermediären Bereich gestielte, die klinischen Symptome verursachende Meniskuslappen, der sehr oft zwischen die Gelenkflächen luxiert ist, wird mit der Hakensonde reponiert, zurechtgelegt und in seine ursprüngliche Lage gebracht. Erfahrungsgemäß ist dann das genaue Ausmaß der Rißbildung und der verbliebene Stiel zur Basis am besten darstellbar.

Schritt 4: Abtrennung im intermediären Bereich

Zu dieser Situation s. auch Abschn. 19.2, Schritt 4.

Der Stiel des Meniskuslappens wird vom freien Rand verjüngend bis zur Rißbildung mit einer gewinkelten Knipszange oder einer Präparierschere abgetragen, bis der Meniskuslappen frei im Gelenk ist (Abb. 143–145). Dabei spart man Zeit, wenn die Schnittführung so gewählt wird, daß der Meniskus sich von ventral nach dorsal verjüngt und keine Stufenbildung zurückbleibt.

Abb. 143. Verjüngende Resektion im Intermediärbereich mit der Präparierschere

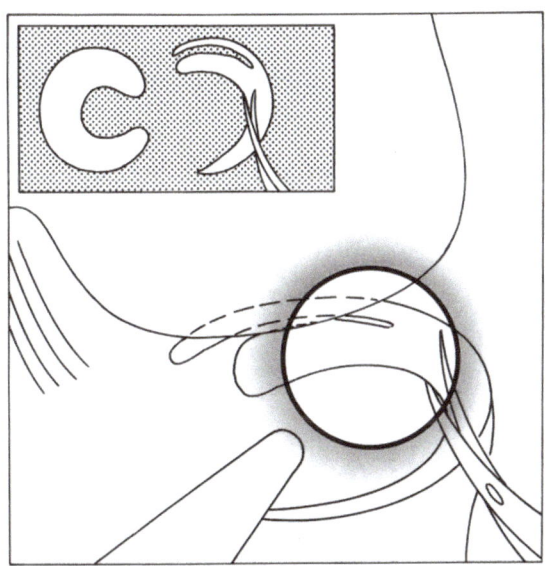
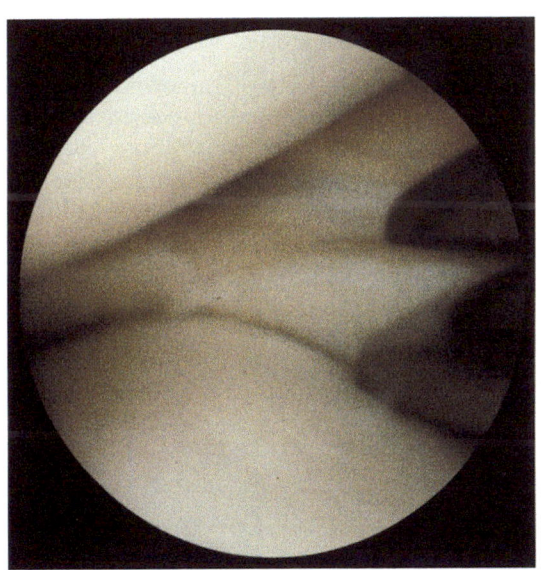

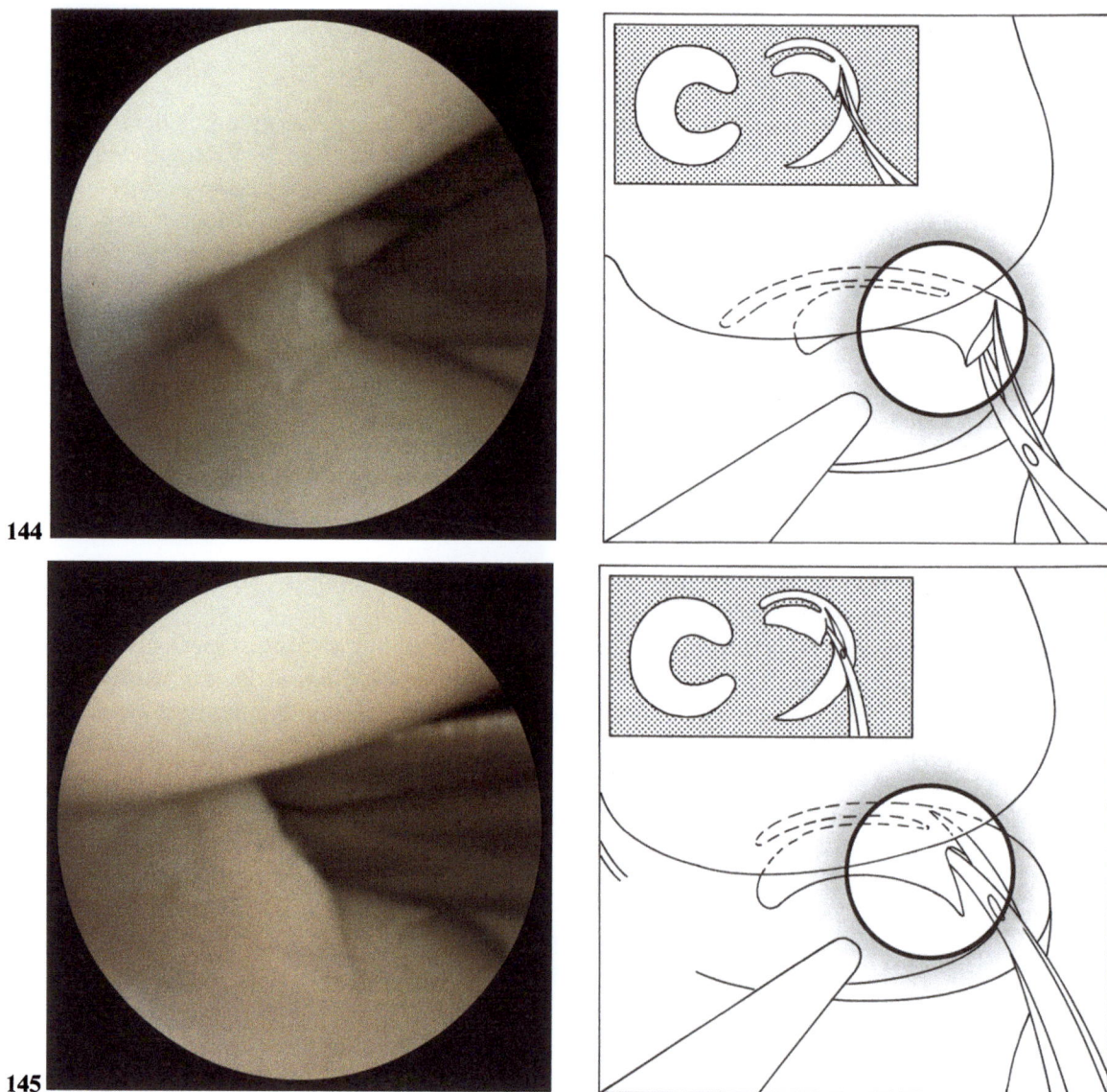

Abb. 144. Partielle Hinterhornresektion am medialen Meniskus mit der Präparierschere

Abb. 145. Vollendung der Hinterhornresektion

Abb. 146. Abgetrenntes Hinterhorn des medialen Meniskus frei im Gelenk

Abb. 147. Aufsuchen des freien Meniskushinterhorns mit der Faßzange

Abb. 148. Ergreifen des Innenmeniskushinterhorns mit der Faßzange

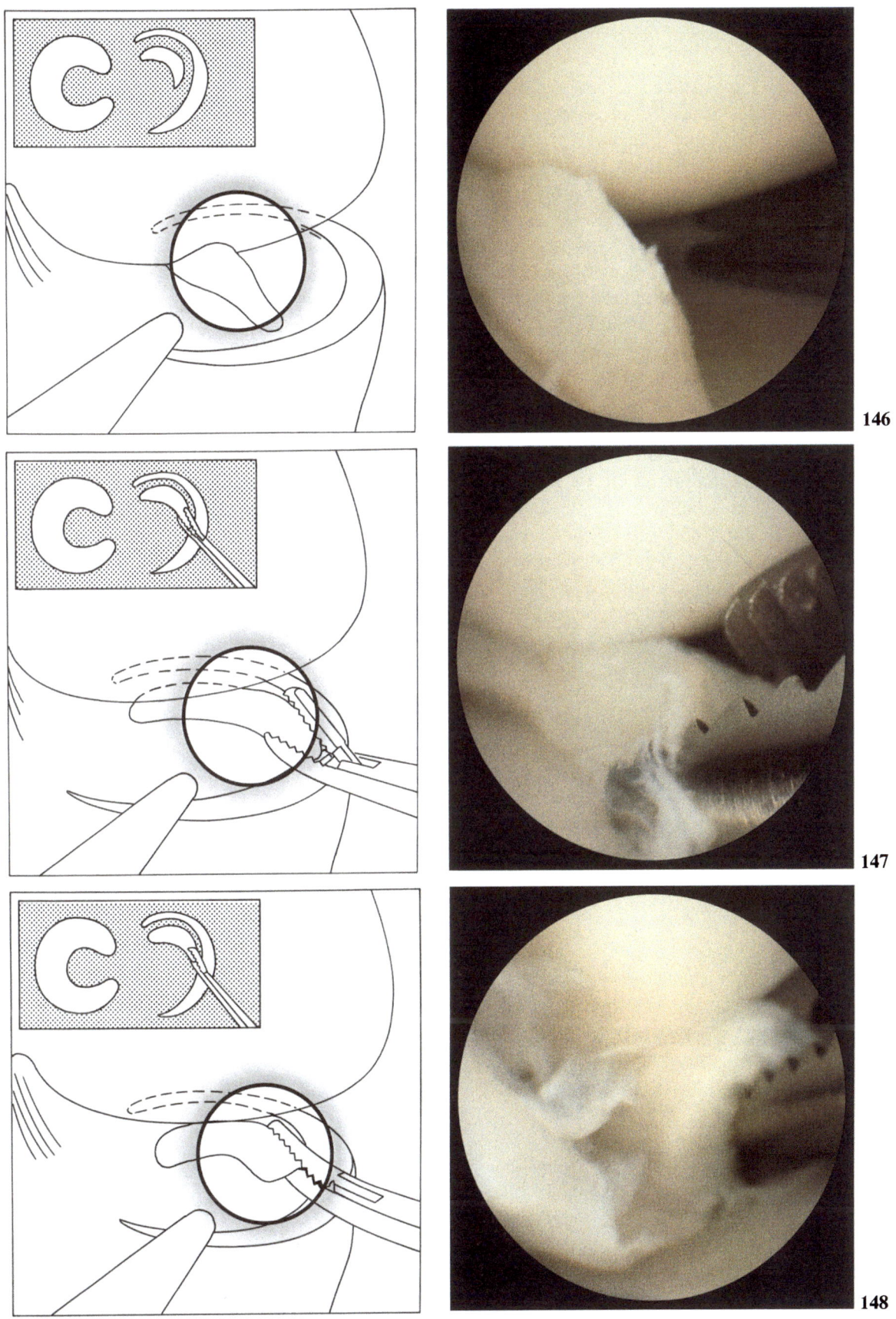

Schritt 5:
Ergreifen und Extraktion

Liegt der Lappen nach vollständiger Durchtrennung des Stiels frei im Gelenk, so wird er schnell mit einer Faßzange ergriffen und aus dem Gelenk extrahiert (Abb. 146–148).

Ist man sich in der Handhabung der Instrumente, insbesondere in der Triangulation, noch nicht so sicher, kann man eine sehr schmale Brücke zwischen Meniskuslappen und -basis stehenlassen und diese nach festem Ergreifen des Lappens mit einem Ruck durchreißen. Damit wird verhindert, daß der künstlich produzierte freie Gelenkkörper u.U. wegschwimmt.

Eine andere Möglichkeit ist das Ergreifen des Lappens vor der Durchtrennung des Stiels. Man kann hierzu die Faßzange durch die gleiche Inzision wie das Schneideinstrument oder durch eine zusätzliche Inzision einführen (Abb. 149). Dem Temperament und Geschick des Operateurs sind hier keine Grenzen gesetzt.

Schritt 6:
Überprüfung, Glättung, Nachresektion

Nach Entfernung eines oder mehrerer größerer Meniskuslappen ist erneut eine genaue Überprüfung der Situation mit der Hakensonde notwendig. Weitere größere, instabile Teile können an der Basis verblieben sein. Wiederum wird dann mit den Knipszangen, die der jeweiligen Situation angepaßt gerade, gebogen oder gewinkelt sind, die Basis ringsum geglättet und insbesondere im Bereich der Schnittstelle verjüngend nachreseziert und geglättet (Abb. 150). Bei kleinen Meniskuslappen mit ringsum stabiler und intakter Basis, die lediglich einen kleinen, isolierten Abriß am freien Rand aufweisen, ist die Abtragung der Stufenbildung nach ventral und dorsal nach der Entfernung des Lappens der wichtigste Teil der Operation.

Ziel wiederum ist es, so viel wie nötig und so wenig wie möglich zu entfernen und einen glatten und stabilen Restmeniskus zu belassen (Abb. 151).

Abb. 150. Glättung der intermediären Übergangs- ▷ zone nach partieller Hinterhornresektion mit der Knipszange

Abb. 151. Innenmeniskus nach partieller Hinterhornresektion mit intaktem Vorderhorn und sich verjüngender Intermediärzone

Abb. 149. Arthroskop in anterolateraler Inzision, schmale Faßzange und Schneideinstrument in der anteromedialen Inzision zum gleichzeitigen Fassen und Abschneiden eines Meniskusteils

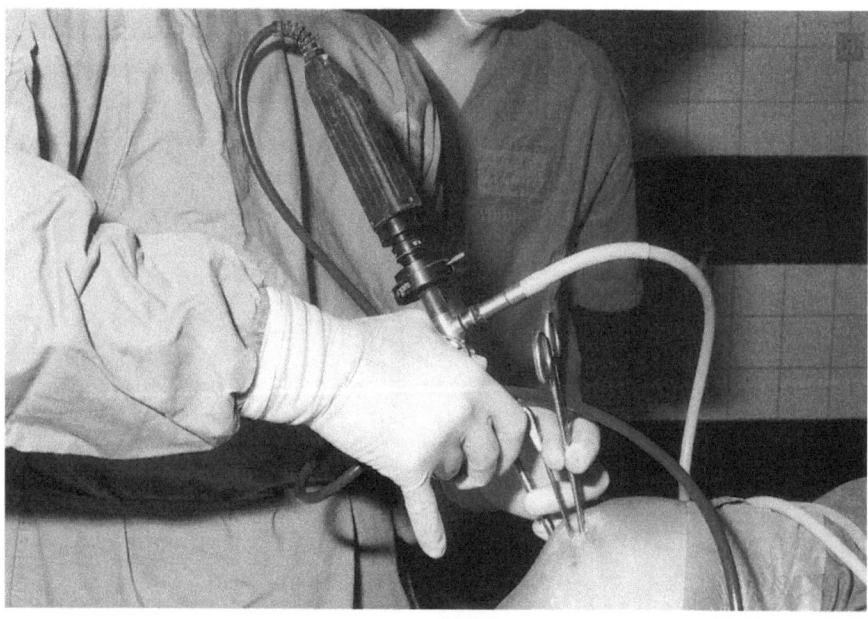

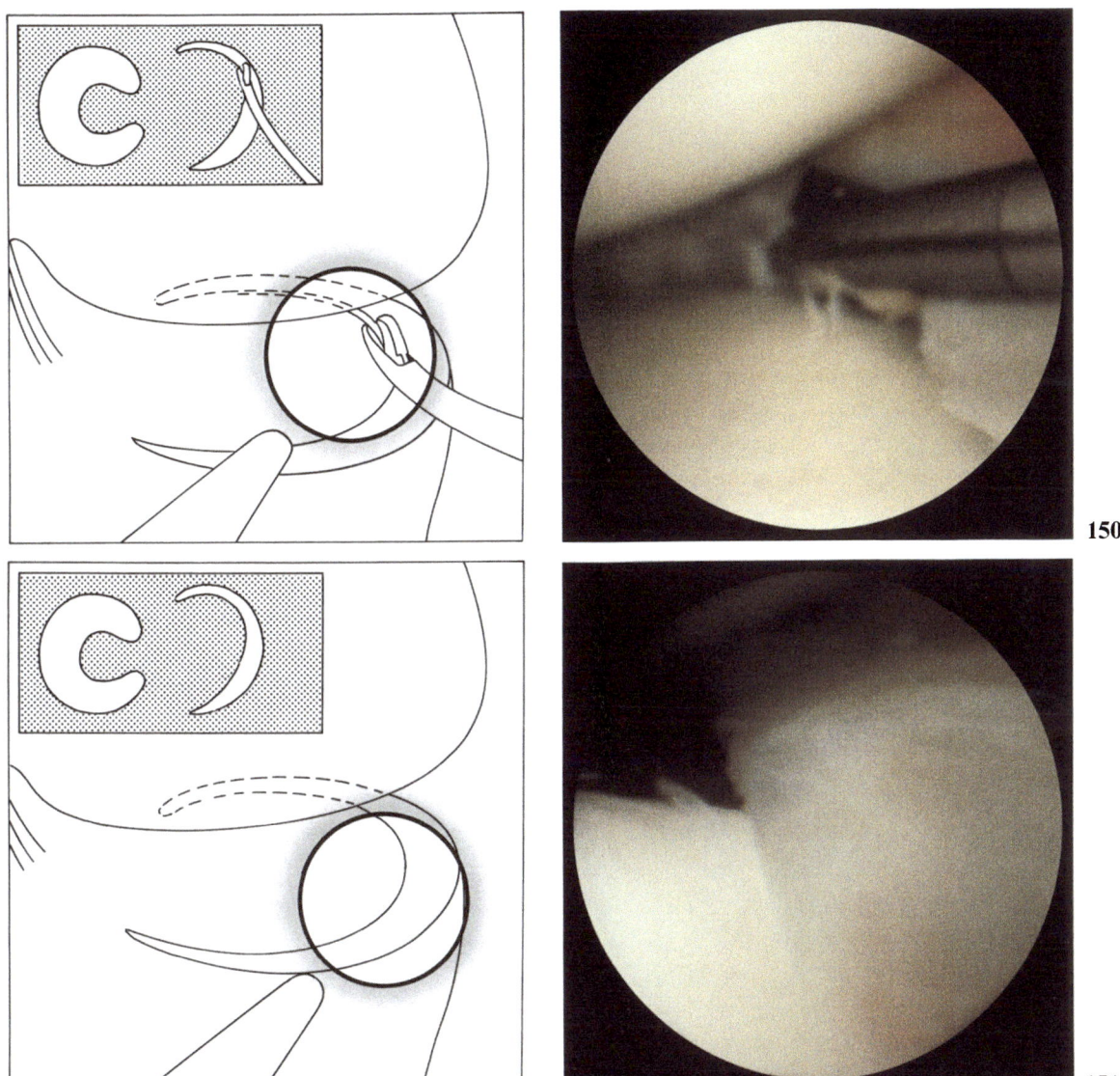

150

151

19.4 Radiärer Einriß

Beim radiären Einriß ist der Körper des Meniskus quer eingerissen. Diese Art von Rißbildung ist häufiger am lateralen als am medialen Meniskus zu finden. Die Ausdehnung der Rißbildung und ihre klinische Bedeutung ist sehr unterschiedlich: sie kann von einem kleinen, klinisch unbedeutenden radiären Einriß am freien Rand reichen bis zu einer kompletten Teilung des Meniskus, wenn der radiäre Einriß auch die Basis miteinschließt. Dies ist aber nur sehr selten der Fall; in der Regel, wenn diese Art von Rißbildung klinische Relevanz bekommen hat, ist die Hälfte bis $2/3$ des Meniskus vom freien Rand her radiär eingerissen.

Relativ häufig kommt es vor, daß an der Spitze des radiären Einrisses der Meniskus an der Basis zirkulär auch noch abgerissen ist, so daß lappenartige Abrisse entstanden sind.

Diese Art von Rißbildung, der reine radiäre Einriß und seine mit dem vertikalen Basisriß kombinierten Mischformen sind sehr gut geeignet für die partielle arthroskopische Meniskektomie. In der Regel können große funktionell wirksame Teile des Meniskus erhalten werden. Bei zirkulär vollständig erhaltener Basis wird lediglich am freien Rand eine

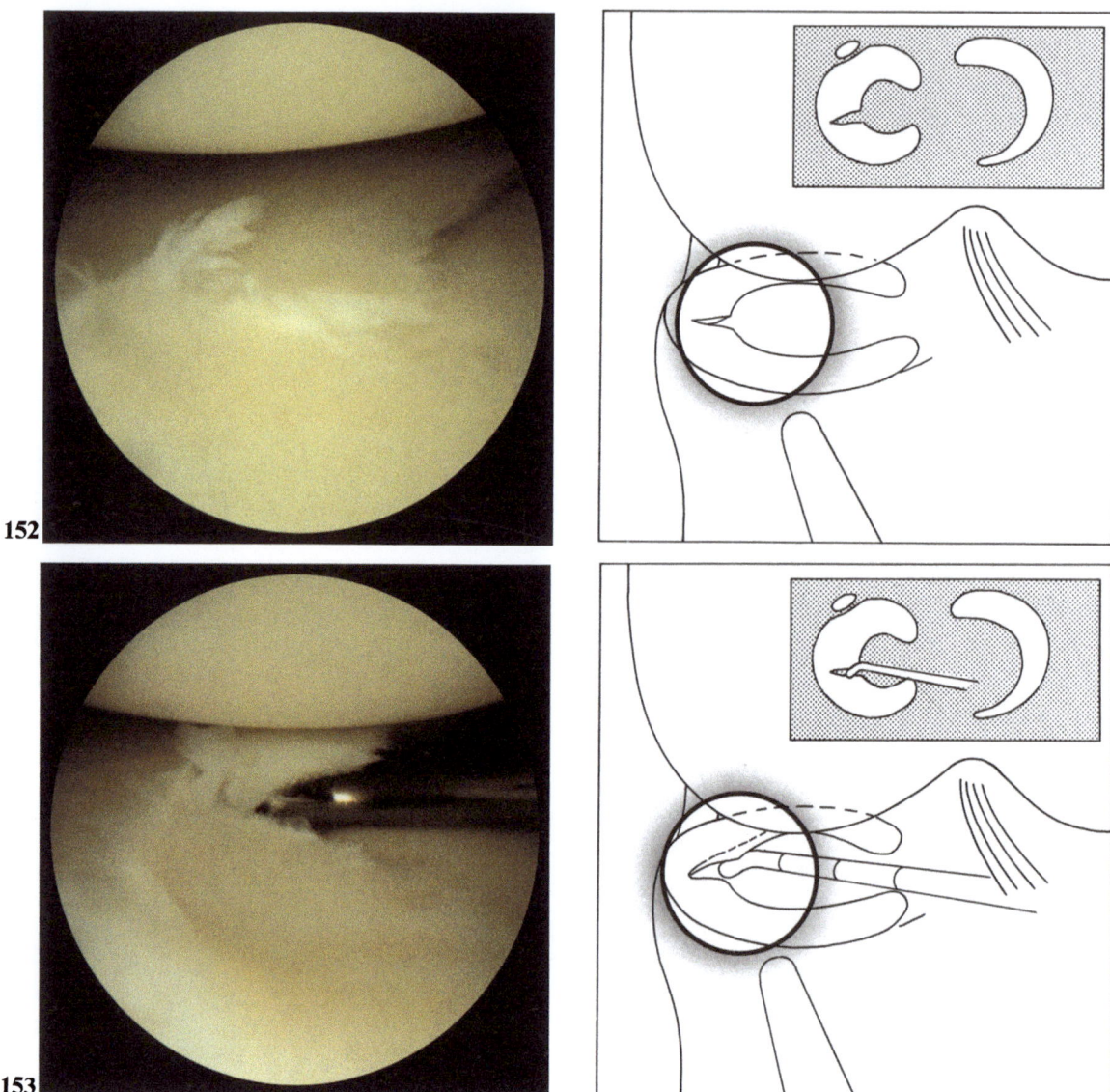

Resektion bis an die Spitze der Rißbildung durchgeführt, die sich ventral und dorsal verjüngt.

Schritt 1: Darstellung

Der radiäre Einriß fällt auch dem nicht so erfahrenen Untersucher bei der 1. Inspektion gleich auf (Abb. 152). Wichtig jedoch ist, daß man mit der Hakensonde genau abtastet, wie weit die Rißbildung in den Körper des Meniskus und an die Basis bzw. in die Basis hineinreicht (Abb. 153). Ebenso unumgänglich ist, ventral und dorsal vom radiären Ein-

Abb. 152. Radiärriß im intermediären Meniskusbereich

Abb. 153. Darstellung der radiären Rißbildung mit der Hakensonde

riß und speziell an der Spitze des Einrisses, den Meniskus nach weiteren Rissen und degenerativen Veränderungen abzutasten. Ist man sich dann über das genaue Ausmaß der Schädigung im klaren, können die einzelnen Operationsschritte festgelegt und vollzogen werden.

*Schritte 2–4: Hinterhornschnitt,
Zurechtlegung, Vorderhornschnitt*

Zum Abschluß des Abtastens wird man sich den Meniskus in seine ursprüngliche Lage mit der Hakensonde wieder zurechtlegen, um dann, je nach Lage des radiären Einrisses, mit einer entsprechenden Knipszange die Schnittführungen durchzuführen. Die Reihenfolge dabei richtet sich nach den günstigsten Sichtmöglichkeiten.

Ziel der Resektion ist es, eine verjüngende Resektion vom freien Rand bis an die Spitze des radiären Einrisses durchzuführen, und zwar sowohl ventral als auch dorsal bzw. medial und lateral vom radiären Einriß.

Am häufigsten ist das Hinterhorn bzw. die hintere Hälfte des medialen Meniskus von dieser Art der Rißbildung betroffen. Je weiter dorsal der Riß liegt, desto schwieriger ist das arthroskopische operative Vorgehen.

Betrifft der radiäre Einriß $2/3$ des Meniskuskörpers vom freien Rand her und liegt er im intermediären Bereich, so wird zunächst das Arthroskop von lateral her eingeführt. Mit einer scharf gewinkelten Knipszange wird nun von ventral her vom freien Rand des Vorderhorns 1,0–1,5 cm vor dem Einriß eine verjüngende Resektion bis an die Spitze der Rißbildung durchgeführt (Abb. 154). Der hierbei anfallende größere dreieckige Meniskusteil wird mit der Faßzange ergriffen und aus dem Gelenk entfernt.

Der Meniskus ist jetzt nach ventral verjüngend reseziert und angeglichen und hat noch an der Stelle des radiären Einrisses nach dorsal eine grobe Stufenbildung (Abb. 155). Die Angleichung in diesem Bereich kann prinzipiell von 2 Seiten her erfolgen:

Man kann entweder von der Spitze des Einrisses verjüngend auf den freien Rand zuschneiden oder vom freien Rand verjüngend auf die Spitze des Einrisses (Abb. 156). Schneidet man von der Spitze des Einrisses aus, besteht die Gefahr, daß zu viel gesundes Meniskusgewebe reseziert wird.

Empfehlenswert ist deshalb, mit einer geeigneten gewinkelten Knipszange – evtl. nach Umwechseln des Arthroskops in die mediale Inzision – vom freien Rand unter guter Sicht auf die Spitze des radiären Einrisses zuzuschneiden (Abb. 157). Wiederum wird ein in etwa dreieckiger Meniskusanteil anfallen, der mit der Faßzange ergriffen und aus dem Gelenk entfernt wird.

Ähnlich ist das Vorgehen, nur technisch etwas schwieriger, wenn die Rißbildung weiter dorsal direkt im Hinterhorn liegt und die

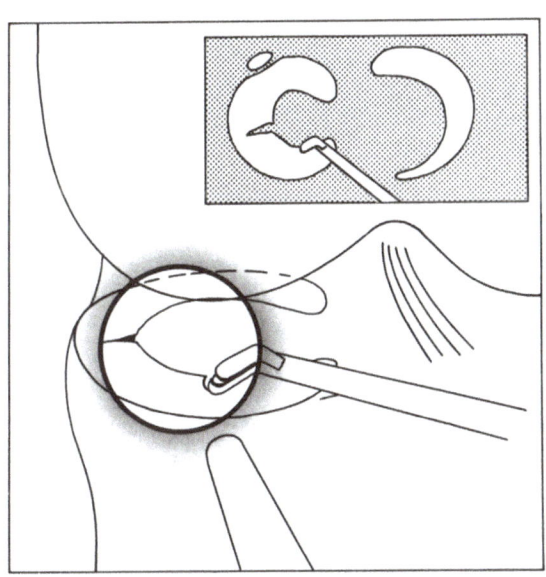
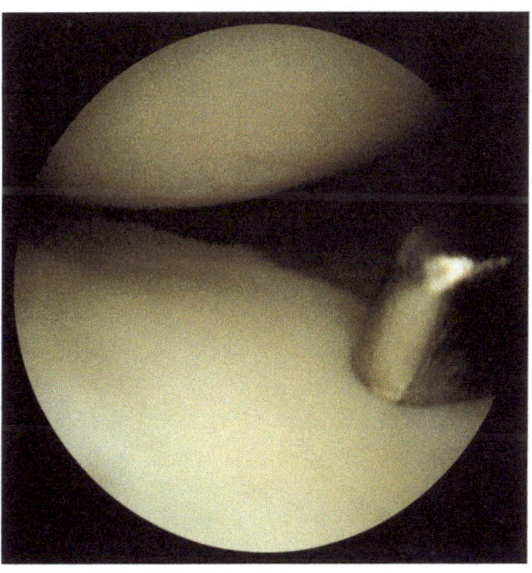

Abb. 154. Beginn der Resektion ventral der radiären Rißbildung mit der gewinkelten Knipszange

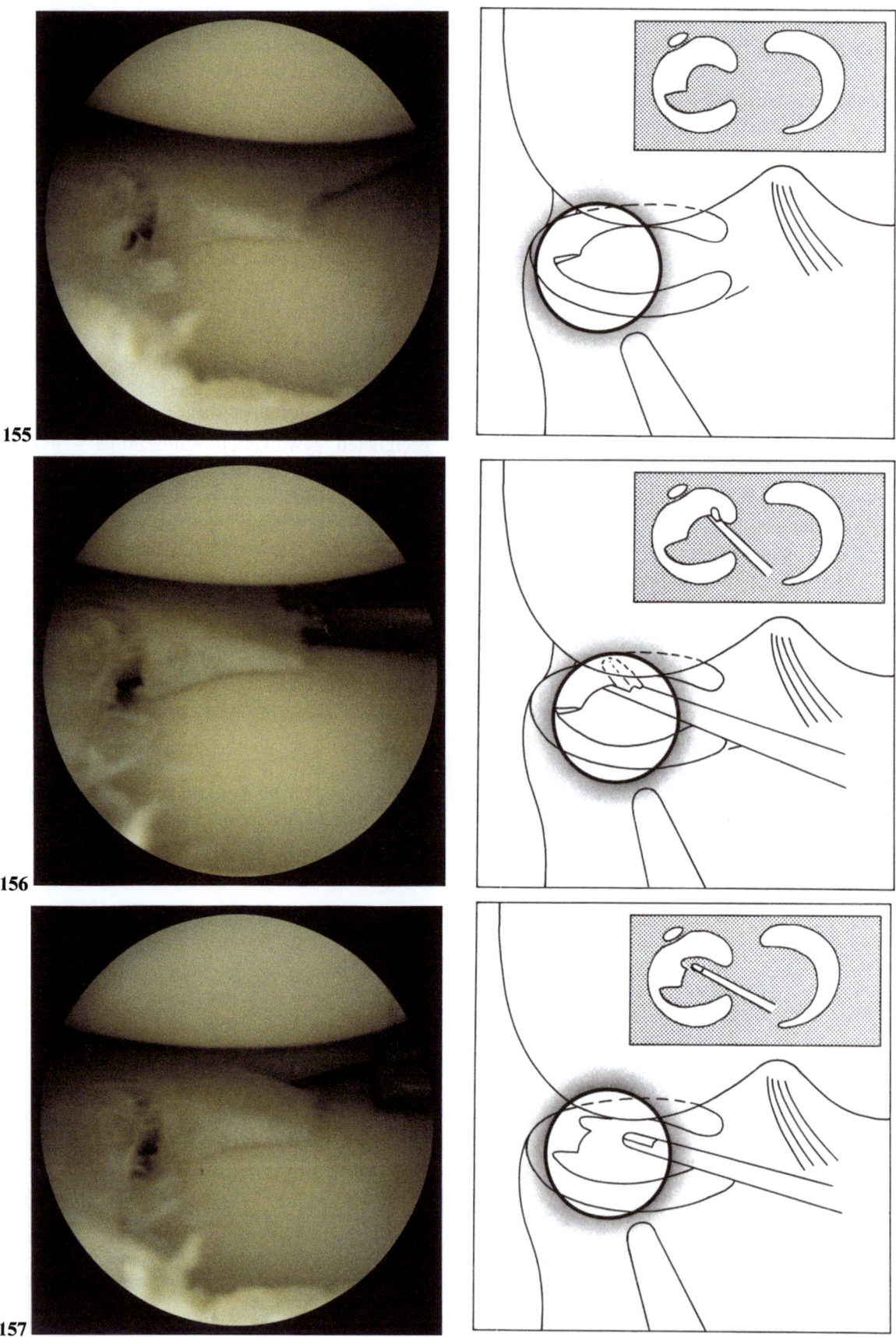

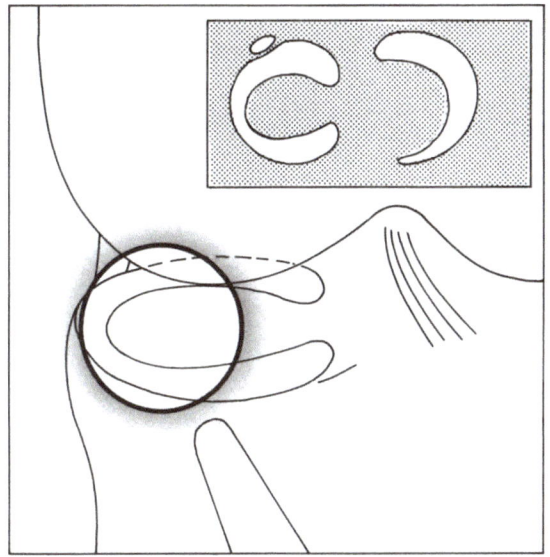 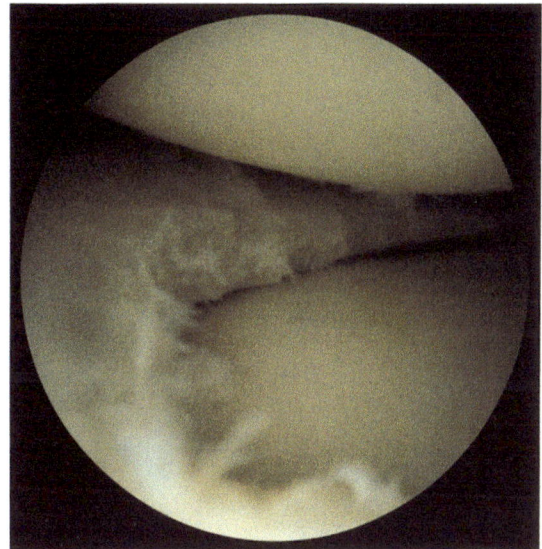

Spitze des radiären Einrisses von dem Kondylus verdeckt wird. Das genaue Abtasten und Darstellen mit der Hakensonde und das Gefühl des Operateurs beim Schneiden sind dann entscheidend dafür, daß nicht zu viel Meniskusgewebe geopfert wird.

Beim radiären Einriß im Hinterhornbereich des medialen Meniskus wird jeweils 1,0–1,5 cm medial und lateral von der Rißbildung vom freien Rand eine verjüngende Resektion bis an die Spitze des Risses durchgeführt. Hierbei werden 3,4-mm-Knipszangen eingesetzt, die je nach Situation gebogen, gewinkelt oder gerade sind. Man wird das Instrument wählen, mit dem man schnell, exakt und in günstiger Winkelstellung zum Meniskus den Schnitt durchführen kann.

Schritt 5: Ergreifen und Extraktion

Die hier anfallenden größeren Meniskusteile werden, entweder wenn sie frei im Gelenk

---

◁ **Abb. 155.** Durchgeführte verjüngende Resektion ventral der radiären Rißbildung

Abb. 156. Beginn der Resektion dorsal der radiären Rißbildung

Abb. 157. Verjüngende Resektion von dorsal zur radiären Rißbildung

Abb. 158. Durchgeführte partielle Meniskektomie bei radiärer Rißbildung und intakter Meniskusbasis

sind oder nur noch an einer schmalen Brücke hängen, mit der Faßzange ergriffen und aus dem Gelenk extrahiert. Die kleineren angefallenen Meniskuspartikel werden mit einem Sauger aus dem Gelenk entfernt.

Schritt 6: Überprüfung, Glättung, Nachresektion

Nach Ausschneidung des radiären Einrisses mit seiner Umgebung vom freien Rand her wird erneut mit einer Hakensonde die Basis, der freie Rand und insbesondere das Meniskusgewebe an der Schnittstelle und an der Spitze des Einrisses überprüft. Etwa noch bestehende Auffaserungen und verbliebene Kanten- und Stufenbildungen an der Schnittführung werden mit entsprechenden durchschneidenden Knipszangen geglättet. Nach der partiellen Resektion dürfen keine instabilen oder degenerativ veränderten Meniskusteile zurückbleiben, und es soll so viel Meniskusgewebe wie möglich erhalten werden (Abb. 158).

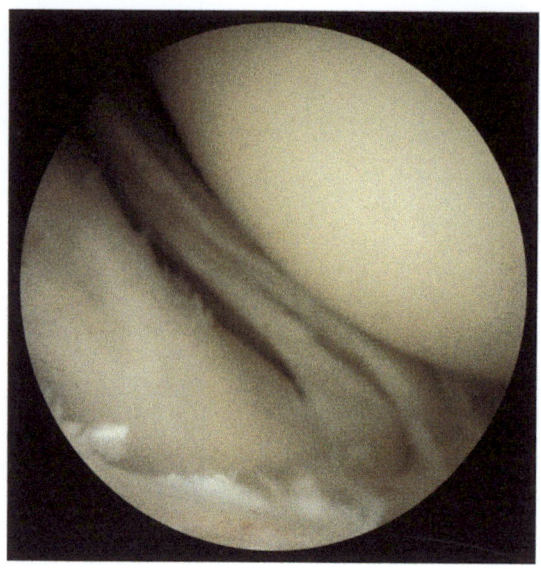 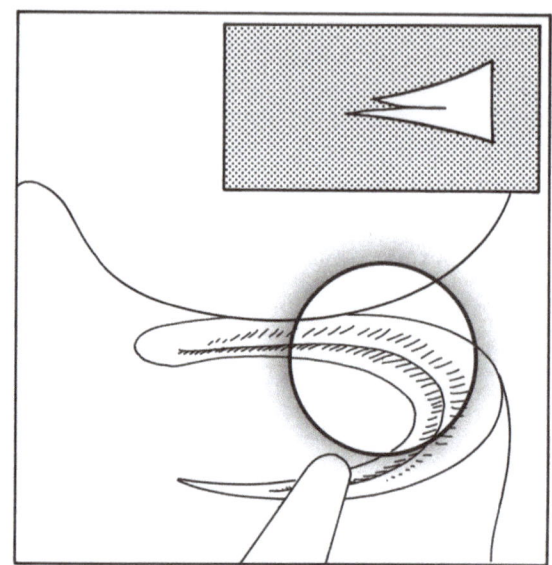

Abb. 159. Lippenförmiger Horizontalriß der Meniskusbasis

19.5 Tangentiale, horizontale und inkomplette Einrisse

Eine „kochbuchrezeptmäßige" Anleitung für das operative Vorgehen bei jeder Art von Einriß am Innenmeniskus ist wegen der Fülle der verschiedenen Formen nicht möglich. Deshalb wurden die Hauptformen der Rißbildungen und das operative Vorgehen im einzelnen beschrieben.

Bei den tangentialen, horizontalen und inkompletten Einrissen hängt das operative Vorgehen sehr stark von der Lokalisation der Schädigung, dem Ausmaß des Risses und der klinischen Relevanz ab.

Nicht jede kleine Rißbildung am Meniskus macht klinische Beschwerden und muß operiert werden.

Der tangentiale Einriß des Meniskus kann an jeder Stelle vorkommen und ist eine Mischform aus radiärem, horizontalem und Lappenriß. Reseziert werden die instabilen und degenerativ veränderten Teile des Meniskus, wobei es sicherlich Grenzfälle gibt, in denen schwer zu entscheiden ist, ob ein Meniskusteil entfernt oder belassen werden sollte.

Die horizontalen Einrisse des medialen Meniskus, wie lippenförmige Einrisse an der Basis oder horizontale Abrisse der Oberfläche des Meniskus, sind eine relativ häufige Form der Rißbildung (Abb. 159–163).

In manchen Fällen kann man den größeren und stabileren Teil des horizontal gespaltenen Meniskus erhalten; es muß jedoch eine gute Chance bestehen, daß dieser verbliebene Meniskusanteil nicht bei der ersten Belastung abreißt.

Inkomplette vertikale Einrisse an der Unter- oder Oberfläche des Meniskus findet man sehr häufig, und sie sind nicht immer eine Indikation dafür, gleich den ganzen Meniskus zu entfernen. Entscheidend wiederum ist das Ausmaß der Rißbildung und die klinische Bedeutung, die dieser Schädigung zukommt.

Abb. 160. Hinterhornresektion bei horizontal eingerissenem Meniskus

Abb. 161. Vorderhornresektion des horizontal gespaltenen Meniskus mit der Knipszange

Abb. 162. Sukzessive Resektion des Horizontalrisses

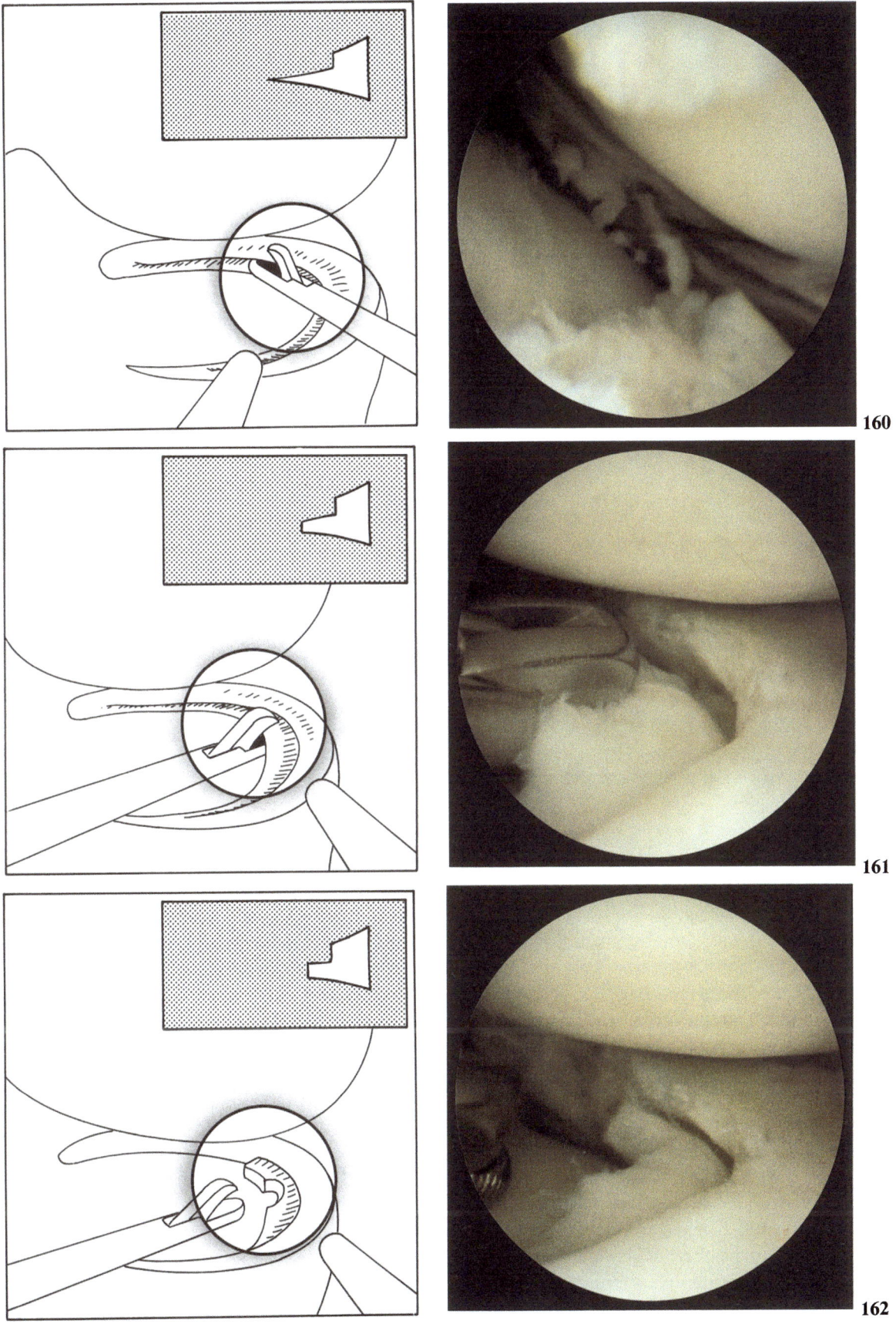

160
161
162

135

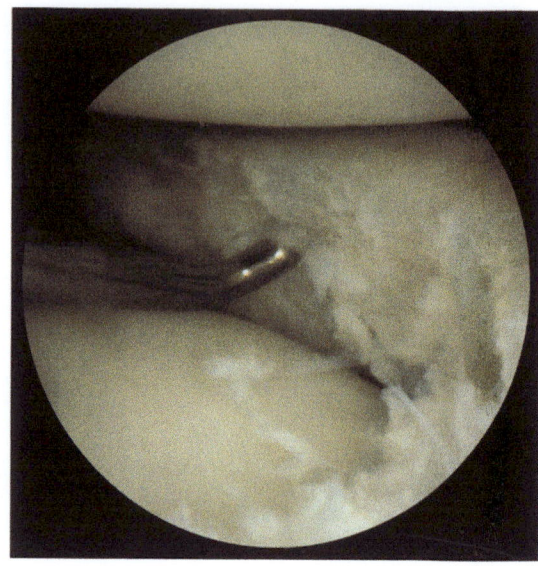
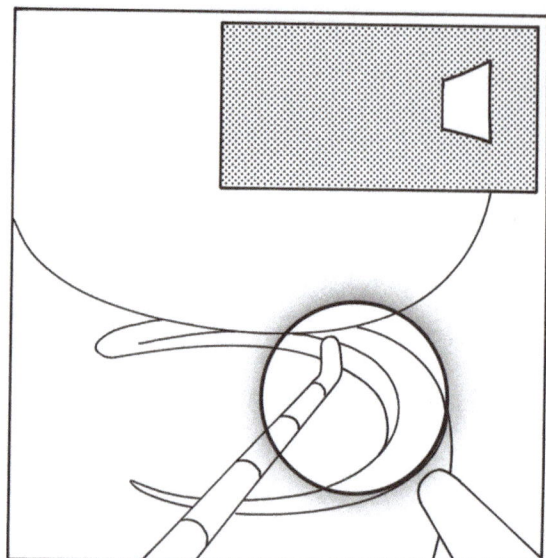

Abb. 163. Überprüfung der Meniskusbasis mit der Hakensonde nach reseziertem Horizontalriß

Das operationstechnische arthroskopische Vorgehen ist analog den einzelnen Schritten bei den oben beschriebenen Rißbildungen bzw. den Auffaserungen und degenerativen Veränderungen sowie der subtotalen Meniskektomie, die im folgenden beschrieben werden.

19.6 Degenerative Veränderungen und Auffaserungen

Ab dem 30.–40. Lebensjahr zeigt fast jeder Meniskus, insbesondere nach stärkeren sportlichen Beanspruchungen, degenerative Veränderungen im histologischen Bild. Verschleißerscheinungen und Auffaserungen, die makroskopisch und arthroskopisch sichtbar werden, sind Ausdruck einer schon schwerwiegenderen Schädigung des Meniskus, bedürfen jedoch nicht immer der operativen Entfernung. Sie weisen zumeist gleichzeitig eine Verminderung, lappige Abhebung, Auffaserung und Schädigung der korrespondierenden Knorpeloberfläche auf.

Als erste Stufe dieser Präarthrose finden sich mehr oder weniger tiefe Auffaserungen des freien Meniskusrandes. In späteren Stadien setzt sich diese Zermahlung des freien Randes in den Körper des Meniskus hinein fort; der ganze Meniskus – am Innenmeniskus häufig auch nur das gesamte Hinterhorn – wird zwischen den Gelenkflächen zerrieben, weicher in seiner Konsistenz, schmaler, zeigt lappige Ein- und Abrisse, veränderte Farbe in Richtung gelblich-bräunlich und erfüllt nicht mehr die Pufferfunktion eines gesunden Meniskus (Abb. 164).

Nicht immer jedoch machen solche Menisken klinische Probleme. Man muß sich davor hüten, jeden degenerativ veränderten Meniskus herausschneiden zu wollen. Die genaue Anamnese, der exakte klinische Befund und das Röntgenbild müssen dem Operateur während der arthroskopischen Diagnostik gegenwärtig sein. Alle 4 Faktoren muß er bei seiner Indikationsentscheidung zum weiteren operativen Vorgehen berücksichtigen. Die Indikation zur Resektion muß um so strenger gestellt werden, je mehr Meniskusgewebe entfernt werden soll, d.h. man wird sich leichter tun, einige degenerative Auffaserungen am freien Rand quasi im Vorübergehen mit der Knipszange abzutragen; hingegen fällt der Entschluß einer subtotalen Resektion eines degenerativ veränderten Meniskus bei schon ausgeprägten Knorpelschäden wesentlich schwerer, und man muß sich dabei immer

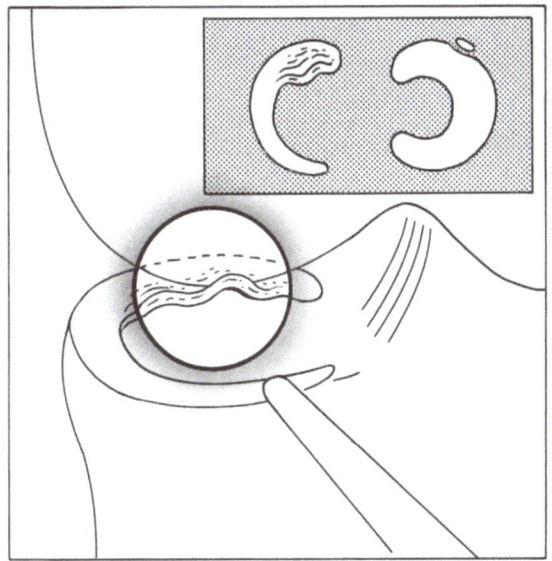 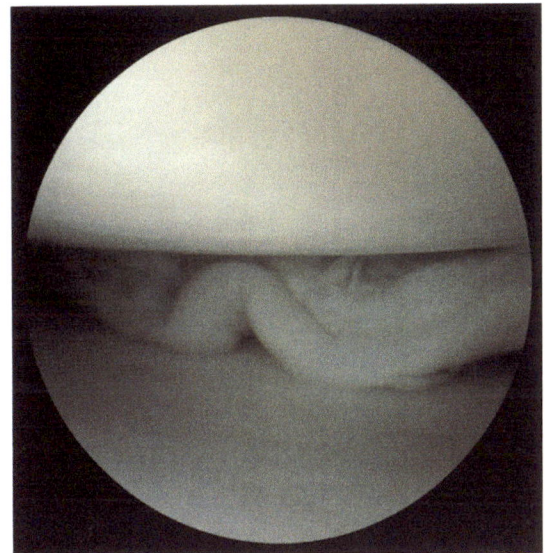

Abb. 164. Hinterhorn medialer Meniskus, stark wellig aufgeworfen, an der Basis eingerissen und degenerativ verändert

fragen, ob man mit dieser Operation dem Patienten eine wesentliche Verbesserung anbietet, seine Beschwerden deutlich lindert und die Prognose für das Gelenk günstig beeinflußt.

Auffaserungen am freien Rand, die länger als einige Millimeter sind, können eine klinische Relevanz haben und der Einstieg für eine weitere Rißbildung und Schädigung des Meniskus sein. Sie werden deshalb mit der Knipszange abgetragen, die in der Regel gerade, im Vorderhornbereich gewinkelt und im dorsal gelegenen Hinterhornbereich gebogen ist. Der freie Rand des Meniskus wird dann geglättet.

Degenerative Schädigungen des Innenmeniskus, die einer Resektion bedürfen, liegen fast ausschließlich in dem biomechanisch sehr viel stärker belasteten Hinterhorn des medialen Meniskus. Isolierte Vorderhornläsionen, ob degenerativer Natur oder frische Einrisse irgendeiner Form, sind sehr selten.

Die Entfernung eines degenerativ veränderten Hinterhorns des Innenmeniskus ist eine nicht ganz einfache arthroskopische Operation, da nicht eine vorhandene Rißbildung das Vorgehen erleichtert. Somit muß in dem schwer zugänglichen Hinterhornbasisbereich zirkulär geschnitten werden (Abb. 165).

Im Prinzip ist das Vorgehen von der Technik her ähnlich wie beim zirkulären Hinterhornbasisriß (s. Abschn. 19.2), jedoch mit dem Unterschied, daß nicht nur lateral und medial die noch verbliebene Brückenbildung zur Basis durchtrennt werden muß, sondern es muß bei Schritt 2 und 4 Hinterhornschnitt, Vorderhornschnitt – jeweils die Hälfte des Meniskushinterhorns an der Basis zirkulär abgeschnitten werden.

Die Schwierigkeit dabei ist zum einen, daß sich die beiden Schnitte exakt in der Mitte treffen und nicht aneinander vorbeilaufen. Die andere Unannehmlichkeit ist die „Problemzone" des arthroskopischen Operateurs: die Hinterhornbasis des medialen Meniskus in der Mitte, d.h., das laterale Drittel und das mediale Drittel des Innenmeniskushinterhorns sind in der Regel bei einiger Erfahrung für den arthroskopischen Operateur relativ gut zugänglich, das mittlere Drittel des Hinterhorns jedoch ist mehr oder weniger durch den medialen Kondylus verdeckt und von den vorderen Inzisionen her den arthroskopischen Instrumenten schwer zugänglich. Durch einige Übung sollte es jedoch jedem Operateur gelingen, von der Fossa intercon-

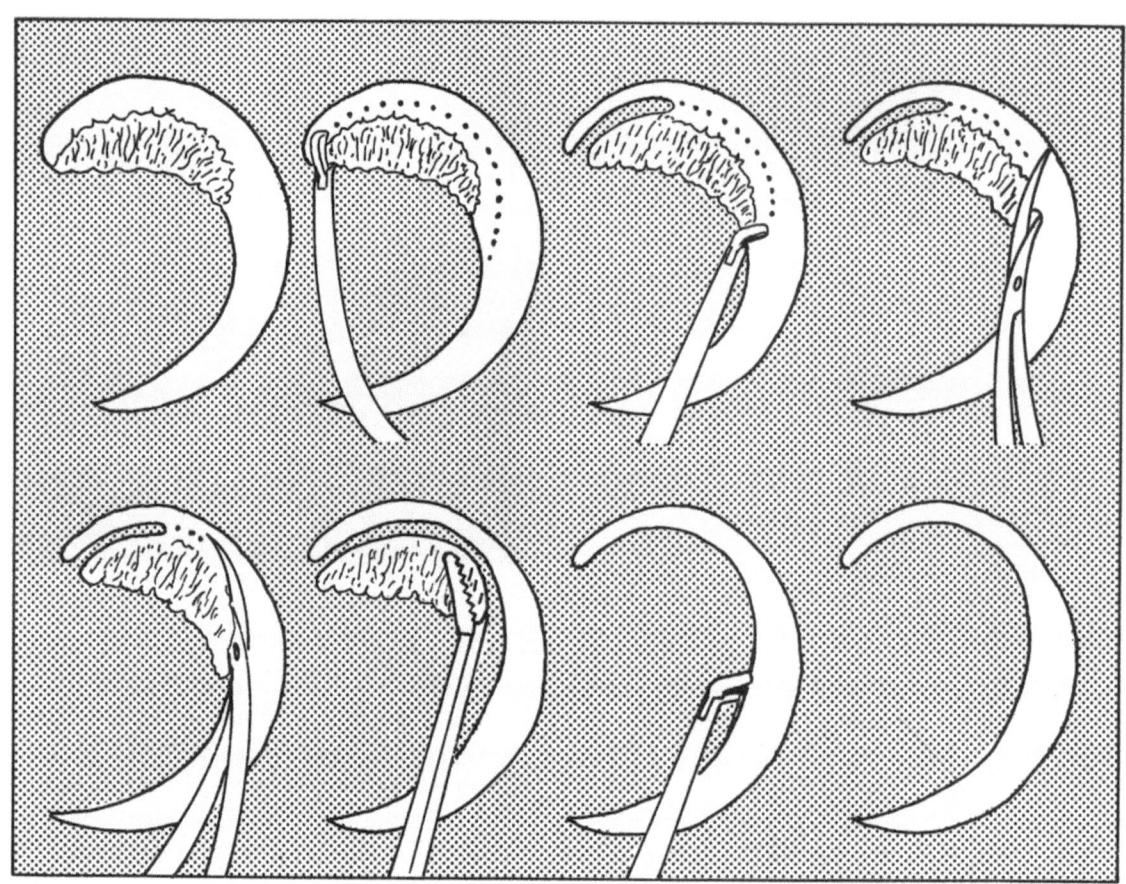

Abb. 165. Operationsschritte bei der Resektion eines degenerativ veränderten Innenmeniskushinterhorns (s. Text)

dylaris und vom intermediären Bereich her das Hinterhorn bis auf eine Brücke von etwa 1 cm in der Mitte ohne Probleme an der Basis abzutragen. Dies entspricht etwa dem erweiterten Vorgehen wie bei einem zirkulären Hinterhornbasisriß.

Für „den letzten kritischen Zentimeter" gibt es folgende Möglichkeiten:

Man arbeitet sich sowohl von der Fossa intercondylaris mit einer gebogenen als auch vom intermediären Bereich mit einer geraden Knipszange langsam, aber stetig immer weiter voran, bis nur noch eine ganze schmale Brücke verbleibt; dann ergreift man den Meniskus mit einer gezähnten Faßzange sehr fest, um die letzte verbliebene Brücke abzureißen und das Hinterhorn aus dem Gelenk zu entfernen. Wenn dies nicht gelingt, muß man mit der Hakensonde palpieren, ob man die verbliebene Brückenbildung besser von der Fossa intercondylaris oder von medial her durchtrennen kann.

Entsprechend dem durch die Palpation festgestellten günstigeren Vorgehen ergreift man das Hinterhorn mit einer durch die mediale Inzision eingeführten schmalen Faßzange, entweder von der Fossa intercondylaris oder von medial her. Mit dosiertem Zug an dem ergriffenen Hinterhorn kann man die verbliebene Brückenbildung dann darstellen und je nachdem entweder von der Fossa intercondylaris mit einer gebogenen oder von medial her mit einer geraden Knipszange, die ebenfalls durch die mediale Inzision eingeführt ist, durchtrennen (s. Abb. 149).

Entscheidend hierbei ist, daß der Meniskus fest ergriffen wird und daß die verbliebene Brückenbildung unter dem Kondylus unter Traktion ins Blickfeld kommt, da ihre Durchtrennung in angespanntem Zustand leichter gelingt.

In sehr hartnäckigen Fällen und bei sehr engen Kniegelenken gelingt auch dieses Vorgehen gelegentlich nicht, so daß man gezwungen ist, über eine weitere posteromediale Inzision hinter dem medialen Kollateralband die Knipszange einzuführen. Das so zum großen Teil abgetrennte Hinterhorn wird mit der von anteromedial her eingeführten Faßzange von intermediär fest ergriffen, unter Spannung gebracht und mit der dorsal eingebrachten Knipszange die verbliebene Brückenbildung durchtrennt.

Bringt auch dieses Vorgehen nicht den gewünschten Erfolg, so kann man die posteromediale Inzision zu einer Miniarthrotomie von 2–3 cm erweitern, durch schmale Gelenkhaken den hinteren Recessus und die Basis des Hinterhorns gut darstellen und den Meniskus teilresezieren. Beim erfahrenen arthroskopischen Operateur wird das jedoch nur in sehr seltenen Extremfällen notwendig werden.

19.7 Subtotale mediale Meniskektomie

Die Indikation zu einer subtotalen Meniskusresektion, ohne daß große Teile des Meniskus abgerissen sind, ist nach Meinung des Verfassers zwar selten zu stellen, jedoch ist es doch gelegentlich notwendig, einen stark zerschlissenen Meniskus, der an der Basis keine wesentliche Rißbildung aufweist, zu entfernen. Ziel dieses Standardeingriffs ist es, eine 2–3 mm breite Basis stehenzulassen, um die Stabilität zu erhalten und das übrige Meniskusgewebe zum freien Rand hin zu entfernen.

Mit einiger Übung ist auch dieser Eingriff, der früher bei jeder Art von Meniskusläsion per Arthrotomie ausgeführt wurde, über das Arthroskop von den beiden Standardinzisionen, der anterolateralen und der anteromedialen durchzuführen. Das Anbrin-

Abb. 166. Operationsschritte einer subtotalen medialen Meniskektomie (s. Text)

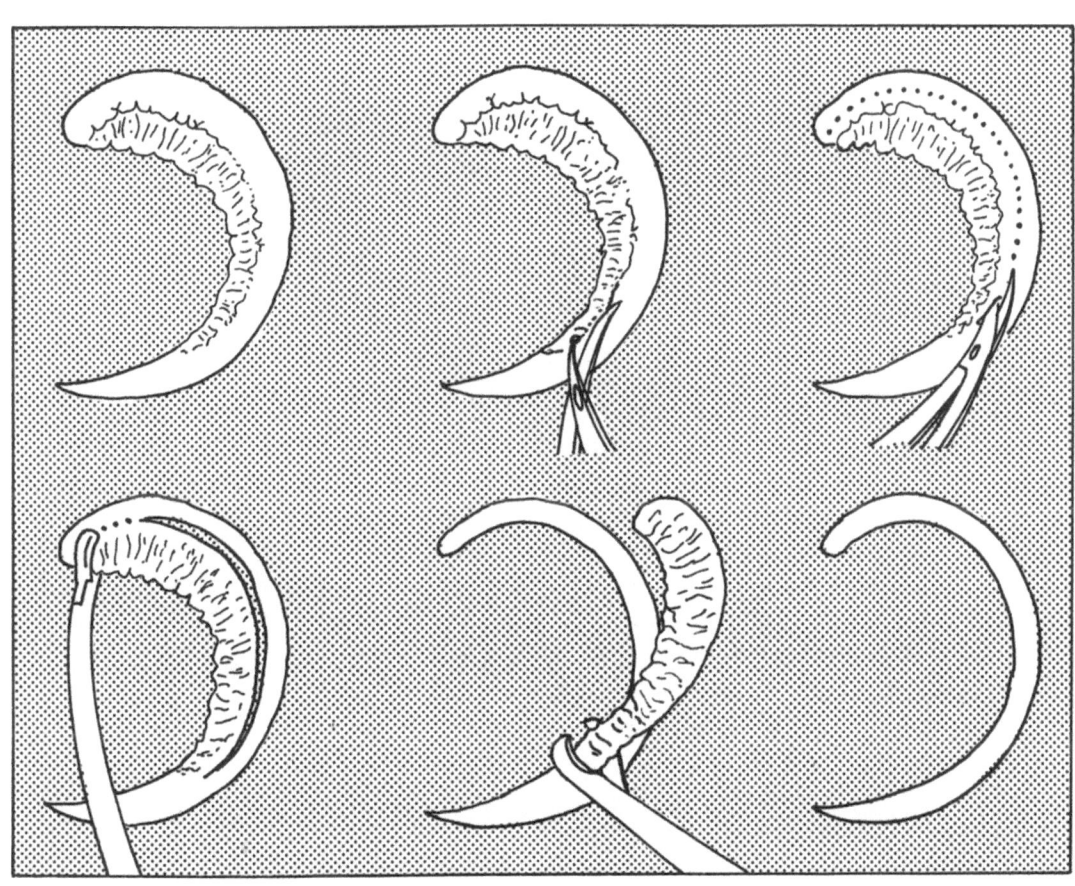

gen von 5–6 Inzisionen zirkulär um den medialen Gelenkspalt herum zur Durchführung einer subtotalen medialen Meniskektomie, wie dies in der Literatur teilweise beschrieben ist, ist bei entsprechender Operationstechnik nicht notwendig.

Das wichtigste Instrument zur arthroskopischen subtotalen Resektion ist wie beim offenen Eingriff eine an der Spitze leicht gebogene Präparierschere. Das Arthroskop ist in der lateralen Inzision, die Präparierschere in der medialen. Das weitere operative Vorgehen zielt darauf ab, mit der Präparierschere einen artifiziellen Korbhenkelriß herzustellen (Abb. 166). Hart an der Meniskusbasis durchschneidet man mit der Präparierschere den Körper des Meniskus von oben mit kleinen Schnitten so weit, daß man eine Branche der Schere durch das entstandene kleine Loch durchstecken kann und dann in typischer Weise subtotal zirkulär den Meniskus hart an der Basis abschneiden kann.

Im Vorderhorn läßt man so lange wie möglich noch eine 5–8 mm breite Brücke stehen. Mit der Präparierschere wird man so weit wie möglich von intermediär her die Hinterhornbasis abtragen.

Der nächste Schritt ist dann die Abtragung der Anheftungsstelle von der Fossa intercondylaris aus mit einer gebogenen Knipszange so weit wie möglich, wie dies bei der Hinterhornresektion zuvor beschrieben wurde. Bleibt eine Brücke im hinteren Bereich des Hinterhorns, geht man vor, wie in Abschn. 19.6 beschrieben.

Ist die Sicht dadurch stark behindert, daß der Meniskus im Vorderhornbereich noch eine Brücke bildet und damit nicht vollständig in die Fossa intercondylaris luxierbar ist, so kann man auch primär die Brückenbildung im Vorderhornbereich durchtrennen und dann die letzte Verbindung zur Basis im mittleren Hinterhornbereich abtragen.

In der Regel ist es jedoch möglich, auch das Hinterhorn zirkulär an der Basis abzuschneiden und dann den Meniskus wie nach dem Hinterhornschnitt eines Korbhenkels in den medialen Recessus hochzuluxieren, die Verbindung zur Basis im Vorderhornbereich zu durchtrennen und dann den gesamten Meniskus, der frei im Gelenk liegt, mit der Faßzange zu ergreifen und aus dem Gelenk zu extrahieren (Abb. 167). Dieses Vorgehen entspricht der in Abschn. 19.1 beschriebenen Technik.

Die verbliebene Meniskusbasis wird rundum mit einer Knipszange nachgeglättet, bis keine instabilen Anteile oder Auffaserungen mehr zurückbleiben.

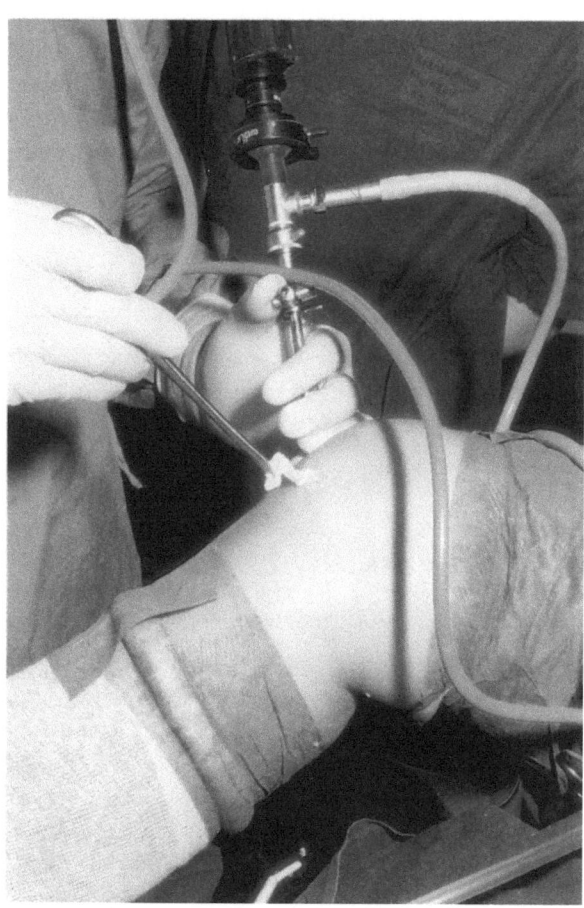

Abb. 167. Extraktion eines resezierten Innenmeniskus aus dem Gelenk

KAPITEL 20

Technik der arthroskopischen Außenmeniskusoperation

Verletzungen des lateralen Meniskus sind seltener zu beobachten als am Innenmeniskus; jedoch werden sie häufiger gefunden, als man dies klinisch vorher vermutet hat. Die klinische Diagnostik pathologischer Veränderungen am lateralen Meniskus ist wesentlich schwieriger als am medialen; deswegen ist es nicht so selten, daß man von einem klinisch stummen oder atypische Symptome verursachenden lateralen Meniskusschaden bei der Arthroskopie überrascht wird.

Die Rißhäufigkeit, deren Lokalisation, die Form der Läsionen und das daraus resultierende operative Vorgehen am lateralen Meniskus unterscheiden sich in einigen Faktoren vom medialen Meniskus. Ursachen hierfür sind die anatomischen Verschiedenheiten:

a) die rundere und engere C-Form des lateralen Meniskus, wobei beim lateralen Meniskus $3/4$ des angenommenen Kreises ausgefüllt sind und der Radius sehr viel enger ist als beim medialen Meniskus,
b) die deutlich breitere radiäre Ausdehnung des lateralen Meniskuskörpers,
c) die größere horizontale Dicke des Meniskus an seiner Basis,
d) die Popliteussehne am Übergang vom mittleren zum dorsalen Drittel mit der fehlenden Aufhängung des lateralen Meniskus am Hiatus popliteus,
e) die größere Mobilität des lateralen Meniskus an seiner Aufhängung und seine von Natur aus höhere Instabilität.

Das Zusammenspiel dieser anatomischen Voraussetzungen bewirkt eine geringere Rißanfälligkeit des lateralen Meniskus, ein deutlich häufigeres Auftreten der radiären Einrisse, eine vermehrte Lokalisation von Verletzungen im Bereich der vorderen Hälfte des Meniskus und es erfordert ein defensives operatives Vorgehen im Bereich des Hiatus popliteus.

Die Inspektion des lateralen Meniskus mit dem Arthroskop ist in der Regel bei Varusstreß, Innenrotation des Unterschenkels und geringer Beugestellung des Kniegelenks in seiner gesamten Ausdehnung besser möglich als am medialen Meniskus. Das operative Vorgehen bei den meisten Rißbildungen unterscheidet sich nicht wesentlich von der bereits oben beschriebenen Technik am medialen Meniskus. Es soll deswegen nicht mehr wie beim Innenmeniskus auf jede Rißform eingegangen werden, insbesondere dann nicht, wenn das operative Vorgehen keine Unterschiede aufweist.

Als genereller Hinweis jedoch noch einmal:

In vielen Situationen am lateralen Meniskus kann es sehr hilfreich sein, das Arthroskop von der anteromedialen Inzision her einzuführen und von anterolateral her zu operieren.

Speziell am lateralen Meniskus soll noch einmal die Resektion des Korbhenkelrisses, die partielle Entfernung des Hinterhorns unter besonderer Berücksichtigung der Popliteussehne, die praktisch nur am Außenmeniskus vorkommende partielle Vorderhornresektion und die Entfernung eines lateralen Scheibenmeniskus im einzelnen dargestellt werden:

20.1 Lateraler Korbhenkelriß

Die Resektion eines korbhenkelartig eingerissenen lateralen Meniskus (Abb. 168) unterscheidet sich in den einzelnen Schritten nicht wesentlich von der am medialen Meniskus:

Schritt 1: Darstellung, Reposition

Das Arthroskop befindet sich in der lateralen Inzision, mit dem Haken wird von der medialen Inzision her das genaue Ausmaß der Rißbildung untersucht, der evtl. luxierte Meniskus reponiert und die Schnittlinie im Hinterhornbereich festgelegt (Abb. 169).

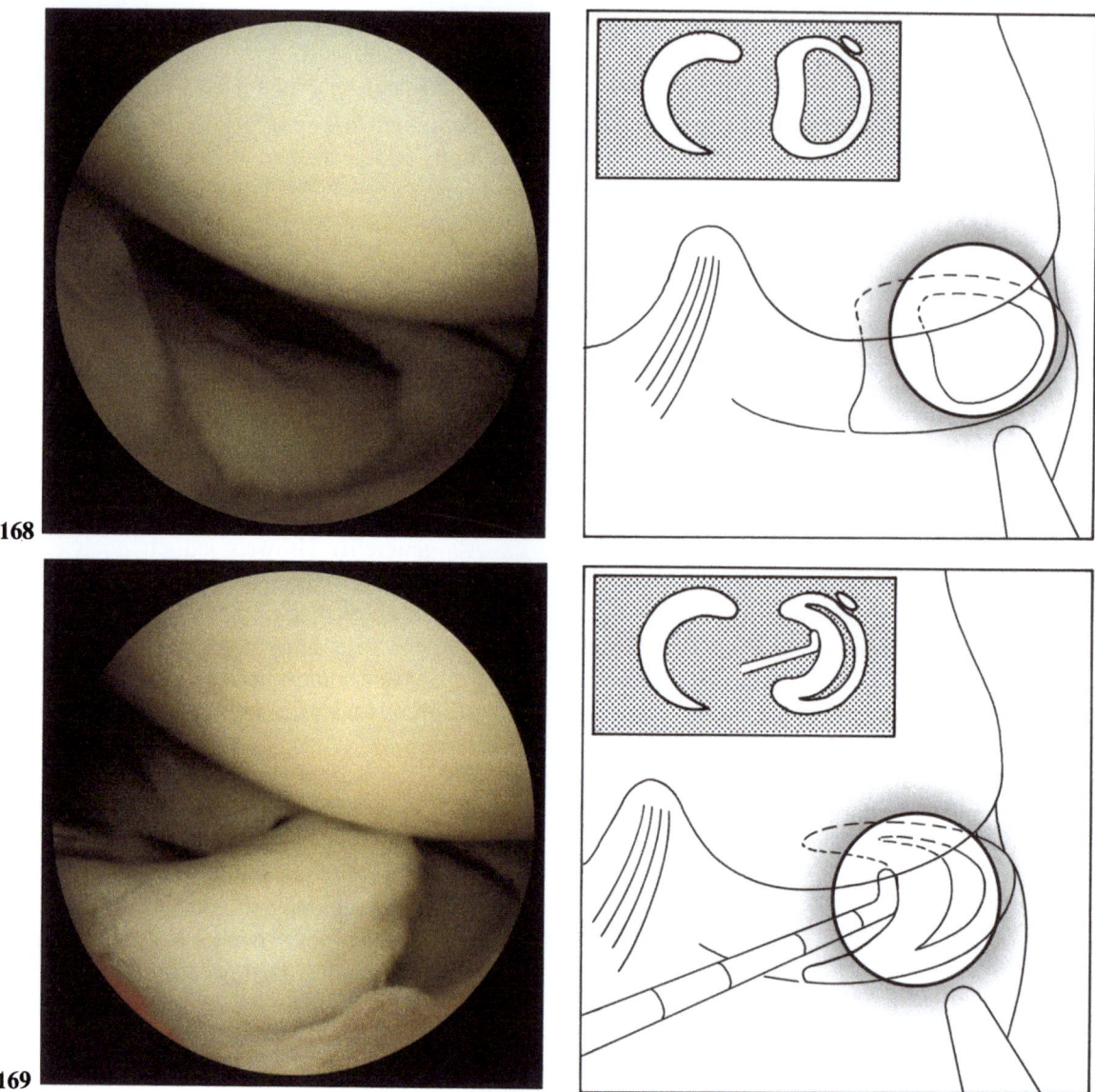

Abb. 168. Korbhenkelriß am lateralen Meniskus, wobei der Korbhenkelanteil in die Fossa intercondylaris luxiert ist

Abb. 169. Reposition des Korbhenkelanteils mit der Hakensonde

Abb. 170. Resektionsbeginn des lateralen Korbhenkels im Hinterhorn mit der Knipszange

Abb. 171. Durchtrennung der Verbindung zur Basis des lateralen Korbhenkels im Hinterhornbereich

Abb. 172. Hinterhornschnittstelle bei der Resektion des lateralen Korbhenkels

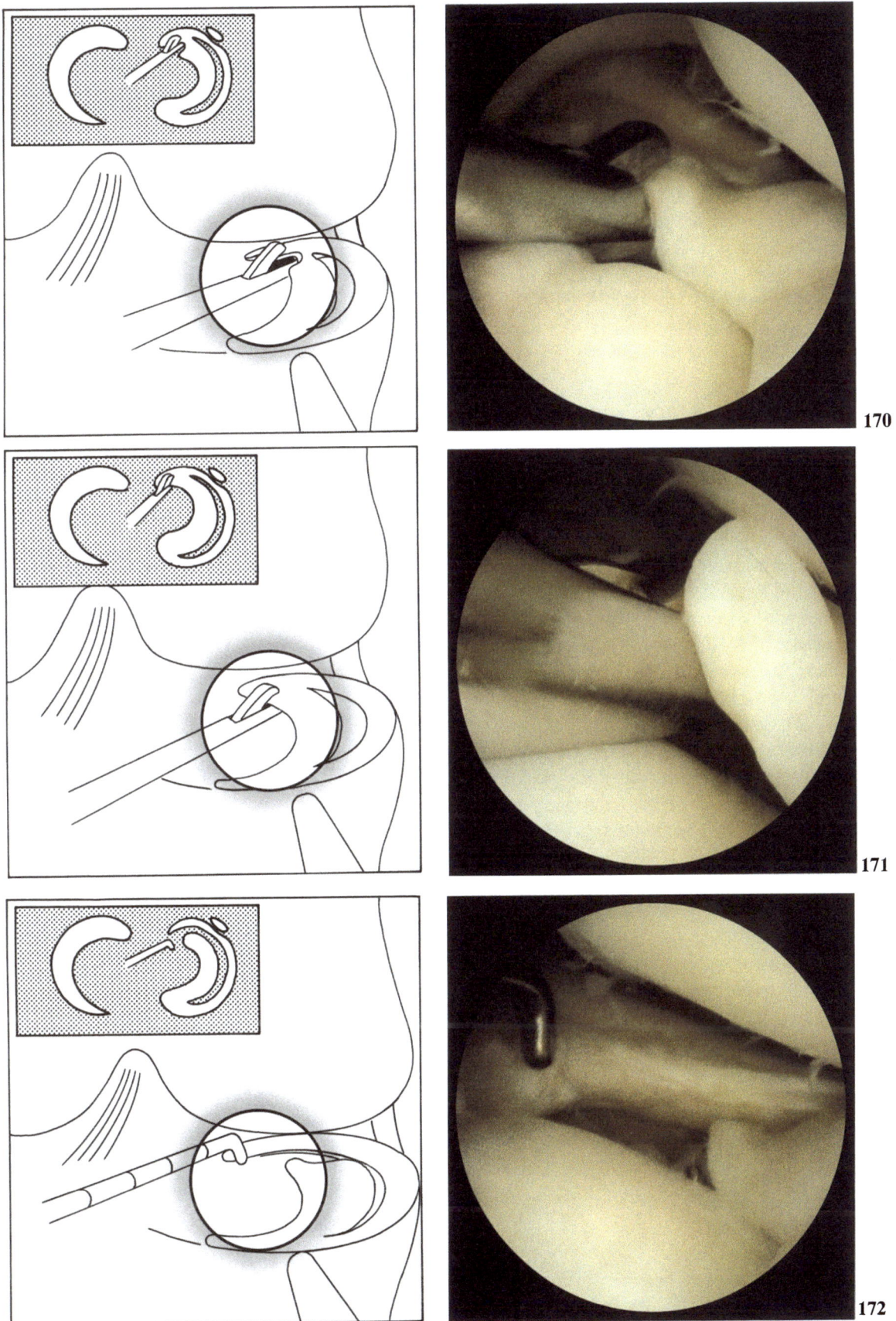

Schritt 2: Hinterhornschnitt

Mit einer 3,4 mm starken Knipszange läßt sich in der Regel von medial her durch die Fossa intercondylaris die Verbindung zur Basis im Hinterhornbereich gut durchtrennen (Abb. 170). Zur Vermeidung eines zu tiefen Hineinschneidens in den Meniskuskörper an dem Riß vorbei kann es notwendig werden, zwischendurch noch einmal die Hakensonde einzusetzen und erneut den Riß genau darzustellen. Danach wird die Verbindung des Hinterhorns zur Basis vollständig abgetrennt (Abb. 171).

Schritt 3: Dislokation des Korbhenkelanteils

Nach erfolgter Durchtrennung im Hinterhornbereich läßt sich der Korbhenkelanteil nach lateral dislozieren, und damit wird der Blick auf die Hinterhornbasis frei (Abb. 172). Es ist nicht notwendig, wie beim medialen Meniskus den Korbhenkelanteil in den seitlichen Recessus hinauszuluxieren, da dadurch die Sicht im Vorderhorn, das unmittelbar vor dem Arthroskop liegt, stark behindert wäre und da die Gefahr eines irreponiblen Wegschwimmens des frei gewordenen Korbhenkelanteils in den hinteren lateralen Recessus bei weitem nicht so groß ist wie auf der medialen Seite.

Der laterale Korbhenkelanteil wird also lediglich in geringem Ausmaß nach lateral verzogen, um eine erhöhte Vorspannung im Vorderhornbereich zu erreichen, die das Schneiden hier erleichtert.

Schritt 4: Vorderhornschnitt

Die Durchtrennung der Verbindung zur Basis im Vorderhornbereich erfolgt von der medialen Inzision her entweder mit einer gewinkelten Knipszange oder mit der Präparierschere vom freien Rand des lateralen Meniskusvorderhorns her verjüngend auf die Rißbildung zu. In manchen Situationen ist es leichter, von der Rißbildung aus weiter zu schneiden und die Verbindung zur Basis im Vorderhornbereich zu durchtrennen (Abb. 173).

Nach komplett erfolgter Durchtrennung liegt der Korbhenkelanteil des lateralen Meniskus frei im Gelenk (Abb. 174).

Schritt 5: Fassen und Extraktion des Korbhenkelanteils

Mit der schlanken Faßzange wird dann von der 2. Inzision her eingegangen; der resezierte Korbhenkelanteil wird an einem Ende ergriffen und als Ganzes aus dem Gelenk extrahiert (Abb. 175).

Abb. 173. Vorderhornschnitt beim lateralen Korbhenkel mit der Präparierschere

Abb. 174. Lateraler Korbhenkelanteil frei im Gelenk

Abb. 175. Ergreifen des lateralen Korbhenkelanteils mit der Faßzange

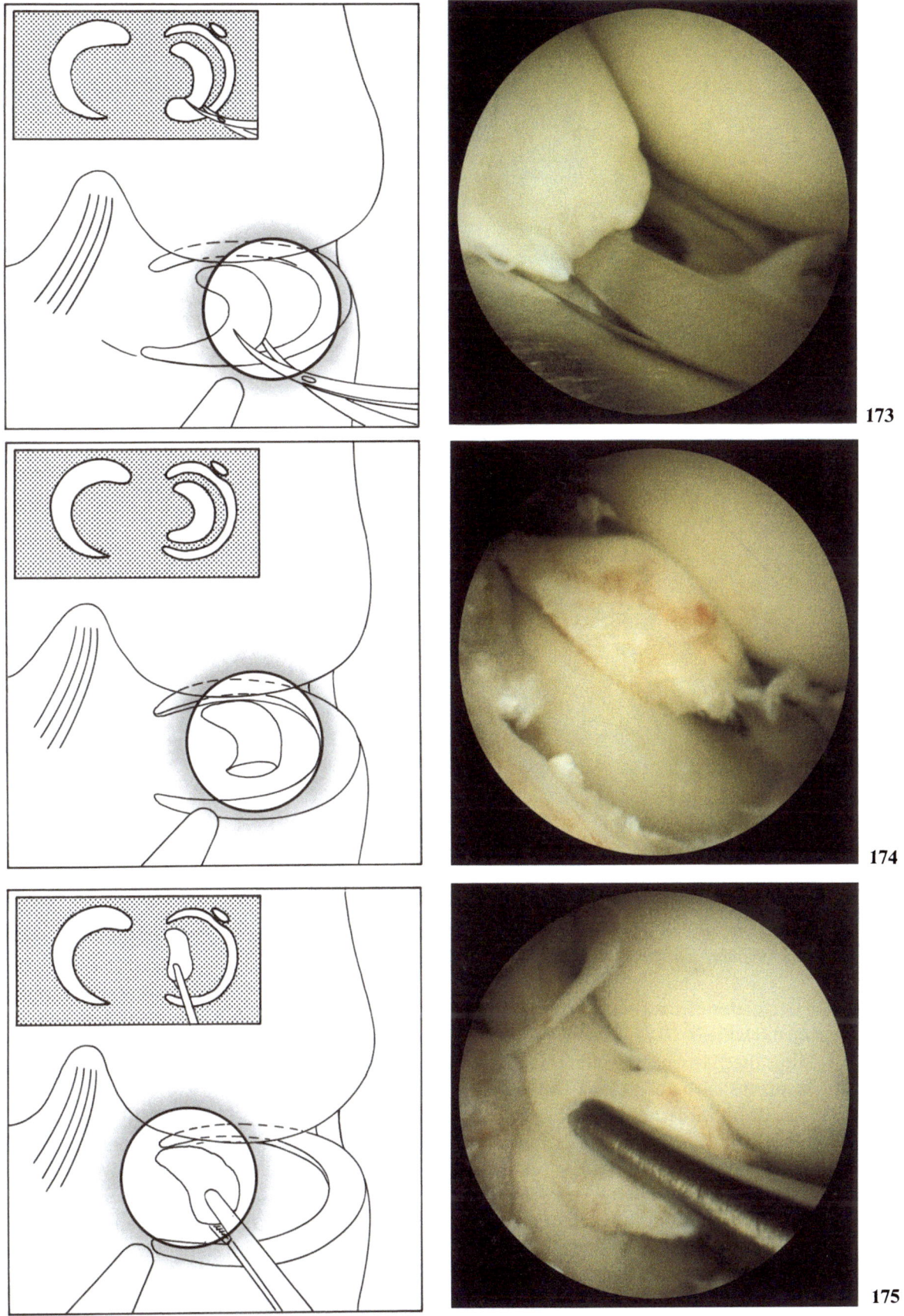

173

174

175

145

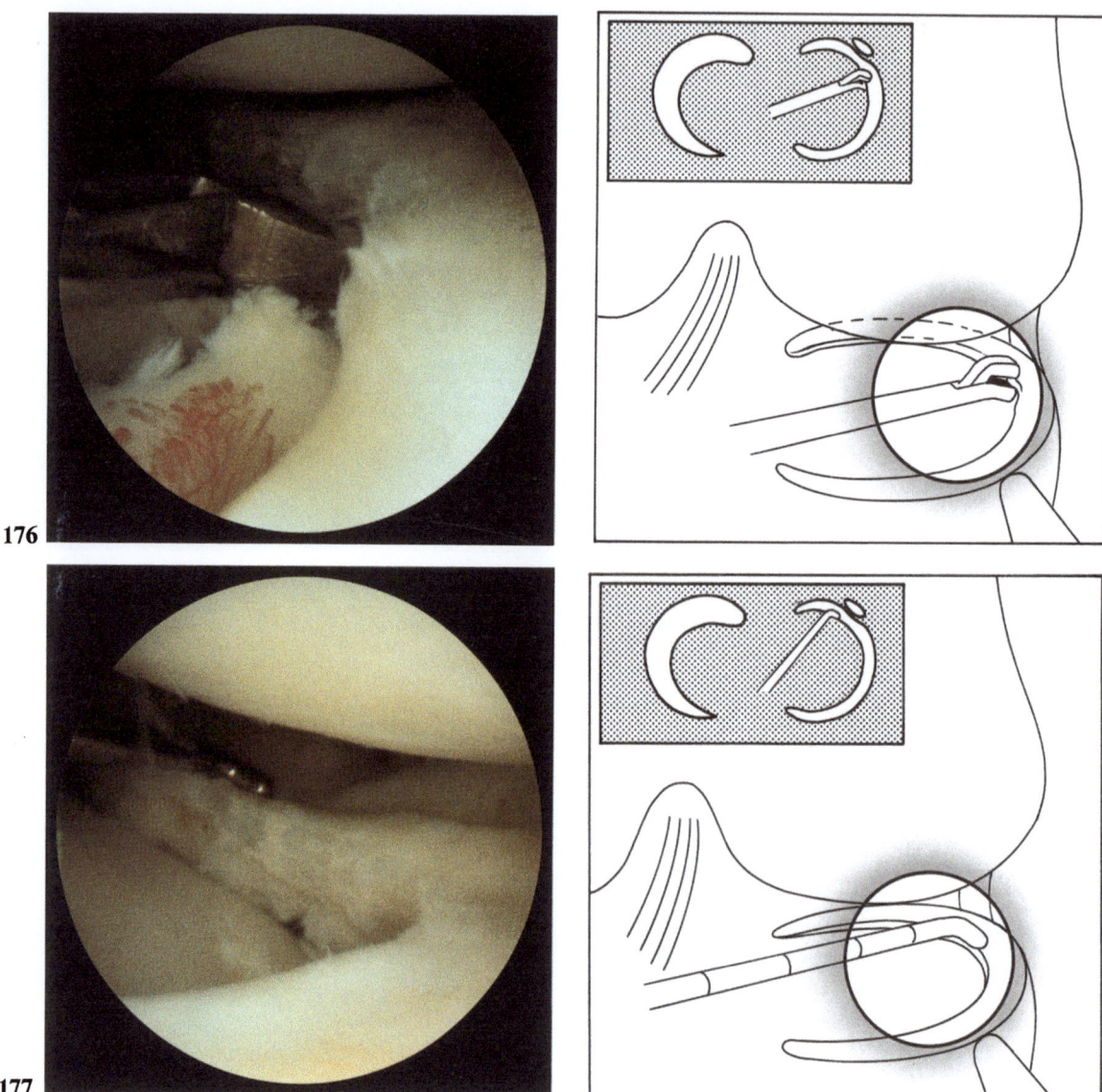

Schritt 6: Überprüfen der Meniskusbasis, Glättung, Nachresektion

Nach erfolgter Resektion eines lateralen Korbhenkelanteils ist es notwendig, erneut sorgfältig die Basis nach weiteren abgerissenen Meniskusteilen abzutasten. Die stehengebliebene Basis wird rundum mit der Knipszange nachgeglättet, die Auffaserungen werden abgetragen und evtl. weitere bestehende Rißbildungen nachreseziert (Abb. 176).

Beim Trimmen und Nacharbeiten der Außenmeniskusbasis ist im Bereich des Hiatus popliteus besondere Sorgfalt nötig. Zum einen kann hier durch unvorsichtiges Knip-

Abb. 176. Glättung der stehengebliebenen Außenmeniskusbasis

Abb. 177. Überprüfung der Außenmeniskusbasis nach Korbhenkelresektion, Stabilitätstest der Brücke vor dem Hiatus popliteus mit der Hakensonde

sen die Meniskusbrücke vor der Sehne des M. popliteus durchtrennt und damit eine Instabilität des gesamten Außenmeniskusrestes hervorgerufen werden; zum anderen ist es notwendig, nach erfolgter Glättung mit der Hakensonde in den Hiatus popliteus hineinzugehen und sorgfältig die Stabilität der verbliebenen Brücke zu überprüfen (Abb. 177). Nach Möglichkeit sollte immer die Meniskusbasis als Brücke vor dem Hiatus popliteus erhalten bleiben.

Ist diese Brücke jedoch zu schmal, instabil oder nicht mehr funktionsfähig, so ist es zu resezieren, was jedoch gleichzeitig eine subtotale Resektion des lateralen Meniskus nach sich zieht.

Häufig ist das Umwechseln des Arthroskops von der anterolateralen in die anteromediale Inzision bei den einzelnen Operationsschritten oder der gesamten Operation sinnvoll, verbessert die Sicht und erleichtert das operative Vorgehen.

20.2 Laterale Hinterhornresektion

Zirkuläre Basisrisse, Lappenrisse, radiäre Einrisse oder degenerative Auffaserungen am Hinterhorn des lateralen Meniskus erfordern eine sparsame Resektion, um die Stabilität des Meniskus und damit des Kniegelenks nicht zu gefährden.

Abb. 178. Außenmeniskushinterhornriß mit degenerativen Veränderungen des Meniskus und der Knorpelflächen

Abb. 179. Darstellung des luxierbaren Außenmeniskushinterhorns mit der Hakensonde

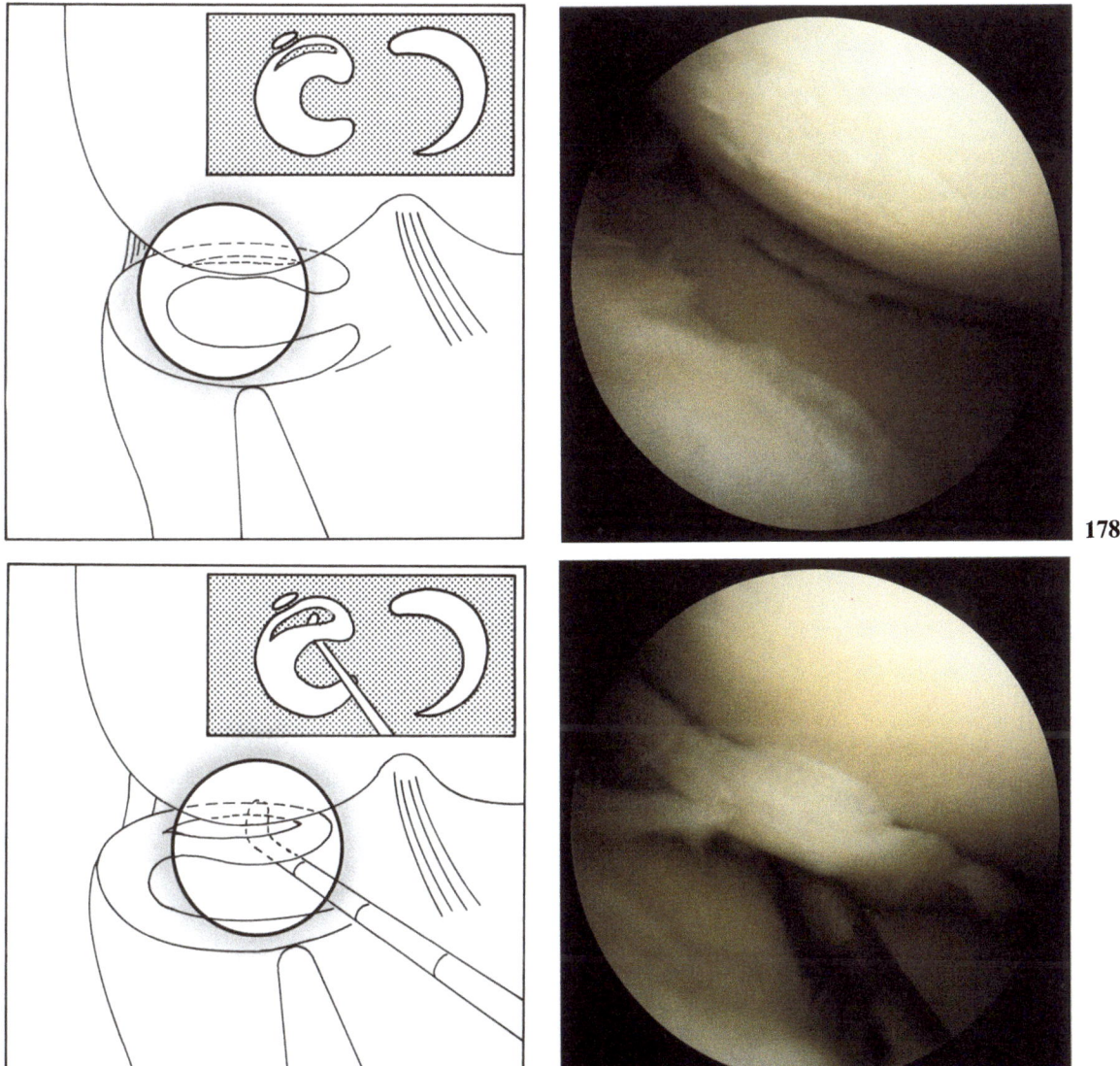

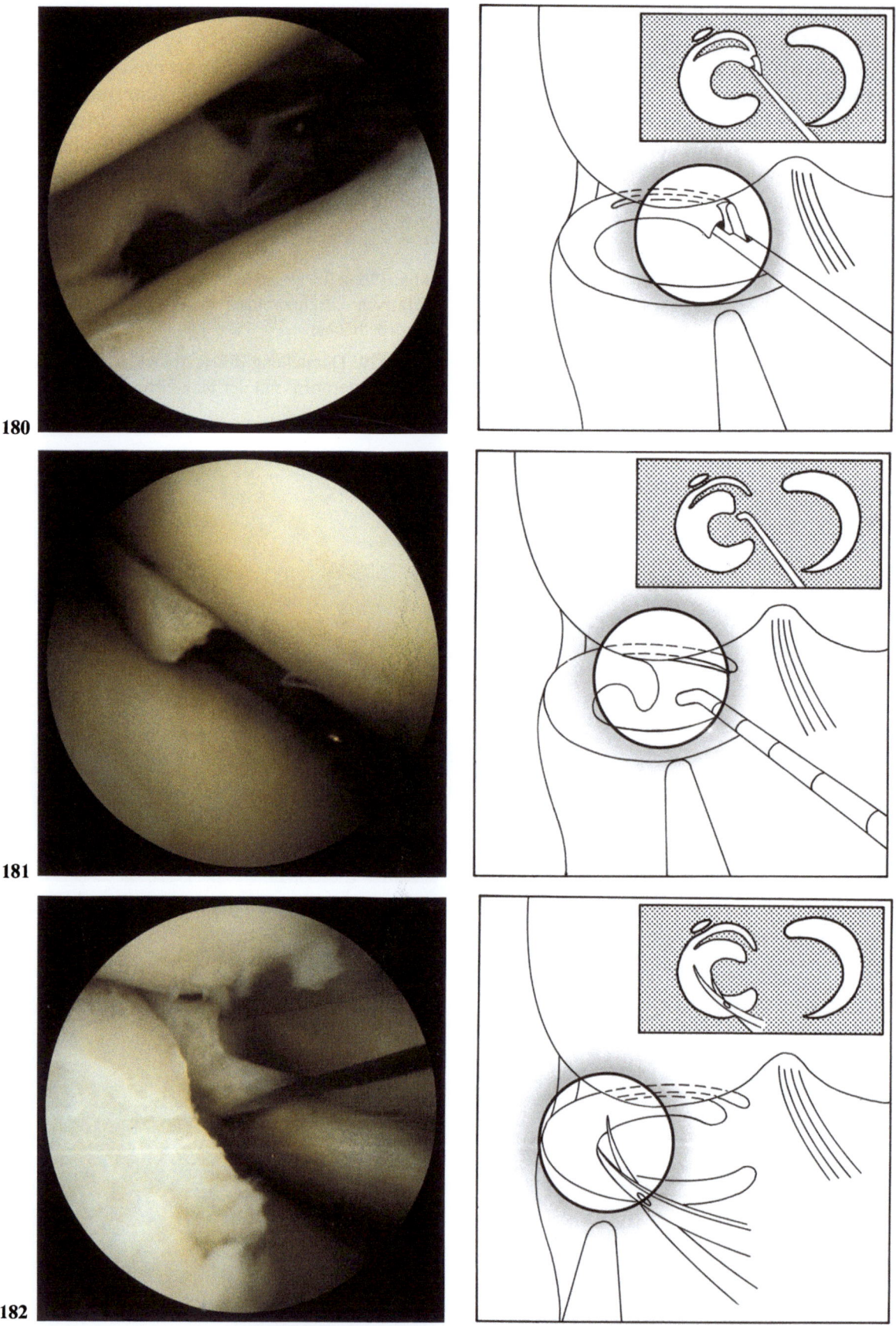

180

181

182

148

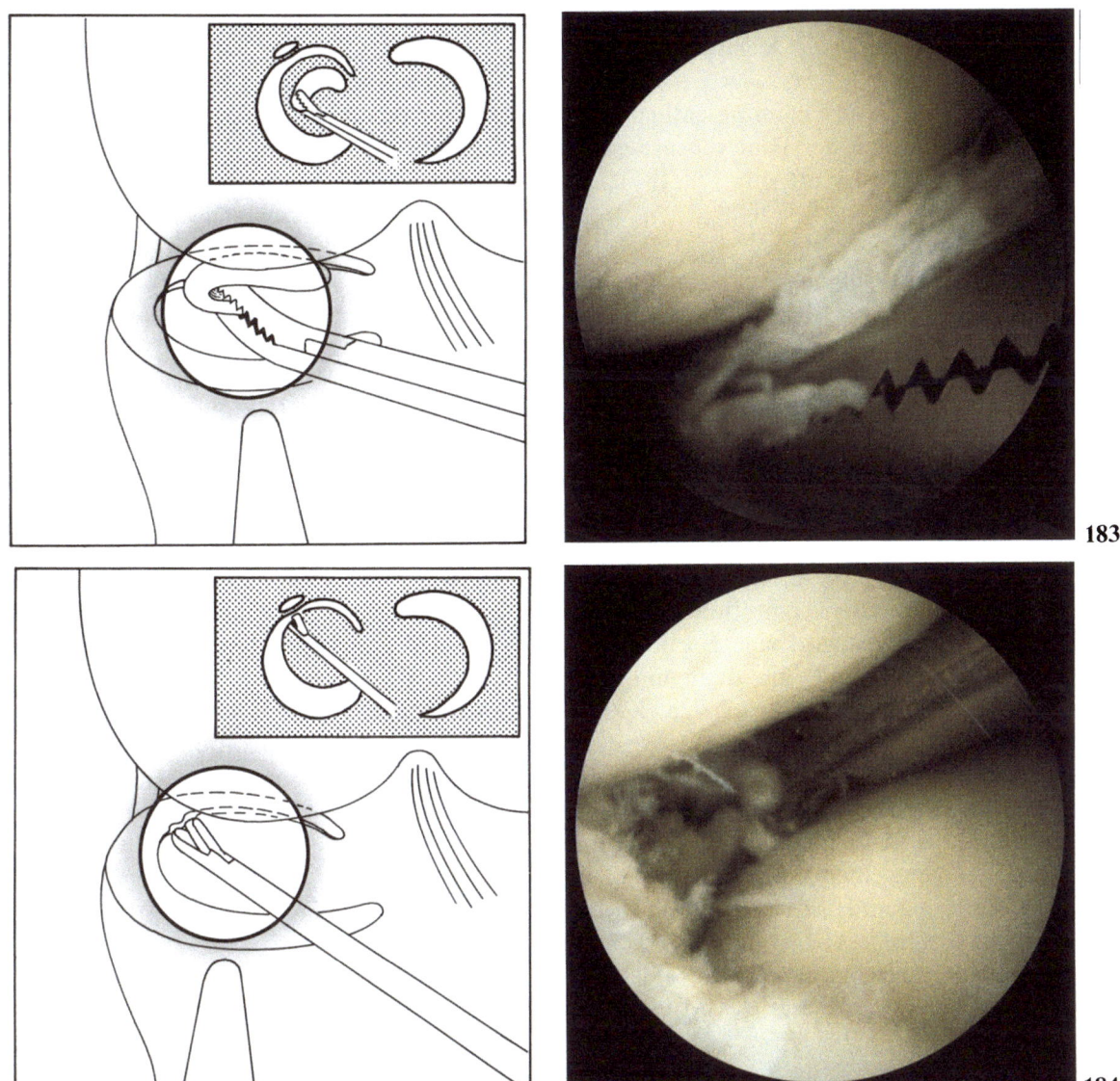

Abb. 180. Resektionsbeginn des lateralen Hinterhorns von der Fossa intercondylaris her mit der Knipszange

Abb. 181. Außenmeniskushinterhorn nach Durchtrennung der Verbindung zur Basis lappenartig in das Gelenk eingeschlagen

Abb. 182. Verjüngende Resektion im intermediären Bereich des lateralen Meniskus mit der Präparierschere

Abb. 183. Ergreifen des abgetrennten Außenmeniskushinterhorns mit der Faßzange

Abb. 184. Glättung der stehengebliebenen Außenmeniskusbasis mit der Knipszange

Schritte 1–3: Darstellung, Hinterhornschnitt, Zurechtlegen des Meniskus

Das Vorgehen entspricht im wesentlichen den einzelnen Schritten der Hinterhornresektion des medialen Meniskus (Abb. 178–181).

Schritt 4: Abtrennung im intermediären Bereich

Das Arthroskop befindet sich in der lateralen Inzision, von medial her wird mit der Hakensonde das Ausmaß der Rißbildung in Richtung des intermediären Bereichs dargestellt und das weitere operative Vorgehen festgelegt. Man beginnt die Resektion mit einer gewinkelten Knipszange vom freien Rand her im intermediären Bereich in Richtung auf die Rißbildung zu. Es wird eine Kerbe in den Meniskus eingebracht, um dann mit einer Präparierschere weiterarbeiten zu können (Abb. 182).

Das Arthroskop wird dann von der medialen Inzision her eingeführt; mit der Präparierschere wird von lateral her die Resektion von der eingebrachten Kerbe in Richtung auf die Rißbildung im Hinterhornbereich fortgeführt und vollendet. Es ist darauf zu achten, daß eine ausreichend breite Brücke der Meniskusbasis vor der Sehne des M. popliteus stehenbleibt.

Schritte 5–6: Ergreifen, Extraktion, Überprüfung, Glättung, Nachresektion

Der freie Meniskusteil wird mit der Faßzange ergriffen und in toto aus dem Gelenk extrahiert (Abb. 183). Die stehengebliebene Basis im Hinterhornbereich wird von der medialen Inzision her nachgeglättet (Abb. 184).

20.3 Laterale Vorderhornresektion

Wesentlich häufiger als beim Innenmeniskus ist am Außenmeniskus das Vorderhorn bzw. die vordere Hälfte des Meniskus verletzt.

Die Resektion dieses Meniskusteils gehört zu den technisch schwierigeren arthroskopischen Operationen, da die betroffenen Meniskusteile sehr nah vor der Optik liegen und sich sehr häufig Synovialzotten vor das Gesichtsfeld legen. Außerdem wird die Effizienz des vorhandenen Instrumentariums durch das tangentiale Auftreffen auf den Meniskus geschmälert.

Anzustreben ist eine subtotale „one piece resection" des Vorderhorns mit verjüngender Resektion im intermediären Bereich unter Belassung des gesamten Hinterhorns, ohne Tangieren des Hiatus popliteus. Sehr wertvolle Dienste leistet hierbei die Präparierschere, die wie bei der Meniskektomie per Arthrotomie eingesetzt wird.

Unter strenger Indikationsstellung erfolgt die möglichst sparsame Resektion wieder in 6 Schritten:

Schritt 1: Darstellung

Mit der Hakensonde wird das gesamte Ausmaß der Rißbildung abgetastet, insbesondere wird geprüft, wie weit die Läsion in den Intermediärbereich reicht, um hier nicht unnötigerweise zu viel Meniskusgewebe zu opfern (Abb. 185). Eventuell bestehende basisnahe vertikale Risse werden dargestellt, damit sie bei der Schnittführung miteinbezogen werden können.

Schritt 2: „Hinterhornschnitt"

Das Hinterhorn bleibt unangetastet, sofern es intakt ist. Die Stelle am freien Rand im intermediären Bereich, an der die Schnittführung später enden soll, wird jetzt mit einer gewinkelten Knipszange nach ventral zunehmend eingekerbt (Abb. 186).

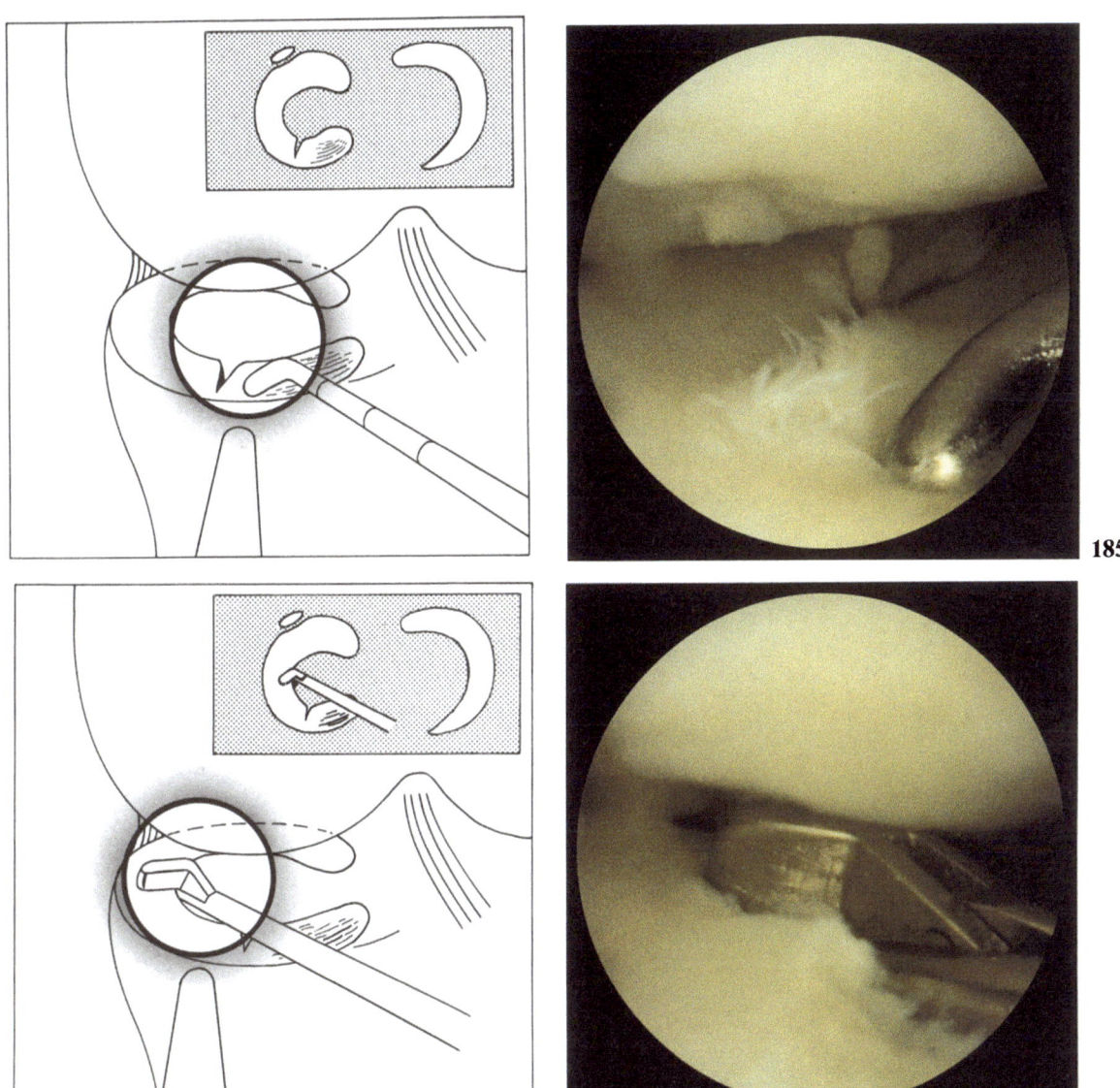

Abb. 185. Vorderhornläsion lateraler Meniskus

Abb. 186. Verjüngende Resektion mit der gewinkelten Knipszange vom Intermediärbereich zum Vorderhorn

Schritt 3: Zurechtlegen

Erneut wird dann mit der Hakensonde das Vorderhorn abgetastet und das weitere Vorgehen festgelegt (Abb. 187).

Schritt 4: Vorderhornschnitt

Das weitere operative Vorgehen ist abhängig von der Art der Rißbildung und vom Ausmaß der bereits bestehenden Ablösung des Vorderhorns. Bei einem bestehenden zirkulären Basisriß z.B. kann mit der Präparierschere oder einer geraden Knipszange von

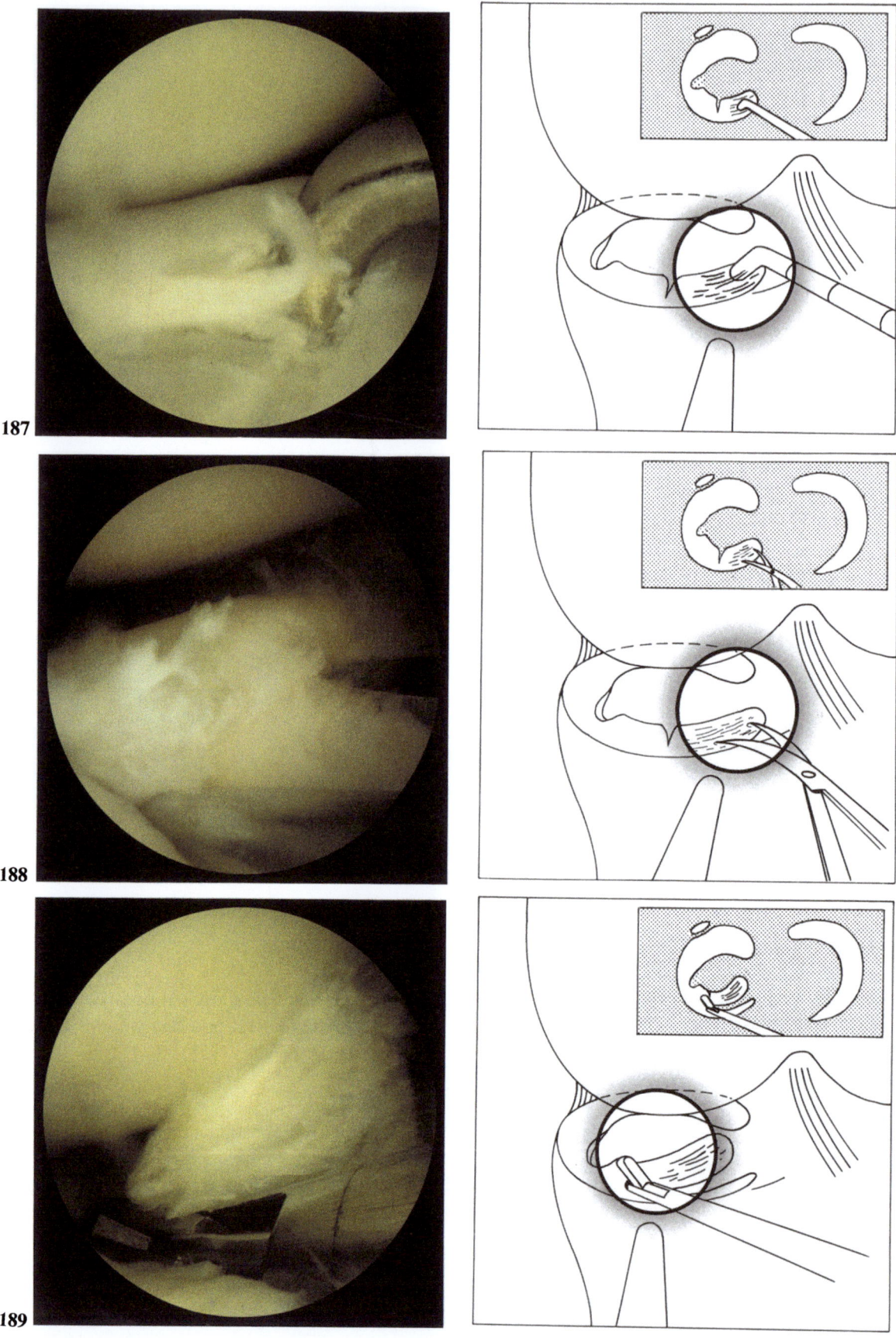

187

188

189

152

der Rißbildung aus auf die Kerbe verjüngend zugeschnitten werden. Dabei ist es fast immer vorteilhaft, das Arthroskop von medial her und das Schneideinstrument von lateral her einzuführen.

Liegt keine basisnahe vertikale Rißbildung vor, von der aus weitergeschnitten werden kann, wird das Vorderhorn basisnah von oben mit der Präparierschere inzidiert, bis die eine Branche durch das „Knopfloch" durchgesteckt werden kann. Danach schneidet man verjüngend auf die zuvor eingebrachte Kerbe zu, wodurch der zu resezierende Meniskusteil vom zu belassenden Teil sicher abgegrenzt wird.

Dieser begonnene Schnitt wird mit der Präparierschere an der Basis des Vorderhorns entlang in Richtung des distalen vorderen Kreuzbandansatzes fortgeführt. Man nimmt hierzu das Vorderhorn zwischen die beiden Branchen der Präparierschere, drückt die geöffnete Schere nach ventral, um eine möglichst basisnahe Schnittführung zu erhalten und schneidet der Rundung des Meniskus folgend das Vorderhorn von der Basis ab. Das gesamte zu resezierende Vorderhorn, unter Einschluß der lappenartigen Abrisse und radiären Einrisse, ist damit frei im Gelenk.

Eine andere Möglichkeit besteht darin, mit der Resektion vom distalen vorderen Kreuzbandansatz her zu beginnen und von hier aus zirkulär das Vorderhorn mit der Präparierschere herauszuschneiden (Abb. 188). Das Arthroskop befindet sich in der anterolateralen Inzision und die Schere ist von anteromedial her eingeführt. Schwierigkeiten bereitet bei dieser Operationstechnik die exakte Sicht, da die Resektion unmittelbar vor der Optik erfolgt. Die Schnittführung erfolgt analog wie oben beschrieben möglichst basisnah, um eine subtotale Resektion in typischer Weise zu erhalten. Sie kann in der Regel weitgehend mit der Präparierschere durchgeführt werden. Der Schnitt bis zur zuvor angebrachten Kerbe wird zumeist mit der Knipszange vollendet (Abb. 189).

Schritt 5: Ergreifen und Extraktion

Das vollständig von der Basis abgelöste Vorderhorn wird mit der schmalen Faßzange ergriffen und aus dem Gelenk extrahiert (Abb. 190). Das Wegschwimmen des abgelösten Meniskusteils im lateralen Kompartiment ist bei weitem nicht so problematisch wie auf der medialen Seite, da zumeist der dorsale laterale Recessus nicht diese sackar-

◁ **Abb. 187.** Abtasten der lädierten lateralen Vorderhornmeniskusbasis mit der Hakensonde

Abb. 188. Resektionsbeginn des lateralen Vorderhorns mit der Präparierschere

Abb. 189. Beenden der Außenmeniskusvorderhornresektion mit der Knipszange

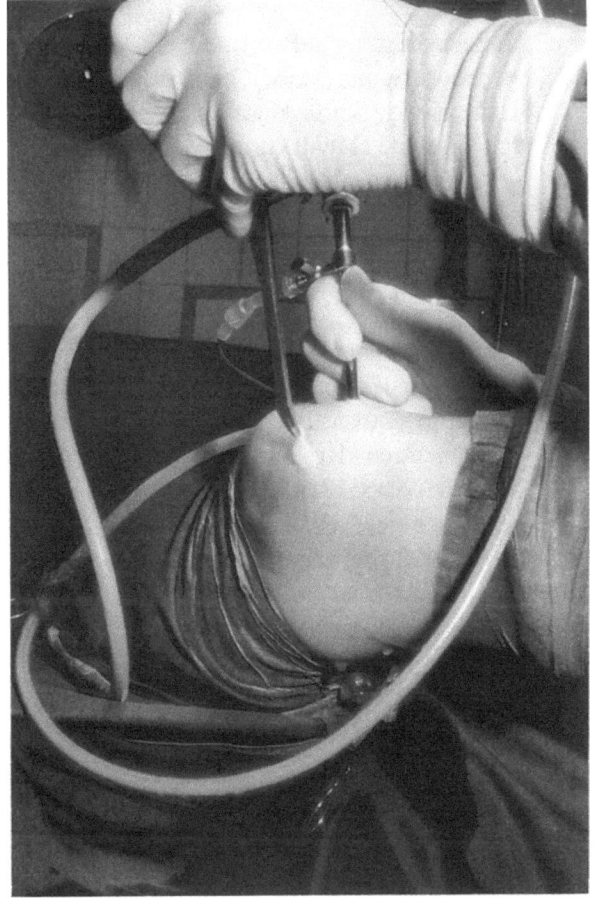

Abb. 190. Extraktion des Meniskusanteiles aus dem Gelenk

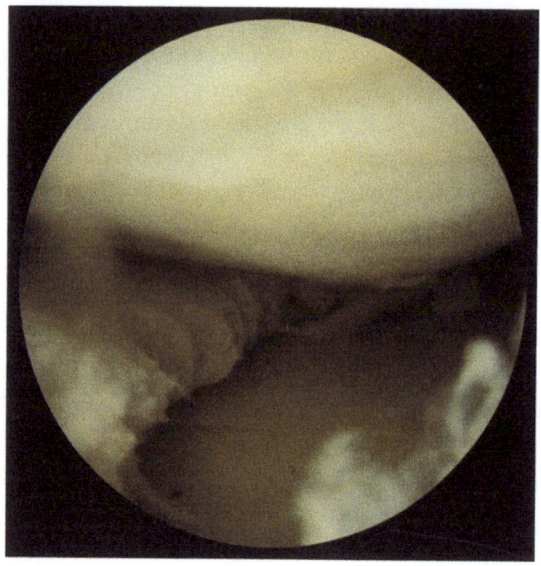

Abb. 191. Situation am Außenmeniskus nach partieller Vorderhornresektion

tige Ausbildung aufweist, die ein Vorluxieren so schwierig macht. Mit dem Sauger oder der Hakensonde kann das vorübergehend verschwundene Meniskusstück wieder in den vorderen Gelenkraum gebracht werden.

Schritt 6: Nachglätten

Nach Entfernung des zu resezierenden Meniskusanteiles überprüft man mit der Hakensonde erneut die Basis, insbesondere an der verjüngenden Resektion im intermediären Bereich (Abb. 191). Eventuelle Auffaserungen, lappige Abrisse oder weitere Einrisse werden mit den Knipszangen nachgeglättet.

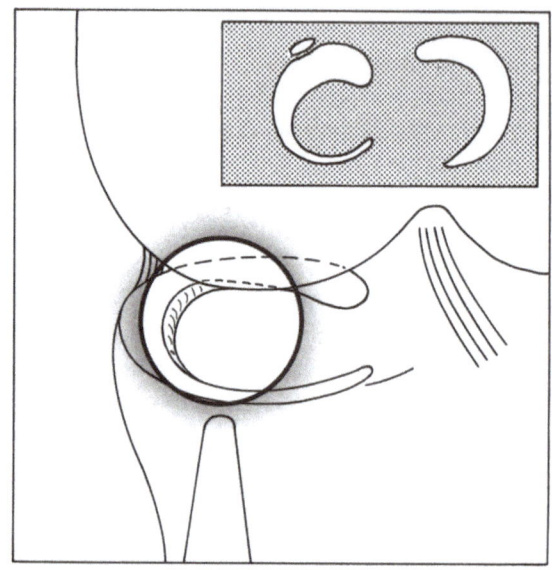

20.4 Lateraler Scheibenmeniskus

Die Diagnostik dieser anatomischen Normvariante bereitet i.allg. wenig Schwierigkeiten. Man findet den freien Rand des lateralen Meniskus nicht in typischer Weise halbmondförmig im lateralen Gelenkabschnitt, sondern sieht das gesamte laterale Kompartiment mit Meniskusgewebe ausgefüllt und erkennt den freien Rand in der Fossa intercondylaris (Abb. 192). Das Vorhandensein eines Scheibenmeniskus allein ist keine Indikation zu einer subtotalen Resektion; zumeist jedoch zeigt der Scheibenmeniskus in seinem zentralen Abschnitt Einrisse oder starke degenerative Veränderungen, die eine subtotale Resektion notwendig machen.

Die subtotale Entfernung eines Außenmeniskus, ob normaler halbmondförmiger Meniskus oder insbesondere Scheibenmeniskus, ist technisch relativ anspruchsvoll und wird in folgenden Schritten durchgeführt:

Schritt 1: Darstellung

Das Ausmaß der Rißbildung am lateralen Meniskus und die vorgesehenen Resektionslinien werden wieder mit der Hakensonde dargestellt.

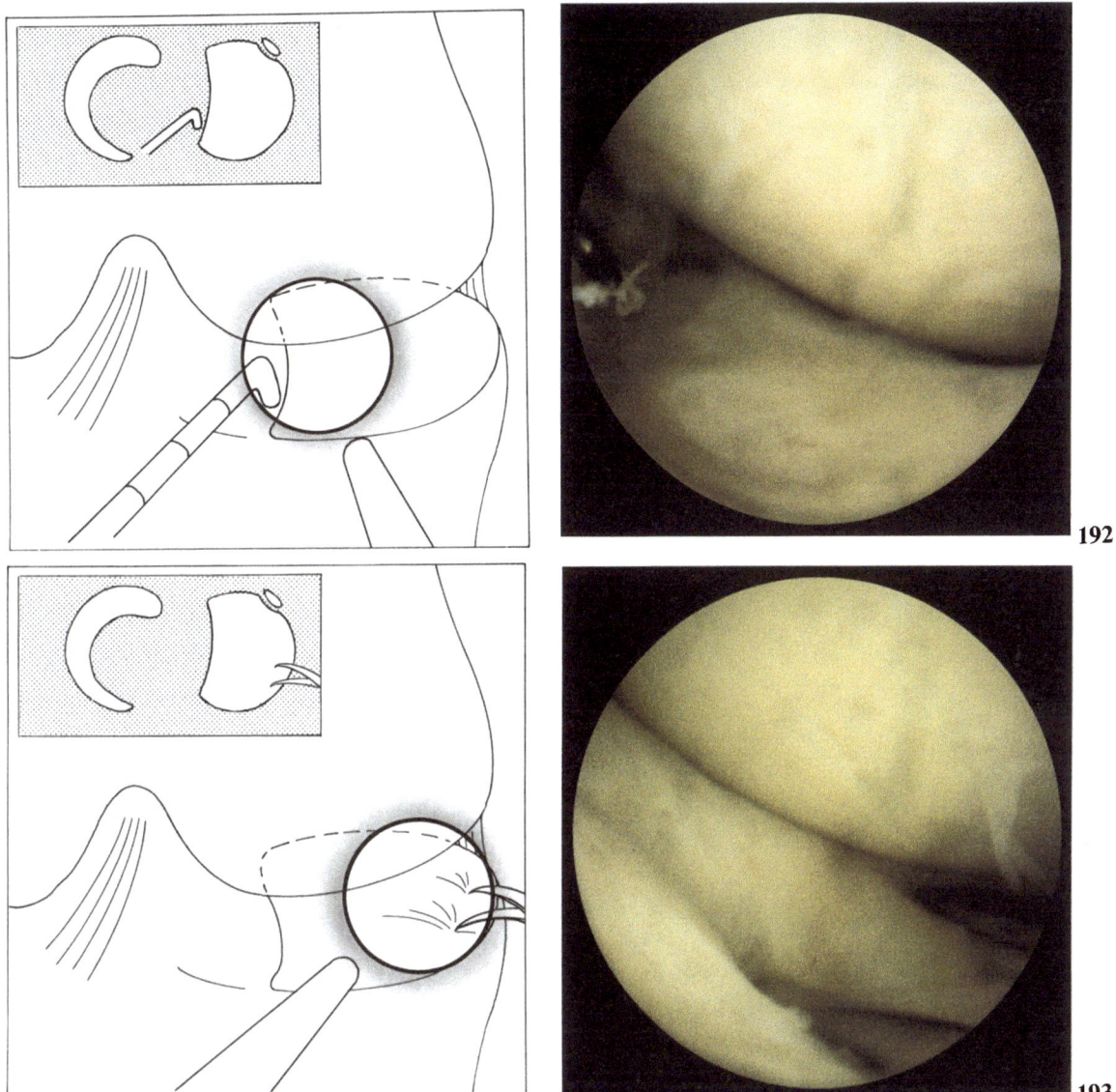

Abb. 192. Lateraler Scheibenmeniskus

Abb. 193. Beginn der Resektion eines lateralen Scheibenmeniskus mit der Präparierschere im intermediären Basisbereich

Schritt 2: Vorderhornschnitt

Besonders beim Scheibenmeniskus ist es zumeist nicht möglich, zunächst im Hinterhorn mit der Resektion zu beginnen, da der Gelenkraum vom Meniskus ausgefüllt ist und keine freie Sicht auf die Hinterhornbasis möglich ist. Deswegen wird am Übergang vom Vorderhorn zum intermediären Bereich mit der Präparierschere von der lateralen Inzision aus, unter Beobachtung von medial, ein „Knopfloch" basisnah am lateralen Meniskus angebracht (Abb. 193). Eine Branche der Präparierschere wird in dieses geschaffene Loch hineingesteckt und der Basis folgend

155

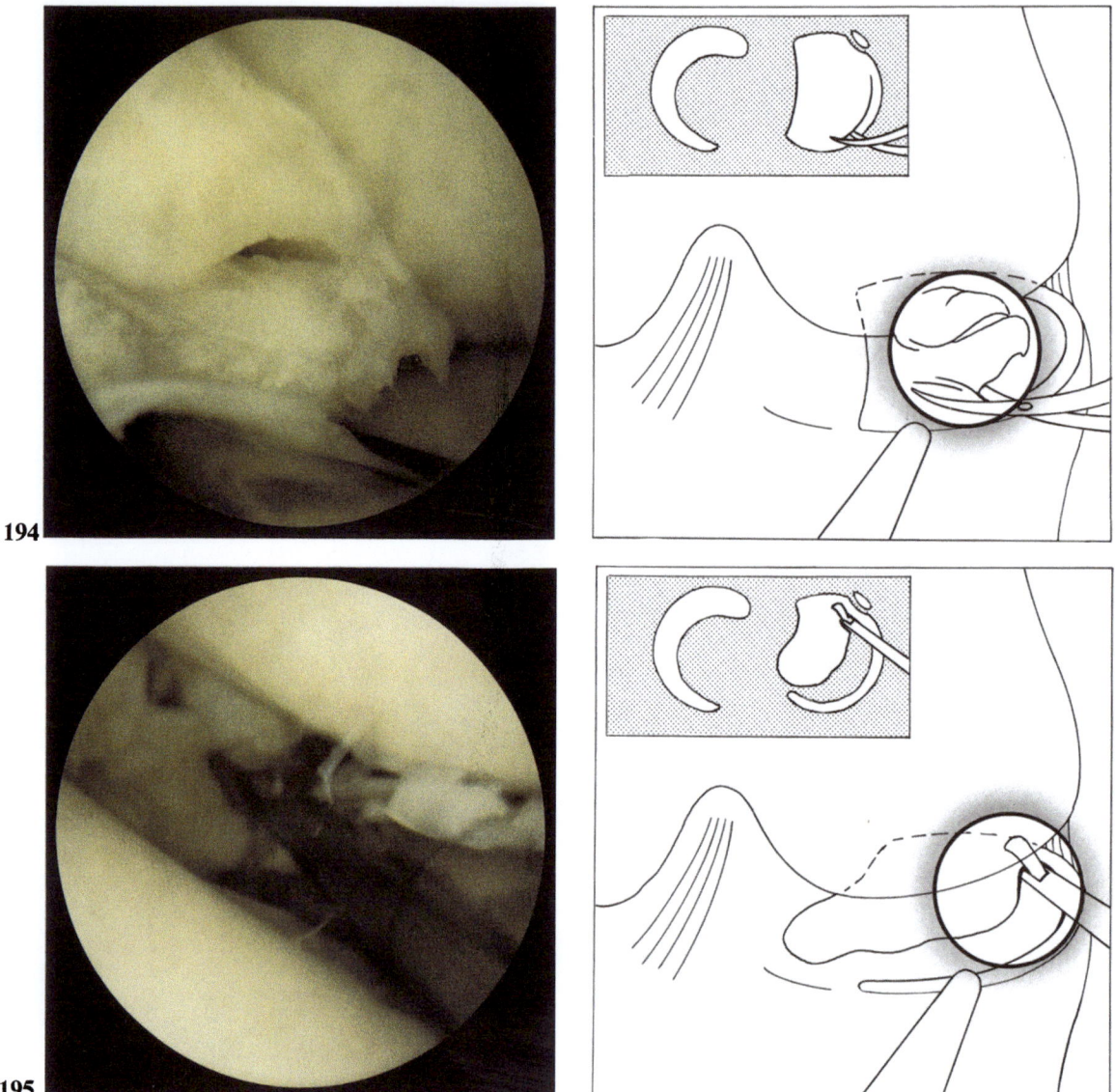

Abb. 194. Subtotale Abtragung des lateralen Scheibenmeniskus im Vorderhorn

Abb. 195. Hinterhornresektion des lateralen Scheibenmeniskus mit der Knipszange

das Vorderhorn in typischer Weise subtotal abgetrennt (Abb. 194). Die Schnittführung verläuft bis zum distalen vorderen Kreuzbandansatz. Danach wird die Schere von der primären Inzision aus nach dorsal umgeschwenkt und der begonnene Schnitt an der Basis in Richtung auf den Hiatus popliteus weitergeführt. Möglichst unter Belassung einer Meniskusbrücke vor dem Hiatus popliteus schneidet man mit der Präparierschere oder der Knipszange bis zum Hinterhorn, soweit die Sicht und die Kondyluskrümmung den Hinterhornschnitt von hier aus zulassen (Abb. 195).

Schritt 3: Zurechtlegen

Das Arthroskop wird von lateral her eingeführt und von medial aus wird der Außenmeniskus mit der Hakensonde so weit wie möglich nach lateral verzogen, um die noch stehende Hinterhornbasis von der Fossa intercondylaris her darzustellen.

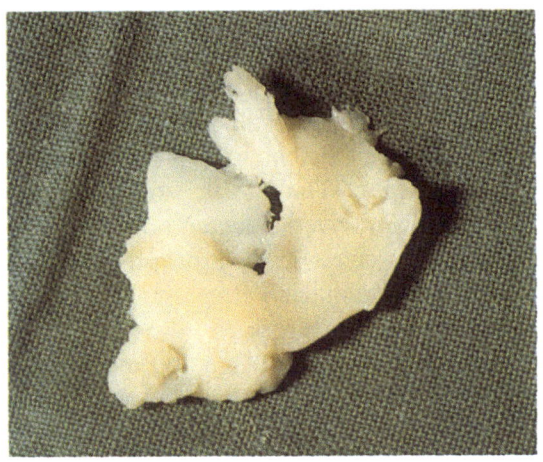

Abb. 196. Präparat: Lateraler Scheibenmeniskus, arthroskopisch subtotal reseziert

Schritt 4: Hinterhornschnitt

Mit der geraden Knipszange wird dann die verbliebene Verbindung zur Basis im Hinterhorn sukzessive durchtrennt. Bereitet die Darstellung Schwierigkeiten, so kann zusätzlich in die mediale Inzision eine schmale Faßzange eingeführt und der zum größten Teil abgelöste Scheibenmeniskus ergriffen werden. Durch Zug an der Faßzange kann dann die verbliebene Brücke im Hinterhorn besser ins Blickfeld gebracht und mit der Knipszange durchtrennt werden.

Schritt 5: Ergreifen und Extraktion

Der nunmehr vollständig frei im Gelenk liegende Scheibenmeniskus wird mit der Faßzange ergriffen. Sollte das Herausziehen des doch relativ großen Scheibenmeniskus im Ganzen aus dem Gelenk an der Inzision Schwierigkeiten bereiten, so kann man diese durch Spreizen mit einer Schere etwas erweitern. Er wird dann in toto aus dem Gelenk extrahiert (Abb. 196).

Schritt 6: Nachglätten

Die stehengebliebene Meniskusbasis wird wieder rundum mit den Knipszangen nachgearbeitet. Insbesondere im Bereich des Hiatus popliteus ist ein vorsichtiges Glätten angezeigt, um eine ausreichend stabile Meniskusbrücke stehenzulassen.

Zum Abschluß der Resektion wird die stehengebliebene Meniskusbasis mit der Hakensonde überprüft (Abb. 197).

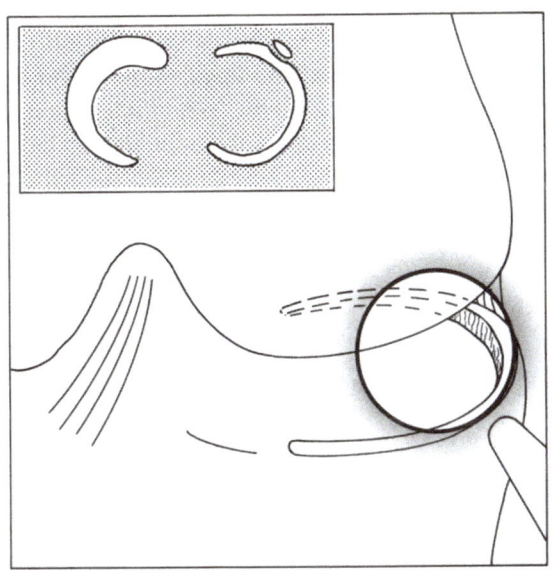

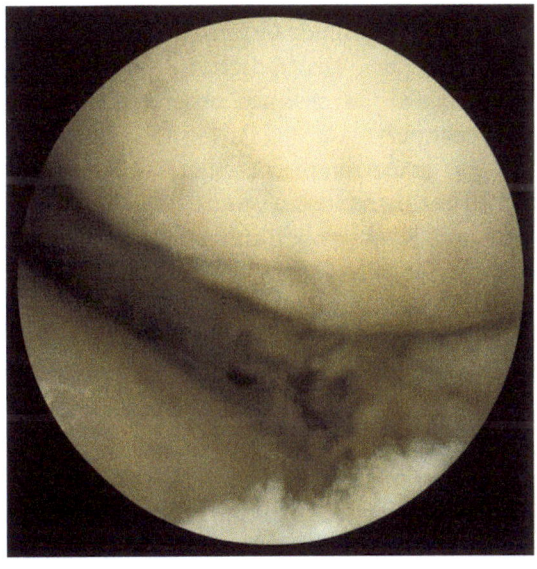

Abb. 197. Operationsergebnis nach subtotaler lateraler Meniskektomie

KAPITEL 21
Eingriffe am Gelenkknorpel

Weder die klinische und radiologische Untersuchung noch die Arthrographie oder die kleine Probearthrotomie haben bei der Diagnostik der Knorpelschäden am Kniegelenk einen mit der Arthroskopie vergleichbaren Aussagewert. Keine der genannten Untersuchungen bringt nur annähernd so viel und so zuverlässige Information über den Zustand der Gelenkoberfläche wie die Arthroskopie. Die Beurteilung der Knorpeloberfläche im Kniegelenk bereitet auch dem in der Arthroskopie nicht so erfahrenen Untersucher keine wesentlichen Schwierigkeiten. Sämtliche Knorpelflächen – Kniescheibenrückfläche, femoropatellares Gleitlager, Femurkondylen, Tibiakopfgelenkflächen und die Interkondylärregion – sind bei der Arthroskopie gut einsehbar. Sie zeigen im Normalbefund eine völlig glatte Oberfläche mit spiegelndem Glanz.

Eine alleinige Inspektion der Knorpeloberfläche ist ungenügend. Zur Untersuchung gehört zwingend die Palpation des Knorpelbelags mit der stumpfen Hakensonde. Mit ihrer Hilfe kann die Konsistenz des Knorpels und seine Elastizität beurteilt werden. Der gesunde Gelenkknorpel ist leicht elastisch; bei geschädigtem Knorpelbelag versinkt die Hakensonde im erweichten Gelenkknorpel.

Das arthroskopische Bild *frischer* Knorpelverletzungen reicht von Erweichungsherden und Kontusionen mit kleinen Einrissen bis zu sehr schweren Verletzungen mit Aufbruch des Gelenkknorpels und ausgedehnten Absprengungen. Die klinische Symptomatik frischer chondraler Frakturen ist völlig uncharakteristisch; die meisten frischen Knorpelläsionen bleiben daher unerkannt.

Der vermehrte Einsatz der Arthroskopie beim frisch traumatisierten Gelenk hat also eine entscheidende Bedeutung: Evtl. bestehende Knorpelverletzungen können überhaupt erst diagnostiziert werden und bestehende Schäden können gleich arthroskopisch geglättet bzw. abgesprengte Knorpelfragmente aus dem Gelenk extrahiert werden.

Die frühe Diagnostik und Therapie frischer Knorpelverletzungen mit dem Arthroskop hat einen großen prophylaktischen Wert hinsichtlich der Vermeidung einer posttraumatischen Arthrose.

Die Diagnose der frischen osteochondralen Fraktur ist klinisch durch den obligaten Hämarthros und radiologisch durch die Darstellung des ausgesprengten Fragments in der Regel gesichert. Die Bedeutung der Arthroskopie liegt hier in der Darstellung und Inspektion des Knorpeldefekts und des ausgesprengten Fragments. Intraartikulär sind hier die Größe des abgesprengten Fragments, der noch vorhandene spongiöse Anteil und die Lage des Defekts zu beurteilen. Diese Kriterien sind entscheidend dafür, ob das osteochondrale Fragment reponiert und fixiert oder einfach nur entfernt wird.

Der *chronische* Knorpelschaden, der klinisch und röntgenologisch noch keine wesentliche Symptome verursacht, ist der häufigste „Nebenbefund" bei der arthroskopischen Untersuchung eines Kniegelenks.

Die Indikation zur Arthroskopie wird zumeist aus anderen Gründen – z.B. intraartikuläre Bewegungsstörung beim Vorliegen einer Meniskusverletzung oder freier Gelenkkörper – gestellt. Es finden sich im arthroskopischen Bild sehr häufig an den Femurkondylen, gelegentlich aber auch an den Tibiagelenkflächen, lokalisierte oder ausgedehnte Auffaserungen, Aufbrüche oder flächenhafte Abradierungen des Gelenkbelags. In fortgeschrittenen Fällen kann der gesamte Knorpelbelag bis auf den am Defektgrund sklerotisch abgedeckelten Knochen abgerieben sein.

Ähnlich ist das arthroskopische Bild bei der Chondropathia patellae, die sich wesentlich häufiger als die übrigen Knorpelläsionen klinisch diagnostizieren läßt. Neben reinen Erweichungsherden sieht man am häufigsten Auffaserungen des Knorpelbelags, seltener aufgebrochene, zerfallene Knorpelbezirke,

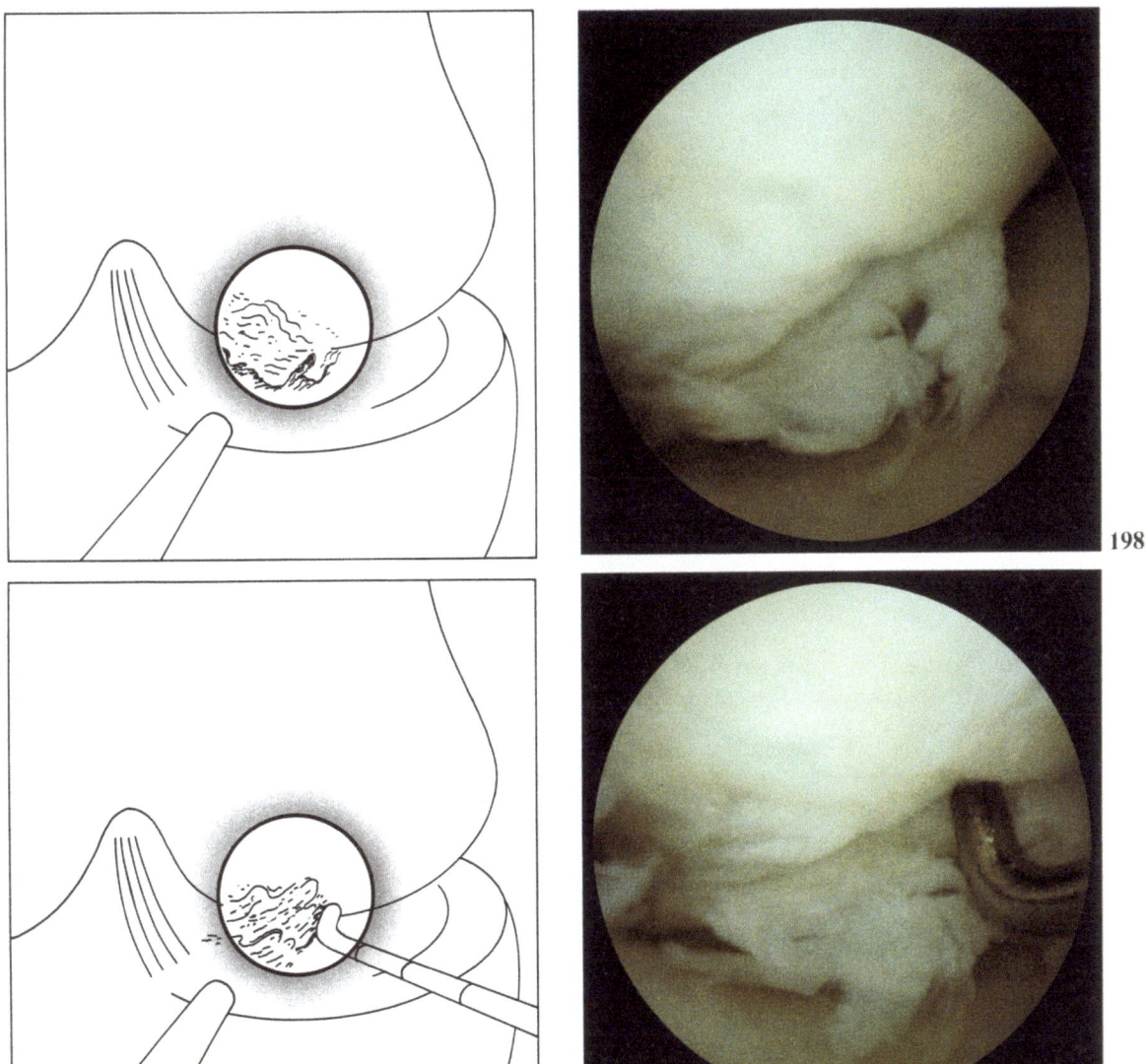

die gelegentlich auch bis auf den Knochen reichen.

Die arthroskopische Therapie der Knorpelschäden stellt immer einen Kompromiß dar. Man muß sich darüber im klaren sein, daß mit keinem Instrument auf arthroskopischem Wege eine genauso vorsichtige, sparsame und doch saubere Glättung der Knorpeloberfläche wie beim offenen Vorgehen erzielt werden kann. Die Frage jedoch ist, ob die in vielen Fällen nur geringe Verbesserung des therapeutischen Effekts, der mit der Arthrotomie erzielt werden kann, den deutlich größeren operativen Aufwand rechtfertigt und ob damit auch die Prognose des

Abb. 198. Großer Knorpeldefekt am medialen Kondylus

Abb. 199. Darstellung des Knorpeldefekts und seines Ausmaßes mit der Hakensonde

Kniegelenks auf lange Sicht wesentlich verbessert werden kann.

Erweichungsherde und Auffaserungen umschriebenen Ausmaßes können nach Meinung des Verfassers gut arthroskopisch saniert werden. Ein kleiner Knorpelhohlmeißel wird durch die 2. Inzision eingeschoben und die Knorpeloberfläche sorgfältig geglättet (Abb. 198–204). Die aufgeworfenen Defekt-

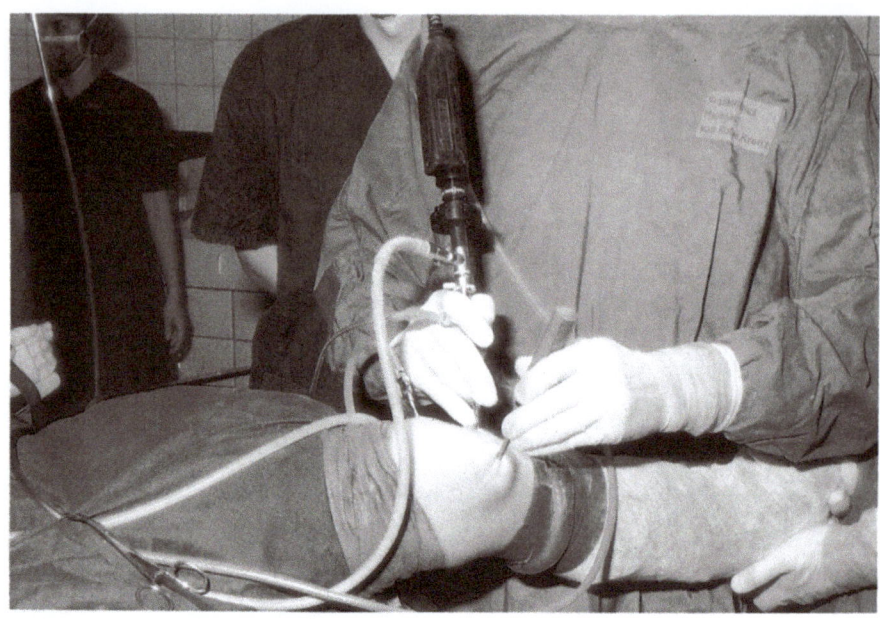

Abb. 200. Arthroskop in der anterolateralen und Knorpelmeißel in der anteromedialen Inzision

Abb. 202. Glättung der aufgeworfenen Defekt- ▷ ränder und Knorpelerweichungen mit dem Hohlmeißel

Abb. 203. Geglätteter Knorpeldefektherd am medialen Kondylus

Abb. 201. Abtragen der degenerativ veränderten Knorpellappen am medialen Kondylus

Abb. 204. Knipsresektion der verbliebenen Knorpelfransen

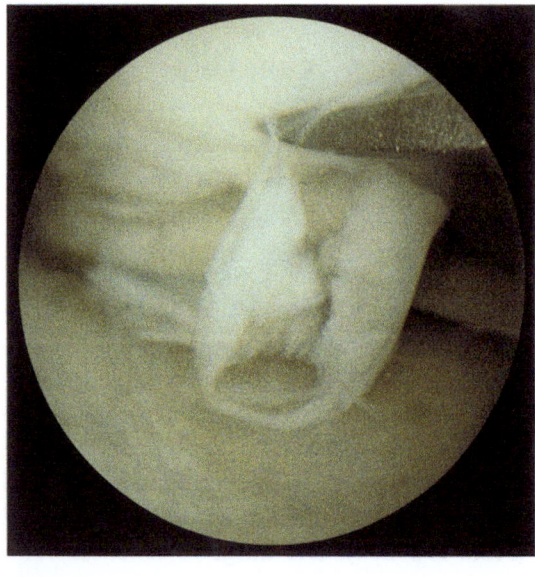
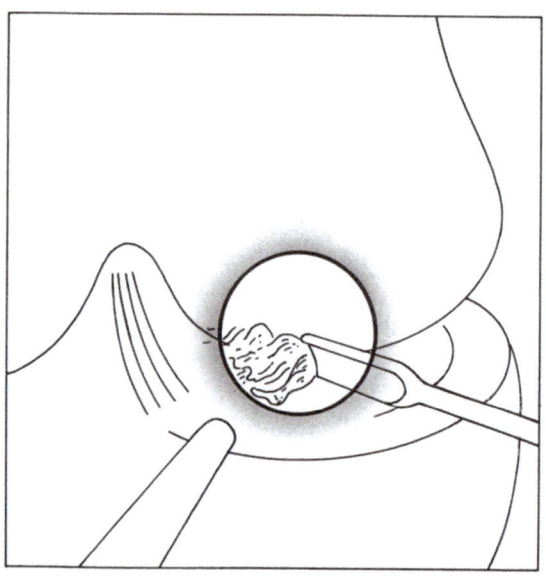

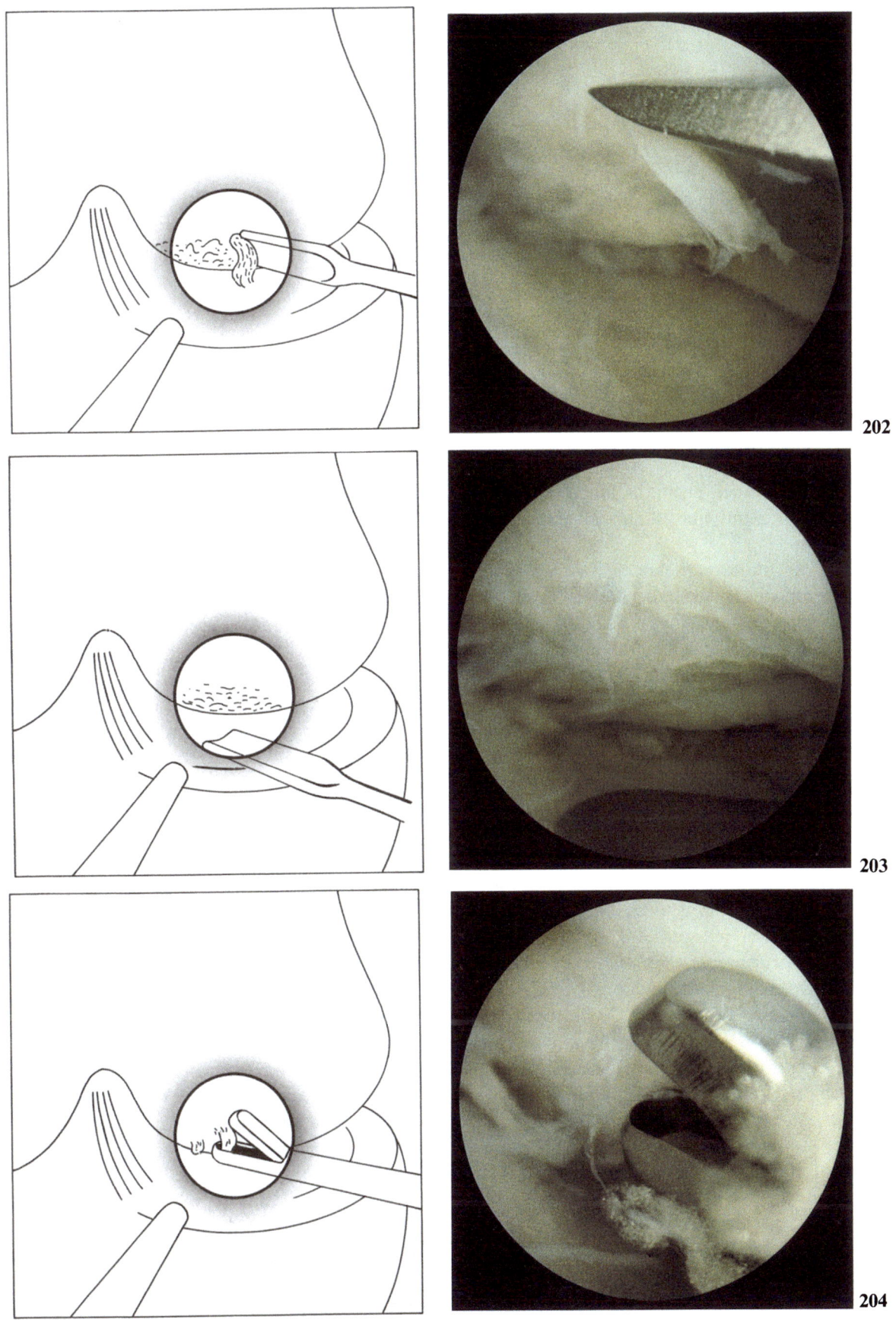

202

203

204

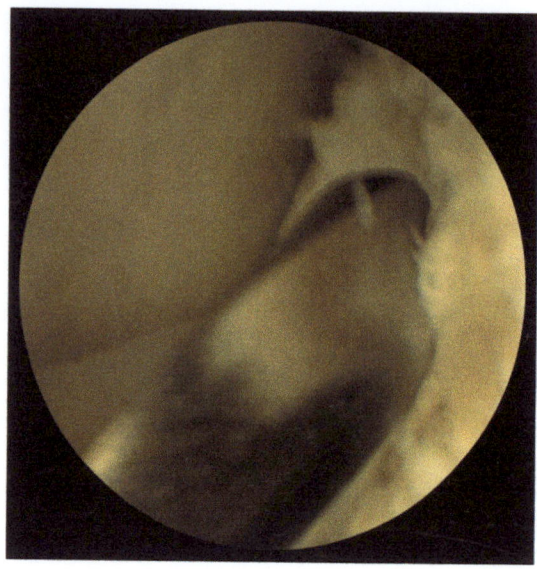 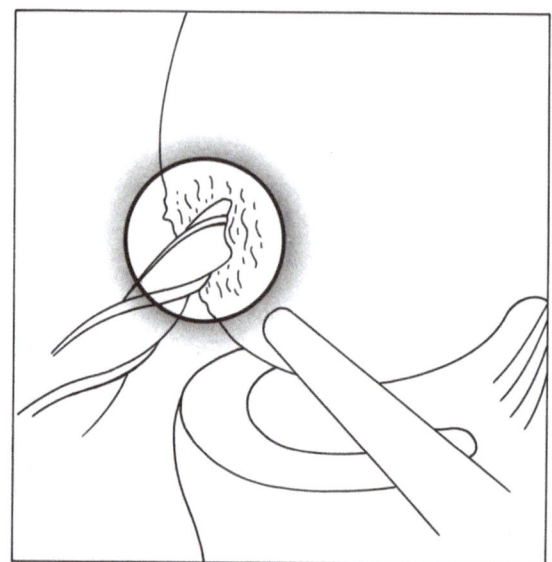

Abb. 205. Anbohren eines sklerotisch abgedeckelten Knorpeldefektgrundes

ränder können ebenfalls mit diesem Meißel oder auch mit einer Knipszange angeglichen werden.

Die motorgetriebenen Instrumente der verschiedenen Hersteller mit all ihren Variationen von Glättungs-, Schleif- und Resektionsköpfen bieten nach Meinung des Verfassers keine wesentliche Verbesserung bei der Glättung der Knorpeloberfläche, sondern sie bergen teilweise die Gefahr des zu aggressiven Vorgehens und zu weit gehenden Abschleifens oder zu tiefen Abhobelns des Knorpelbelags.

Auch bei ausgedehnten und fortgeschrittenen Knorpelläsionen muß man sich fragen, welche therapeutische Verbesserung mit der Arthrotomie i.Vgl. zum arthroskopischen Vorgehen erzielt werden kann und ob damit das Fortschreiten der schon bestehenden Arthrose aufgehalten werden kann.

Für die Glättung der Chondropathia patellae, die in Überstreckstellung des Kniegelenks vorgenommen wird, benötigt man in der Regel zu den beiden Standardinzisionen, der anterolateralen und der anteromedialen, die supralaterale Inzision (s. Abb. 107). Es wird dann je nach Lokalisation des Herds an der Kniescheibenrückfläche mit einem möglichst scharfen 8-mm-Hohlmeißel der Defektherd angegangen. Hierzu beginnt man vom gesunden Knorpelbelag her auf das Zentrum des Defekts hin die Glättung und schabt mit dem Knorpelmeißel die chondromalazischen Anteile ab, die je nach Größe mit der Faßzange extrahiert, abgesaugt oder ausgespült werden.

Ähnlich vorgegangen wird bei den relativ häufigen Defektherden an den Kondylen, wobei lappige Abhebungen zunächst auch mit der Knipszange abgetragen werden können (s. Abb. 198–204). Liegt im Zentrum des Defekts sklerotisch abgedeckelter Knochen blank, so wird dieser mehrfach angebohrt, wobei der Bohrer über die arthroskopische Inzision mit einer langen Gewebeschutzhülse eingebracht wird (Abb. 205). Bei nicht sehr harter sklerotischer Schicht können diese in die Spongiosa reichenden Bohrlöcher auch mit einem sehr kleinen scharfen Löffel angebracht werden. Das Bohrmehl wird sehr sorgfältig abgesaugt.

Die sehr starke Vergrößerung der tatsächlichen Verhältnisse im arthroskopischen Bild auf dem Monitor, die jede Unebenheit sichtbar macht, und das bei weitem nicht perfekte Instrumentarium zur Knorpelglättung sind die beeinträchtigenden Faktoren, die den kritischen Operateur nie ganz mit seinem Ergebnis zufriedenstellen.

Bei der Osteochondritis dissecans ist nur dann eine Indikation zur Arthroskopie gegeben, wenn Zweifel darüber bestehen, ob das Dissekat refixierbar ist oder entfernt werden muß. Steht von vornherein fest, daß eine Fixation durchgeführt wird, ist es nicht nötig, zu arthroskopieren, sondern man wird gleich arthrotomieren und das Dissekat mit Kirschnerdrähten fixieren. In Zweifelsfällen kann durch die Arthroskopie zusätzliche Information über das weitere Vorgehen gewonnen werden. Eventuell wird dann auch das Dissekat entfernt und der Defektherd geglättet.

Die Fixation von Dissekaten mit Spezialinstrumenten und feinen Klammern wirkt auf den 1. Blick sehr bestechend. Selbstverständlich kann man auch unter arthroskopischer Sicht den Dissekatgrund auffrischen, die Bearbeitung des Dissekates selbst gelingt aber nicht. Bei länger gelöstem Dissekat ist diese Bearbeitung aber oft nötig, um eine exakte Einpassung zu erreichen.

Fortgeschrittene Zermürbungen und Defektbildungen in der knorpeligen Gelenkfläche, die bereits zu röntgenologisch deutlich sichtbaren arthrotischen Veränderungen geführt haben, fallen nicht in die Domäne der Arthroskopie und der arthroskopischen Therapie.

Die Verfasser haben auch keine Langzeiterfahrung und Spätergebnisse mit der von Johnson so stark propagierten Abrasionsarthroplastik. Bei diesem Verfahren werden mit motorgetriebenen Shavern die letzten Knorpelreste und die sklerotischen Knochenschichten nach Freilegung des Knochens abgetragen. Faserknorpel soll dann den verbrauchten hyalinen Gelenkknorpel ersetzen. Die Ergebnisse solcher radikalen Eingriffe sind noch abzuwarten.

Fortbestehende intraartikuläre Bewegungsstörungen und insbesondere rezidivierende Einklemmungserscheinungen, z.B. bei Meniskusverletzungen, verursachen bei längerem Bestehen schwere mechanische Knorpelschäden, die oft auf der medialen Gelenkseite anzutreffen sind. Durch den medialen Knorpelabrieb entwickelt sich dann eine Varusfehlstellung.

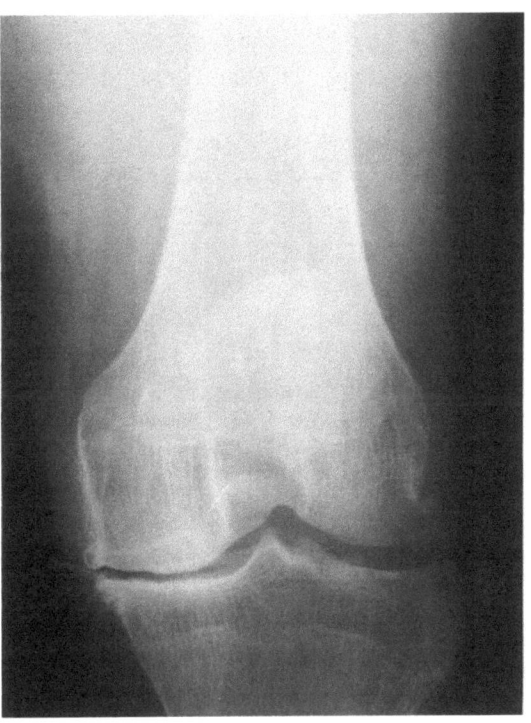

Abb. 206. Varusgonarthrose links mit deutlicher medialer Gelenkspaltverschmälerung

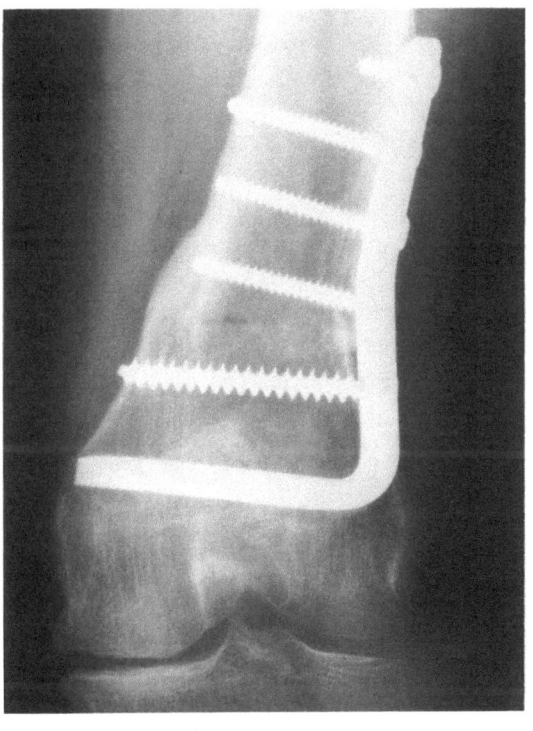

Abb. 207. Ergebnis von Abb. 206 nach suprakondylärer Korrekturosteotomie, Erholung des medialen Gelenkspaltes

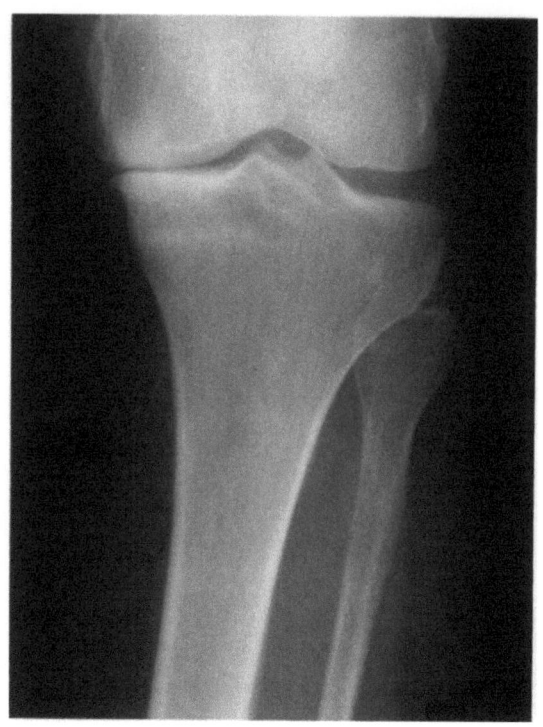 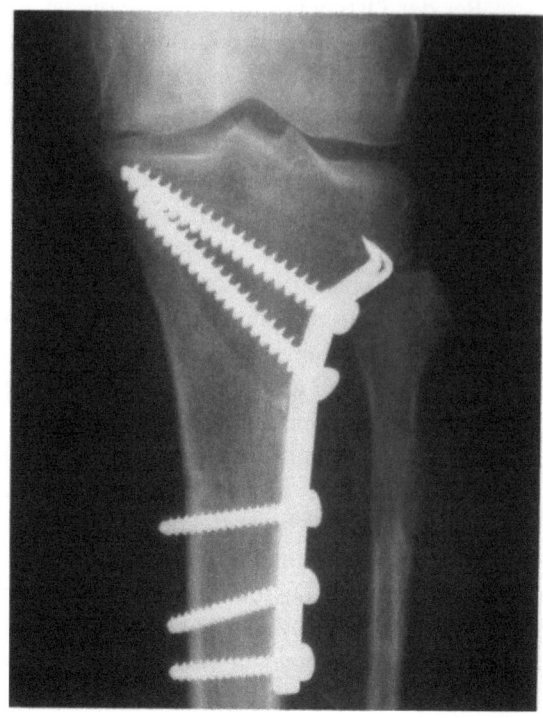

Abb. 208. Instabile Varusgonarthrose mit deutlicher medialer Gelenkspaltverschmälerung und Fehlstellung im Unterschenkel

Abb. 209. Operationsergebnis nach valgisierender Tibiakopfosteotomie (Abb. 208)

Die Behandlung am derart geschädigten Gelenk kann dann oft nur noch wenig retten; bei nachweisbaren Einklemmungserscheinungen können intraartikuläre Bewegungshindernisse beseitigt werden. Im Vordergrund der Therapie steht aber oft die Osteotomie im suprakondylären Bereich oder im Tibiakopfbereich zur Beseitigung einer bereits eingetretenen Fehlstellung und zur Belastungsverlagerung auf den noch intakten kontralateralen Gelenkknorpel (Abb. 206–209).

Ziel der Behandlung sollte die Vermeidung solcher Spätzustände sein. Eine der Hauptaufgaben der Arthroskopie des Kniegelenks liegt in der frühzeitigen Erkennung und der baldigen operativen Therapie intraartikulärer Bewegungshindernisse, sowie in Diagnostik und Therapie bereits bestehender frischer oder chronischer Knorpelschäden.

Durch das rechtzeitige Erkennen intraartikulärer Bewegungsstörungen und bestehender Knorpelschäden mit Hilfe der Arthroskopie wird eine frühzeitige Beseitigung der aktuellen Funktionsstörung entweder auf dem Wege der arthroskopischen Operation oder mit einer Arthrotomie erreicht. Die Prognose des Gelenks wird damit eindeutig verbessert und das Auftreten einer frühzeitigen Arthrose vermieden.

KAPITEL 22
Andere arthroskopische Operationen

Neben den bisher beschriebenen häufigsten Indikationen für eine arthroskopische Operation – Entfernung freier Gelenkkörper, Resektion bzw. Teilresektion medialer oder lateraler Menisken und Glättung von Knorpelläsionen – gibt es noch einige nicht so häufige arthroskopische Interventionsmöglichkeiten.

22.1 Eingriffe an der Membrana synovialis

Die Inspektion der Gelenkkapsel, der Membrana synovialis, gehört zur routinemäßigen arthroskopischen Diagnostik. Vermehrte Gefäßinjektion und Verdickung der Zotten sind Ausdruck eines Reizzustands des Gelenks, häufig mit einer serösen Ergußbildung als Begleiterscheinung. Stärkere entzündliche Veränderungen mit zottiger Synovitis, insbesondere beim Verdacht des Vorliegens einer rheumatischen Erkrankung oder einer Hyperurikämie oder auch die typischen Veränderungen der Membrana synovialis bei einer Chondromatose, sind Indikationen für eine Synovialbiopsie.

Unter arthroskopischer Sicht wird von einer 2. Inzision her die Biopsiezange eingeführt, und aus den makroskopisch am stärksten veränderten Synovialherden werden einige kleine Probeexzisionen entnommen und zur histologischen Untersuchung eingeschickt.

Des weiteren können insbesondere im Recessus suprapatellaris strangartige Vernarbungen oder fibrinöse Adhäsionen, z.B. nach einer vorangegangenen Kniegelenkoperation mit nachfolgender längerer Ruhigstellung, gefunden werden. Diese Vernarbungen und Verklebungen im Recessus suprapatellaris an der Membrana synovialis können entweder mit einer Schere, einer Knipszange oder auch elektrochirurgisch durchtrennt und gelöst werden.

Auch gelegentlich vorkommende hypertrophe Synovialzotten, die sich als Bewegungshindernis in das Gelenk einschlagen können, werden arthroskopisch abgetragen. Mit einer Schere oder einer Knipszange wird die Basis des Stiels durchtrennt, danach die Zotte mit einer Faßzange ergriffen und aus dem Gelenk extrahiert. In manchen Fällen gelingt es leichter, die Zotte abzutragen, wenn man sie vorher mit der Faßzange ergreift und durch leichten Zug eine Spannung am Stiel erzeugt.

Bei der Synovitis, die mit einer erheblichen Hypertrophie der Zotten einhergeht, ist die arthroskopische Sicht in den einzelnen Gelenkabschnitten durch die großen Zotten gelegentlich stark behindert. In diesen Fällen kann es nötig werden, einen Teil dieser Sichtbehinderung zu beseitigen. Einzelne Zotten können mit der großen Knipszange an der Basis abgetragen und aus dem Gelenk entfernt werden. Sehr hilfreich kann hierbei ein motorgetriebenes Instrument sein; mit ihm können die sichtbehindernden hypertrophen Zotten der entzündlich veränderten Membrana synovialis sukzessive reseziert und gleichzeitig abgesaugt werden.

Schon bei der Durchführung der oben beschriebenen, sehr kleinflächigen Teilsynovektomie wird dem Operateur klar, wie mühsam eine arthroskopisch durchgeführte Synovektomie sein muß. In der angelsächsischen Literatur berichten einige Verfasser von Synovektomien per Arthroskop, jedoch mit großen Vorbehalten. Große Nachteile der arthroskopischen Synovektomie sind die mangelnde Radikalität und der immens große Zeitaufwand. Eine Synovektomie ist deshalb nach Meinung des Verfassers eine Indikation zum offenen Vorgehen und überfordert die Methode der Arthroskopie.

22.2 Resektion einer hypertrophen medialen Plica synovialis

Von der Membrana synovialis des Kniegelenks ausgehend sind individuell stark variierend große Synovialfalten bekannt. Klinische Relevanz erreicht nur die Plica mediopatella-

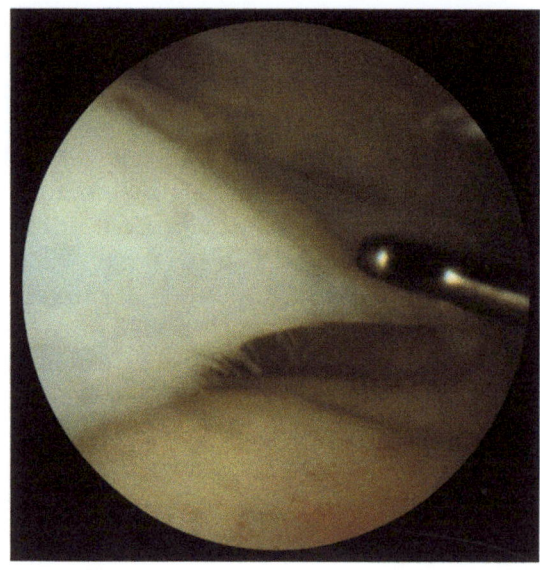 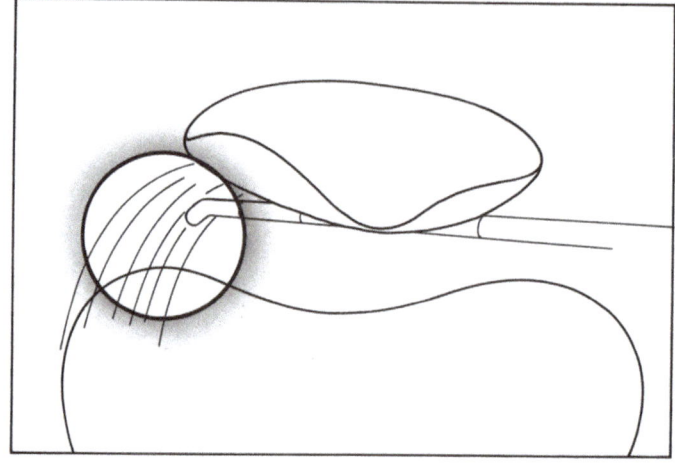

Abb. 210. Große hypertrophe mediale Plica parapatellaris, Darstellung mit der Hakensonde

ris, und zwar nur dann, wenn sie zu einer breiten, sich segeltuchartig in das Gelenk vorwölbenden derben, bandartigen Struktur hypertrophiert ist.

Diese wechselnd stark fibrosierte Synovialfalte verläuft dann von der Gelenkkapsel am oberen medialen Rand der Patella, sich segeltuchartig nach distal verbreitend, zum Hoffa-Fettkörper.

Nur die Plica, die klinische Symptome verursacht, d.h. die Symptomatik eines Meniskusschadens vortäuscht, wie medial betonte Schmerzhaftigkeit im Kniegelenk, umschriebenen parapatellaren Druckschmerz medial, klickendes oder schnappendes Bewegungshindernis über dem medialen Gelenkspalt oder gelegentliche kurzzeitige Blockierungen, hat eine pathologische Bedeutung.

Der arthroskopische Aspekt ist unverwechselbar. Es spannt sich eine segeltuchartige Struktur zwischen medialer Kniescheibenrückfläche und medialem Kondylus (Abb. 210). Gelegentlich kann es Schwierigkeiten bereiten, zwischen hypertrophierter medialer Plica und Kondylus mit dem Arthroskop in das mediale Kompartiment hineinzugelangen. Manchmal bestehen auch schon Knorpelveränderungen am medialen Kondylus durch das permanente Reiben der Plica.

Bei bestehenden klinischen Symptomen und arthroskopisch verifiziertem entsprechendem morphologischem Substrat der hypertrophen medialen Plica synovialis ist die Indikation zu einer Resektion gegeben.

Die arthroskopische Resektion der Plica mediopatellaris stellt technisch keine sehr hohen Anforderungen. Das Arthroskop in der anterolateralen Inzision und man hat mit der Geradeausoptik einen sehr guten Überblick über die gesamte mediale Plica. Die Punktionsstelle am lateralen oberen Patellarand wird zur Inzision erweitert, und mit einer großen Knipszange wird die hypertrophierte Plica dann vom freien Rand her sukzessive rundum bis an die Basis abgetragen (Abb. 211–213). Die anfallenden Partikel werden abgesaugt und ausgespült.

Abb. 211. Beginn der Plicaresektion mit der gro- ▷ ßen Knipszange (eingeführt von der supralateralen Inzision)

Abb. 212. Sukzessive Knipsresektion der segeltuchartig verbreiterten medialen Plica

Abb. 213. Ergebnis nach resezierter medialer Plica parapatellaris

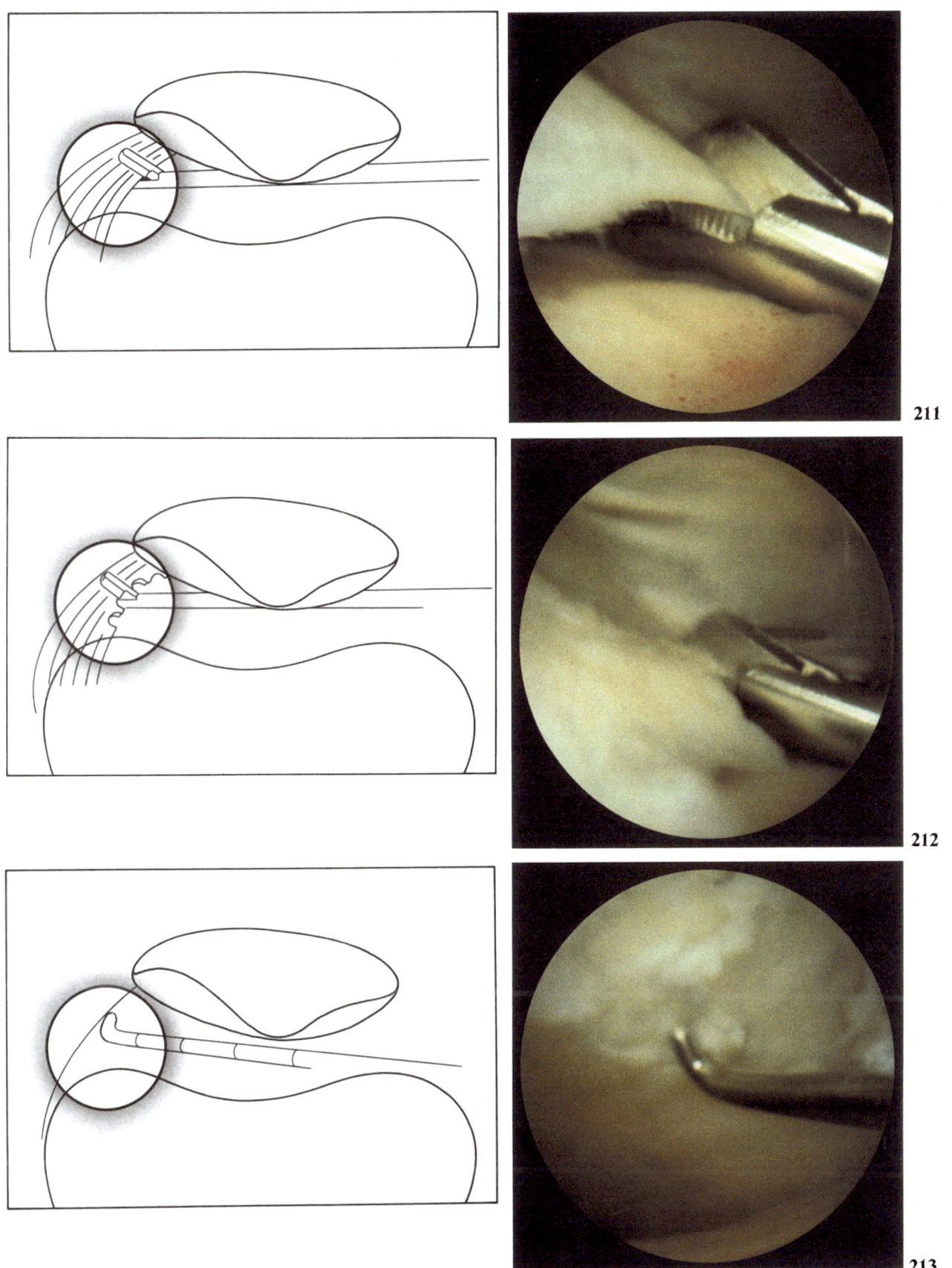

22.3 Eingriffe am Kreuzband

Nach alten partiellen oder kompletten vorderen Kreuzbandrupturen können abgerundete stummelartige Reste verbleiben, die sich zwischen die Gelenkflächen einschlagen und gelegentlich Beschwerden verursachen. Diese Bewegungsstörungen verursachenden Kreuzbandreste werden mit einer Knipszange oder einer Schere unter arthroskopischer Sicht an der Basis abgetragen und aus dem Gelenk entfernt.

In letzter Zeit ist auch von mehreren Autoren der plastische Kreuzbandersatz unter arthroskopischer Kontrolle beschrieben worden. Schon die Indikationsstellung zur herkömmlichen offenen Kreuzbandersatzplastik mit körpereigenem Gewebe ist eine Ermessensentscheidung, die der Operateur zusammen mit dem jeweiligen Patienten zu treffen hat. Noch problematischer erscheint den Verfassern und vielen anderen Autoren die Implantation eines künstlichen Kreuzbandes, da neben den vielen anderen Unabwägbarkeiten insbesondere die Verträglichkeit im Gelenk und die Haltbarkeit des künstlichen Bands noch nicht ausreichend untersucht ist.

Das technische Vorgehen bei der Implantation unter arthroskopischer Sicht ist nicht außergewöhnlich kompliziert und soll nur der Vollständigkeit halber beschrieben werden:

Von den üblichen arthroskopischen Inzisionen aus wird zunächst mit einem motorgetriebenen Instrument die Fossa intercondylaris von allen Kreuzbandresten und Synovialzotten gesäubert. Am medialen Tibiakopf wird mit Hilfe eines Zielgerätes eine zusätzliche Inzision eingebracht, ein Führungsdraht von distal her an den ursprünglichen Ansatz des vorderen Kreuzbandes am Tibiakopf eingebohrt und über diesen Führungsdraht der mediale Tibiakopf je nach Implantatstärke aufgebohrt.

Am lateralen Kondylus wird von proximal her analog vorgegangen, wobei dieser Durchzug möglichst weit dorsal in der Fossa intercondylaris zu liegen hat, um die ursprüngliche Biomechanik des vorderen Kreuzbandes zu imitieren. Die intra- und extraartikulären scharfkantigen Bohrlochränder müssen abgeschliffen werden, um ein Aufscheuern des Implantats an diesen Sollbruchstellen zu vermeiden.

Das Kunstband wird dann von proximal her in das Gelenk eingeführt und mit einer Faßzange durch das Bohrloch des Tibiakopfes hindurchgezogen. In entsprechender Funktionsstellung des Kniegelenks wird das Implantat am lateralen Femurkondylus und am medialen Tibiakopf unter Spannung mit Klammern fixiert.

22.4 Meniskusnaht

Bei bestimmten Meniskusläsionen kann eine partielle Resektion umgangen und der abgerissene Meniskusanteil wieder angenäht werden. Nur ein sehr geringer Teil der Meniskusrisse eignet sich für eine derartige Rekonstruktion. Die Erfolgsaussicht einer Meniskusnaht ist stark abhängig von der richtigen Indikationsstellung. Um überhaupt eine reelle Chance auf eine Wiederherstellung des Meniskus zu haben, sollten folgende Kriterien erfüllt sein:

1. Die Kooperation des Patienten sollte gesichert sein, da Verständnis für die schwierige und langwierige Nachbehandlung notwendig ist.
2. Es sollte ein reiner Längsriß des Meniskus vorliegen.
3. Der Riß muß möglichst basisnah im Meniskus liegen.
4. Der abgerissene Anteil des Meniskus sollte keine wesentlichen degenerativen Veränderungen aufweisen.
5. Je frischer die Rißbildung im Meniskus ist, desto größer sind die Erfolgsaussichten einer Naht.
6. Nur in einem bandstabilen Kniegelenk darf eine Meniskusnaht versucht werden, es sei denn, es wird bei einem frischen Abriß gleichzeitig eine Bandnaht durchgeführt, oder bei einer alten Instabilität werden gleichzeitig die Bänder plastisch rekonstruiert.

Der offenen Meniskusnaht per Arthrotomie, die bei dieser ausgesuchten Indikationsstellung schon seit langem durchgeführt wird, wurde jetzt durch die Entwicklung eines speziellen Instrumentariums eine Meniskusrekonstruktion per Arthroskop von einigen Autoren vorgezogen.

Das neu entwickelte *Instrumentarium* besteht v.a. aus doppelläufigen Führungskanülen mit verschiedenen Winkelstellungen an der Spitze, durch die die einzelnen Nähte gesetzt werden.

Die *operative Technik* der arthroskopischen Meniskusnaht ist sehr anspruchsvoll. Notwendig ist zunächst eine Glättung der Rißstelle sowohl an der Basis als auch am abgerissenen Anteil mit einer Knipszange. Zur Naht wird bei einem lateralen Riß eine Knielagerung in ca. 45°-Beugung und beim medialen Riß in möglichst weitgehender Streckstellung empfohlen.

Je nach Rißbildung und Möglichkeit des Zugangs wird ein entsprechender Winkel an der Spitze der doppelläufigen Führungskanüle gewählt und von der kontralateralen Seite her in das Kniegelenk eingeführt.

Nach Reposition des zu vernähenden Meniskusanteils wird die Führungskanüle an den abgerissenen Teil des Meniskus herangebracht. Die beiden mit dem Faden versehenen Nadeln werden durch diese doppelläufige Führungskanüle, durch den abgerissenen Meniskusanteil, die Meniskusbasis, die übrigen Weichteile und die Haut nach außen durchgestochen. Dabei ist darauf zu achten, daß sich die rupturierten Meniskusanteile möglichst gut an die Basis adaptieren. Je nach Länge des Risses werden eine oder mehrere derartige „Matratzennähte" gelegt.

Zum Schluß werden die nach außen durchgezogenen Fäden angespannt und mit Hilfe der Hakensonde die exakte Reposition und das Ergebnis der Naht überprüft.

An der Austrittstelle der einzelnen Fäden wird eine Hautinzision angebracht, die gelegten Nähte werden über der tiefen Muskelfaszie geknotet.

Empfohlen wird dann von den einzelnen Autoren die funktionelle Nachbehandlung oder eine unterschiedlich lange, zwischen 3 und 6 Wochen dauernde Ruhigstellung bei Nichtbelastung des Beins.

Die *Problematik* der offenen Meniskusnaht ist durch die oben angeführten großen Einschränkungen in der Indikationsstellung schon offensichtlich. Nach Meinung der Verfasser ist bei dem heute vorliegenden Instrumentarium und der z.Z. angewandten Technik das Ergebnis der arthroskopischen Naht nicht annähernd mit dem Resultat nach einer Arthrotomie vergleichbar.

Die Reposition des abgerissenen Meniskusanteils kann nicht so exakt sein wie bei einem offenen Vorgehen; die mit Hilfe des Arthroskops gelegten Nähte fixieren wesentlich kleinere Flächen als bei der offenen Rekonstruktion. An bestimmten Prädilektionsstellen von Meniskusrissen, wie im mittleren medialen Hinterhornbereich, kann durch die limitierte Sicht an der Meniskusbasis keine Naht unter arthroskopischer Kontrolle gelegt werden. Das blinde Verknoten in einer kleinen Inzision „irgendwo in der Tiefe" erlaubt keine sichere Stabilisierung.

Die Komplikationsrate der arthroskopischen Meniskusnaht ist größer als beim herkömmlichen offenen Vorgehen.

Alle limitierenden Faktoren, die erheblich höhere Komplikationsrate, die sehr anspruchsvolle Operationstechnik und die schwerwiegenden Nachteile lassen nur eine sehr zurückhaltende Indikation zur arthroskopischen Meniskusnaht zu.

22.5 „Lateral release"

Die Durchtrennung der lateralen Retinacula parapatellar vom Tibiakopf bis zum Beginn des muskulären Anteils des Vastus lateralis ist eine Maßnahme, die die Biomechanik in der Führung der Patella im femoropatellaren Gleitlager ändern soll. Die Indikation hierzu besteht bei einer Lateralisation der Patella, die verursacht ist durch eine erhöhte Spannung und Verkürzung der lateralen Retinacula. Diese Lateralisation, die bis zur Subluxation der Kniescheibe gehen kann, verursacht eine punktförmige Druckbelastung bei der Beugung des Kniegelenks an der lateralen Patellafacette.

Die Folge davon ist eine Degeneration, Aufweichung, Auffaserung und ein vermehrter Abrieb des Knorpelbelags an den Druckbelastungsstellen der Kniescheibenrückfläche und des lateralen Kondylus.

Für die Durchtrennung der lateralen Retinacula ist keine ausgedehnte Gelenkrevision notwendig, sondern es genügt eine Durchtrennung der Gelenkkapsel und Faszienschicht vom Tibiakopf bis zum Beginn der Muskulatur des Vastus lateralis unter arthroskopischer Kontrolle; lateral parapatellar bleiben lediglich die Subkutis und die Kutis stehen.

Man benutzt die anterolaterale Inzision und schneidet mit der kleinen Präparierschere zunächst die Gelenkkapsel und die Faszienschicht nach distal bis zu ihrem Ansatz am Tibiakopf durch, wobei man primär einen subkutanen Tunnel zwischen Subkutis und Faszie durch Spreizen der Schere anlegt. Die Kapsel- und Faszienanteile werden dann zwischen die Branchen der Schere genommen und sukzessive bis zum knöchernen Ansatz durchtrennt (Abb. 214).

Analog wird nach proximal vorgegangen, wobei man den Tunnel bis zur suprapatellaren Inzision lateral parapatellar vorantreibt, dann erneut die Kapsel- und Faszienanteile zwischen die Branchen der Präparierschere nimmt und sie komplett durchtrennt (Abb. 215).

Danach wird das Arthroskop von der anterolateralen Inzision eingeführt, eine Präparierschere oder große Hakenschere in die supralaterale Inzision eingeführt und der Schnitt weiter nach proximal fortgeführt, bis eindeutig Muskelgewebe des Vastus lateralis sichtbar wird (Abb. 216–218). Dann wird von anteromedial her mit dem Arthroskop auf der gesamten Länge die vollständige Durchtrennung der lateralen Retinacula und der lateralen Gelenkkapsel überprüft.

Bei richtig gestellter Indikation und ordentlich durchgeführter Durchtrennung klaffen die Kapsel- und Faszienränder um mindestens 1–1,5 cm durch die erfolgte Spannungsentlastung auseinander. Eine entsprechende Glättung der defekten Knorpelbezirke an der Kniescheibenrückfläche und am

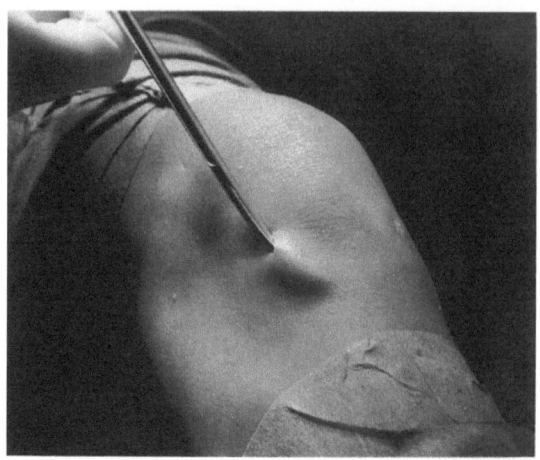

Abb. 214. Durchtrennung der lateralen Retinacula von der anterolateralen Inzision nach distal

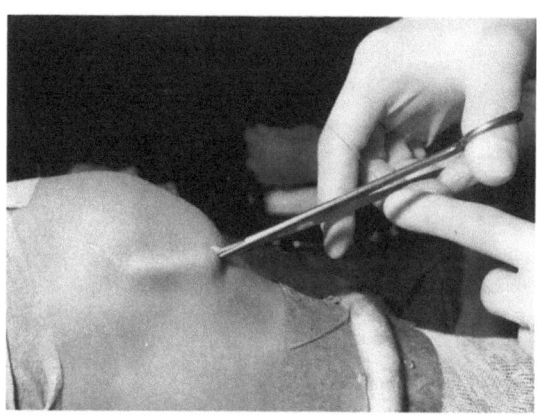

Abb. 215. Durchtrennung der lateralen Retinacula von der anterolateralen Inzision nach proximal

Abb. 216. Durchtrennung der lateralen Retinacula ▷ mit der Präparierschere von der supralateralen Inzision nach proximal

Abb. 217. Fortführung der Durchtrennung der lateralen Retinacula bis zur Muskulatur des Vastus lateralis

Abb. 218. Weites Klaffen der Schnittränder nach Durchtrennung der lateralen Retinacula

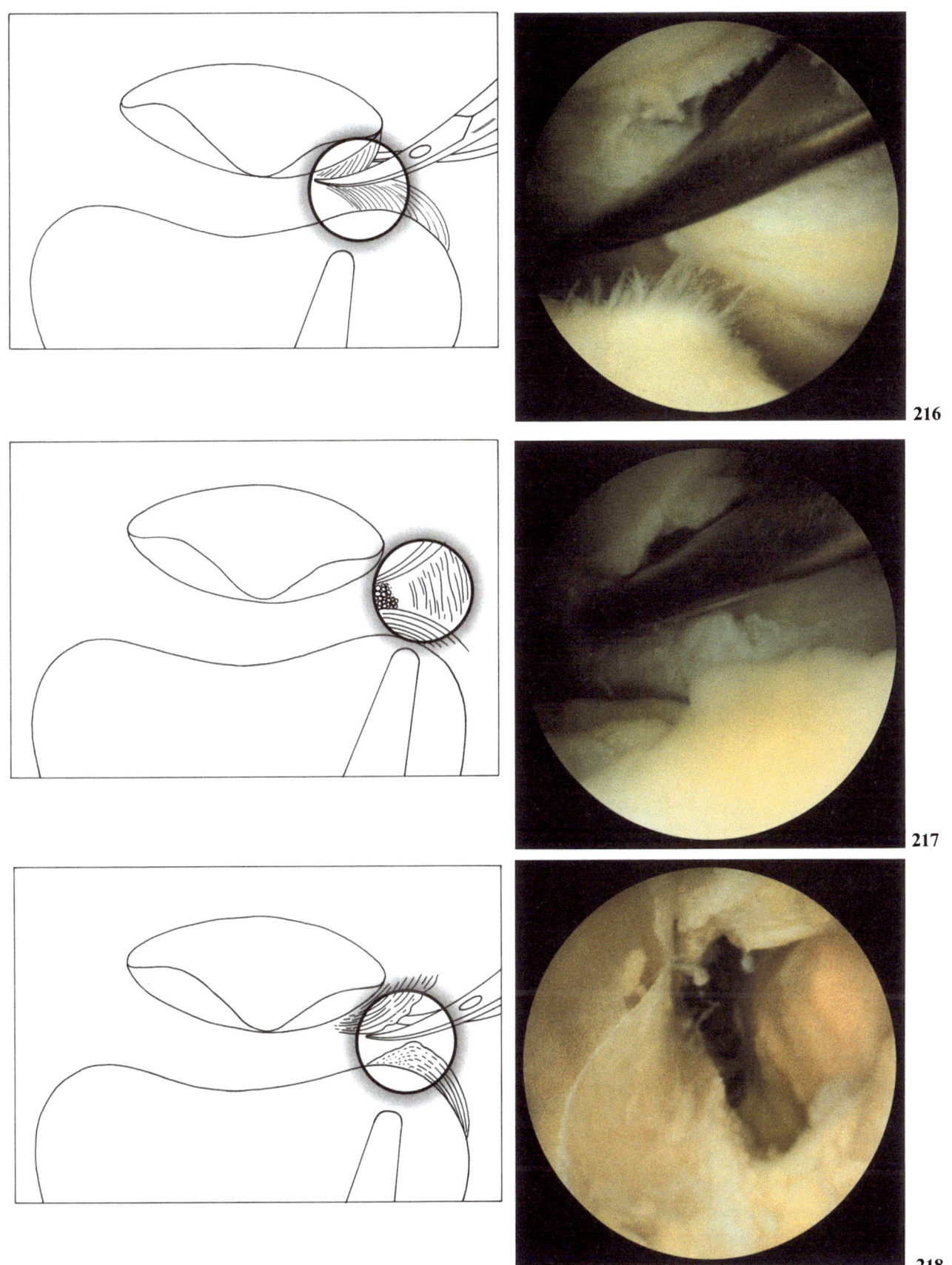

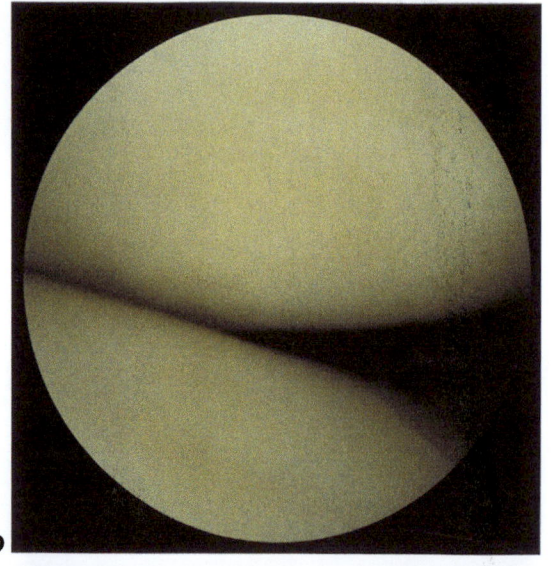
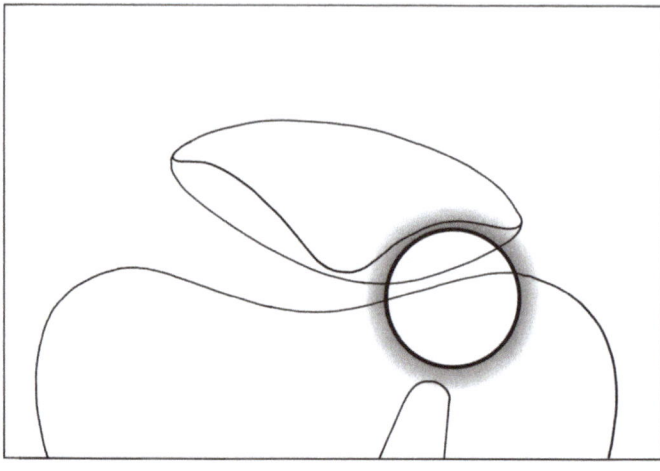
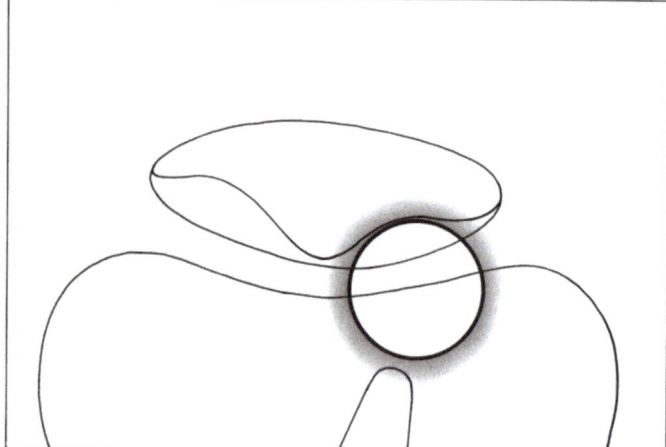

Abb. 219. Lateralisierte Patella mit punktuellem Kontakt zwischen lateraler Patellafacette und lateralen Kondylus

Abb. 220. Medialisierung der Patella nach Durchtrennung der lateralen Retinacula

lateralen Kondylus ist meistens zusätzlich notwendig.

Erneut wird jetzt die Führung der Patella im femoropatellaren Gleitlager bei der Bewegung des Kniegelenks überprüft. Hierbei zeigt sich nach Durchtrennung der lateralen Retinacula eine Druckentlastung der lateralen Patellafacette, eine Medialisierung der Patella und eine bessere Führung der Kniescheibe in ihrem Gleitlager (Abb. 219, 220).

Zur Vermeidung eines Hämarthros, der bei einem Lateral release häufiger auftritt als bei den übrigen arthroskopischen Operationen, wird postoperativ ein Druckverband an der Außenseite des Kniegelenks mit Hilfe mehrerer aufgerollter Kompressen angelegt. Auch die Belastung des Kniegelenks wird langsamer freigegeben als z.B. nach einer Meniskusoperation.

Dieser Art des operativen Vorgehens sind durch das Ausmaß der Lateralisation Grenzen gesetzt. Dieses Verfahren ist nicht geeignet, eine habituelle Patellaluxation zu behandeln. Bei sehr starker Lateralisation, die auch verursacht ist durch eine Lateralisation der Tuberositas tibiae, ist die mediale Gelenkre-

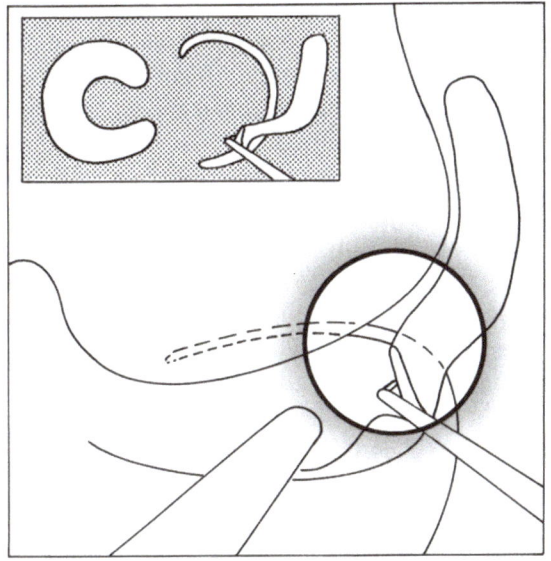 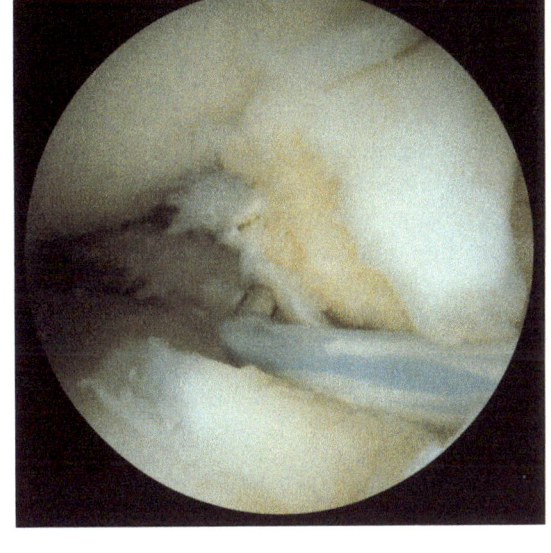

vision mit transartikulärer Durchtrennung der lateralen Retinacula, Medialisierung der Tuberositas tibiae und Raffung der medialen Retinacula das Operationsverfahren der Wahl; eine arthroskopische Durchtrennung der lateralen Retinacula allein reicht nicht aus.

22.6 Metallentfernung und Entfernung von Fremdkörpern

Intraartikulär eingebrachtes Osteosynthesematerial, z.B. Schrauben zur Fixation eines osteochondrotischen Dissekats oder osteochondraler Abscherfrakturen, können mit Hilfe des Arthroskops entfernt werden, ohne eine erneute Arthrotomie notwendig zu machen. Besondere Sorgfalt muß dabei auf die exakte Lage der 2. Inzision verwandt werden, um ein senkrechtes Auftreffen des Schraubenziehers auf den Schraubenkopf möglich zu machen. Das Herausdrehen der Schraube erfolgt dann in üblicher Weise, wobei es vorteilhaft ist, wenn bei der Erstoperation eine Schraubenlänge von mehr als 4 cm gewählt wurde, damit beim Herausdrehen das Risiko des Weggleitens der Schraube in den Knieinnenraum wegfällt.

Eingesprengte Fremdkörper oder gebrochene Instrumententeile, von denen in Kap. 24 noch die Rede sein wird, werden wie

Abb. 221. Elektrochirurgische Abtrennung eines medialen Korbhenkels an der Verbindung zur Basis im Vorderhornbereich

freie Gelenkkörper mit der Faßzange von der 2. Inzision her ergriffen und aus dem Gelenk extrahiert.

22.7 Elektrochirurgie

Partielle Meniskektomien, Plicaresektionen, Durchtrennung lateraler Retinacula und Lösen narbiger Verwachsungen können durch in jüngster Zeit entwickelte Geräte und Instrumente arthroskopisch auch mit der Hochfrequenzchirurgie durchgeführt werden. Als Spülflüssigkeit ist hierzu eine nicht leitende elektrolytfreie Lösung notwendig.

Der bis zur Abwinkelung abisolierte Tasthaken wird zum Schneiden verwendet.

Die intraartikuläre Hochfrequenzchirurgie befindet sich noch im Entwicklungsstadium. Die verschiedenen Tasthaken und Schneidedrähte sind noch nicht zufriedenstellend durchkonstruiert. Der an der Spitze nicht isolierte Tasthaken ist gefährlich, und sehr leicht wird beim Schneiden des Meniskus auch die Knorpeloberfläche des Tibiakopfes angegriffen. Die Schnittflächen sind nicht glatter als beim sauberen Schnitt mit einer Schere oder nach einer sorgfältigen Knipsresektion, sondern sie zeigen schwärzliche Auflagerungen.

Bei der Durchtrennung der lateralen Retinacula und der Resektion einer Plica ist durch die gleichzeitige Koagulation der synovialen Gefäße die Nachblutungsneigung geringer. Eine Verkürzung der Operationszeit durch den Einsatz der Hochfrequenzchirurgie ist z.Z. noch nicht festzustellen.

Das technische Vorgehen der Hochfrequenzchirurgie entspricht weitgehend dem Einsatz von mechanischen Instrumenten.

Das Arthroskop wird von der einen Inzision eingeschoben, das Schneidegerät von der 2. Inzision; die zu resezierenden Meniskusanteile werden elektrochirurgisch sukzessive durchtrennt (Abb. 221).

Bei erheblicher Ausfeilung und Weiterentwicklung des Instrumentariums, insbesondere der Lösung des Isolationsproblems an der Spitze und der Frontseite des Tasthakens, kann die Hochfrequenzresektion in der Zukunft bei bestimmten Schnittführungen evtl. einen Fortschritt dadurch bieten, daß die verjüngende oder auslaufende Teilresektion in einem „Glattschnitt' möglich ist.

KAPITEL 23
Abschluß der Operation und Weiterbehandlung

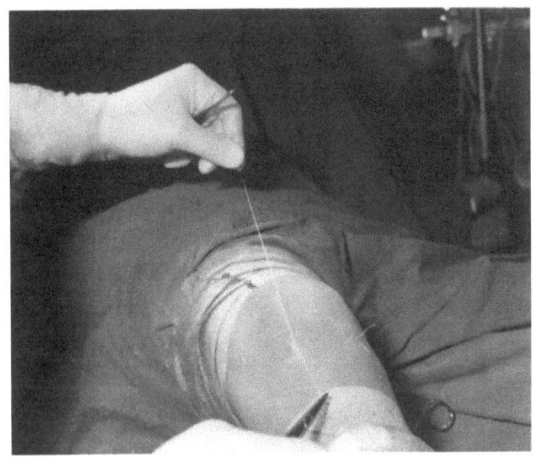

Nach Vollendung der arthroskopischen Operation ist trotz zwischenzeitlicher Absaugung der angefallenen Meniskus- oder Knorpelpartikel eine sorgfältige Spülung des Kniegelenks notwendig, um noch verbliebene Partikel unter Druck auszuspülen. Über die Arthroskophülse wird dazu mit einer 100-cm^3-Spritze mit konischem Ansatz 60–80 cm^3 physiologische Kochsalz- oder Ringer-Lösung unter Druck eingespritzt und dann über die Arthroskophülse in eine Schale ausgelassen (Abb. 222).

Abb. 223. Hautnähte der arthroskopischen Inzision

Hierbei werden die liegengebliebenen Partikel aus dem Kniegelenk ausgespült. Dieser Vorgang wird so oft wiederholt, bis sich keine Partikelchen mehr ausspülen lassen. Die kleinen Stichinzisionen werden danach mit jeweils einer Naht verschlossen (Abb. 223).

Es wird ein steriler Verband und ein Kompressionsverband in Form einer elastischen Binde angelegt, danach die Blutsperre geöffnet (Abb. 224). Das operierte Bein wird in einer Schaumstoffschiene hochgelagert.

Der Patient kann vom 1. postoperativen Tag an aufstehen und mit Hilfe von 2 Unterarmstützen das Bein mit 10–15 kg teilbelasten, was er vor der Operation unter krankengymnastischer Anleitung bereits erlernt hat.

Abb. 222. Postoperative Spülung des Kniegelenks über die Arthroskophülse

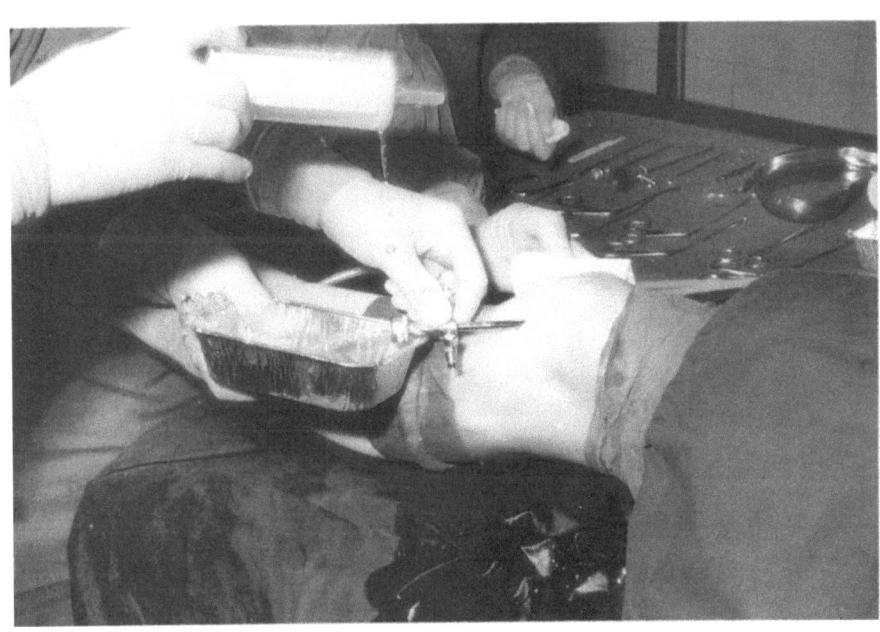

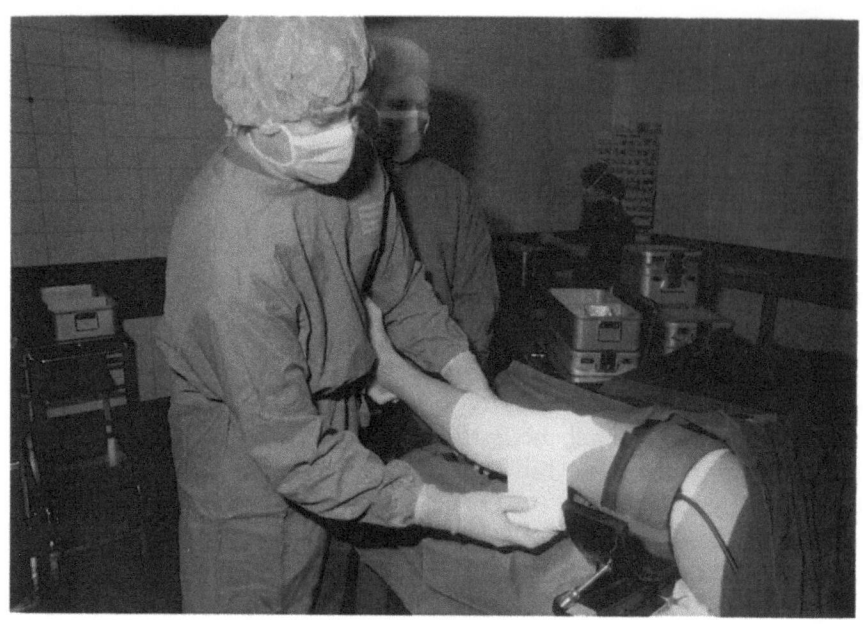

Abb. 224. Anlegen eines Kompressionsverbandes nach arthroskopischer Operation

Nach Abklingen der Narkose wird mit isometrischem Quadrizepstraining begonnen, was während der gesamten postoperativen Phase, in der stationären Zeit und darüber hinaus noch fortgesetzt wird.

Die Kryotherapie in Form von 3- bis 5maligem täglichem Auflegen von Eispakkungen über den Verband hat eine deutliche Minimierung der postoperativen Reizzustände im Kniegelenk gebracht.

Der 1. Verbandswechsel wird am 2. postoperativen Tag durchgeführt. Das Knie wird danach weiterhin elastisch bandagiert.

Erfahrungsgemäß sind die Schmerzen nach einer arthroskopischen Operation vom 1. postoperativen Tag an sehr gering, und die meisten Patienten neigen dazu, den Gelenkeingriff bei den kleinen Inzisionen zu unterschätzen und das Bein zu früh und zu viel zu belasten.

Die Hauptaufgabe des Operateurs und der nachbehandelnden Krankengymnastik besteht in der 1. postoperativen Phase darin, die Patienten in ihrer Aktivität zunächst einmal zu bremsen. Sehr wichtig ist eine vollständige Streckung des Kniegelenks vom 1. postoperativen Tag an, wohingegen forcierte Beugeübungen nicht notwendig sind. Das Knie kann vom 2. postoperativen Tag an 2- bis 3mal täglich einige Male bis an die Beschwerdegrenze gebeugt werden. Es wird sich dabei sehr rasch eine annähernd freie Beugung bis ca. 130 oder 140° innerhalb der ersten Tage einstellen.

Je nach Schwellung oder Ergußbildung des Kniegelenks kann frühzeitig die Belastung des Beins gesteigert werden. In der Regel kann zwischen dem 3. und 5. postoperativen Tag auf Belastung mit halbem Körpergewicht und Gehen mit einer Unterarmstütze übergegangen werden. Nach 5–10 Tagen können annähernd alle Patienten ohne Unterarmstützen und ohne Beschwerden und ohne zu hinken gehen.

Die Indikationsstellung zur Punktion bei evtl. aufgetretenen Ergüssen in der ersten postoperativen Phase sollte großzügig gestellt werden. Ist es in den ersten Tagen nach der Operation zum Auftreten eines intraartikulären Ergusses gekommen, so sollte man nicht lange zögern, diesen abzupunktieren, um den weiteren postoperativen Heilverlauf nicht zu beeinträchtigen.

Die operative Arthroskopie wird unter stationären Bedingungen auch zum Selbstschutz der Patienten durchgeführt. Bei sehr kooperativen und verständigen Patienten ist auch die ambulante arthroskopische

Operation durchaus möglich. In der Regel jedoch ist es sowohl für den Operateur als auch für den Patienten angenehmer, die ersten postoperativen Tage unter stationärer Kontrolle und Bedingungen durchzuführen. Die Dauer des stationären Aufenthalts liegt zwischen 3 und 7 Tagen, abhängig vom Verständnis des Patienten und vom Zustand des Kniegelenks.

Die 1. ambulante Kontrolluntersuchung erfolgt zwischen dem 10. und 14. postoperativen Tag; gleichzeitig können dann auch die Fäden an den Inzisionen gezogen werden.

Im weiteren Verlauf werden selbständig und unter krankengymnastischer Kontrolle isometrisches Quadrizepstraining, aktive Bewegungsübungen und Kryotherapie durchgeführt.

Die Abschlußkontrolle erfolgt 4 Wochen postoperativ. Empfohlen wird dann eine Halbjahreskontrolle nach der Operation, die jedoch von vielen Patienten bei problemlosem Verlauf leider nicht wahrgenommen wird.

Die Dauer der Arbeitsunfähigkeit ist abhängig von der körperlichen Belastung im Beruf, dem Arbeitswillen des jeweiligen Patienten und von der Dauer der Krankschreibung des Hausarztes. Büroarbeiter z.B. können ca. 10–14 Tage nach der Operation und schwer körperlich Arbeitende zumeist 3–4 Wochen postoperativ wieder an ihren Arbeitsplatz zurückkehren.

Für die sportlichen Aktivitäten können nur grobe Richtwerte angegeben werden; z.B. Schwimmen, Radfahren: 2 Wochen postoperativ; Laufen auf weichem Untergrund, Krafttraining, Skilanglauf: 4 Wochen postoperativ; Fußball, Tennis, alpines Skilaufen: 6–8 Wochen postoperativ.

Diese groben Richtwerte sind natürlich individuell unterschiedlich je nach dem Ausmaß der Schädigung des Kniegelenks nach individuellem postoperativem Heilverlauf bei vorsichtiger Steigerung des Trainings zu verstehen.

Dem Patienten können für das Maß der Belastung 2 sehr einfache Kriterien genannt werden:

1. „Es darf nicht wehtun."
2. „Es darf nicht dick werden."

KAPITEL 24

Komplikationen, Probleme und Gefahren der operativen Arthroskopie

Der größte Schrecken jedes arthroskopischen Operateurs ist die Infektion, das Empyem des Kniegelenks. Glücklicherweise ist diese Komplikation in der Literatur eine große Seltenheit; im eigenen Krankengut bei über 2500 arthroskopisch operierten Kniegelenken ist eine Infektion noch nicht aufgetreten.

Trotzdem darf die überaus günstige Infektionsrate nicht zu Nachlässigkeiten in der Sterilität führen. Die Arthroskopie und die arthroskopische Operation ist und bleibt ein Gelenkeingriff, der einer sorgfältigen Indikationsstellung, Vorbereitung, sterilen Abdeckung und einer möglichst gering traumatisierenden Durchführung bedarf.

Eine entsprechend vorsichtige Nachbehandlung und engmaschige Kontrolle mit frühzeitiger Ergußpunktion und anschließender Ruhigstellung müssen die intraoperative Sorgfalt ergänzen und fortführen. Nur so kann die bisher so günstige Statistik aufrechterhalten werden.

Eine weitere unangenehme Komplikation sind die intraoperativen Brüche der sehr feinen Instrumente mit Einsprengung kleiner Fremdkörper in das Kniegelenk. Bei sorgfältiger Instrumentenpflege und -überwachung und gefühlvoller Handhabung des Instrumentariums wird der intraartikuläre Instrumentenbruch eine Rarität bleiben. Auszuschließen jedoch ist das Abbrechen einer Branche des feinen Schneideinstrumentariums an einem derben sklerosierten Meniskus nicht. Sehr wichtig ist es dann, Ruhe zu bewahren, nach Möglichkeit das abgebrochene Instrumententeil im Blickfeld zu behalten und es mit einer Faßzange wie einen freien Gelenkkörper wieder aus dem Gelenk zu entfernen.

Neben diesen speziellen arthroskopischen Operationsrisiken bleiben natürlich die Allgemeinrisiken wie bei jeder Operation – Narkosezwischenfälle, anaphylaktischer Schock, Gehirnminderdurchblutung, Herzstillstand, Thrombose, Embolie – bestehen.

Eine weitere, jedoch ebenfalls seltene spezifische Komplikation bei der Arthroskopie ist der Austritt von Flüssigkeit bzw. Gas aus dem Gelenkraum in das Gewebe; bei der Flüssigkeit entsteht eine ödematöse Schwellung und beim Gas das bekannte Emphysem. In der Regel werden diese Extravasate komplikationslos resorbiert und sind am Tag nach der Operation nicht mehr nachweisbar.

Als intraoperative Probleme können bei der arthroskopischen Operation insbesondere Sichtprobleme auftreten; v.a. bei einem schon präoperativ bestehenden Hämarthros oder intraoperativ auftretenden Blutungen kann die Sicht stark beeinträchtigt sein. Auch hypertrophe Zotten bei einer Synovitis können sich immer wieder vor das Arthroskop schlagen, und ebenso kann ein stark verdickter Hoffa-Fettkörper die Inspektion der einzelnen Gelenkteile stark beeinträchtigen.

Kräftige Spülung bei Hämarthros und Blutungen, Resektion einzelner Zotten, Steigerung des hydrostatischen intraartikulären Drucks durch Höherhängen der Infusion und Abdrängung des Hoffa-Fettkörpers und anderer Sichtbehinderungen mit dem Arthroskop oder der Hakensonde können hierbei Abhilfe schaffen.

Bei sehr bandstraffen Kniegelenken kann speziell in den hinteren Gelenkanteilen die arthroskopische Operation sehr mühsam, in seltenen Fällen auch einmal unmöglich sein. In diesen Situationen darf man unter keinen Umständen eine arthroskopische Operation erzwingen wollen; man wird damit mehr Schaden anrichten als Nutzen für den Patienten erzielen.

Insbesondere beim nicht so geübten arthroskopischen Operateur wird es immer wieder einmal vorkommen, daß eine einmal begonnene Operation unter endoskopischer Kontrolle nicht, nur unter sehr großem Zeitaufwand oder unter Inkaufnahme von Knorpelschäden zu Ende geführt werden kann. In diesen Fällen und bei einem nicht zufriedenstellenden Operationsergebnis muß die arthroskopische Operation abgebrochen und der

Eingriff mit einer Arthrotomie zu Ende geführt werden.

Im weiteren postoperativen Verlauf kann es wie bei der offenen Gelenkoperation ebenfalls zu Ergußbildung – Hämarthros oder serösem Reizerguß – kommen, die eine Punktion notwendig macht. Persistierende Kniegelenkprobleme oder immer wieder auftretende Ergußbildungen werden teilweise „dieser neuen Operationsmethode" angelastet. Dabei sollte jedoch bedacht werden, daß diese postoperativen Probleme auch nach einer Arthrotomie auftauchen können. Nach Erfahrung des Verfassers treten sie nach einer arthroskopischen Operation seltener auf als nach einer offenen Arthrotomie.

Die größte Gefahr der arthroskopischen Operation, insbesondere beim Ungeübten, besteht darin, daß dem hochempfindlichen Knorpelbelag durch unvorsichtiges Hantieren mit dem Arthroskop oder den Instrumenten zusätzlicher Schaden zugefügt wird. Die Abschilferungen kleiner Knorpellamellen, die überhaupt nur durch den „Aquariumeffekt" der Flüssigkeitsspülung sichtbar sind, haben keine klinische Bedeutung. Die anfänglich zweifellos immer wieder einmal vorkommenden „Knorpelmacken" sollten jedoch mit zunehmender Übung und Erfahrung immer seltener werden.

Durch vorsichtige Bewegung des Arthroskops im Kniegelenk, Benutzen von stumpf einzuführenden Zusatzinstrumenten, ausschließliches Arbeiten unter Sicht und stumpfes Durchstoßen der Synovia jedoch wird auch der Anfänger nur wenige Knorpelschäden setzen. Ein schlechter Operateur – auch wenn er erfahren ist – kann bei einer Arthrotomie mehr Schaden verursachen als ein guter, vorsichtiger Operateur mit dem Arthroskop.

Eine Verletzung anderer intraartikulärer Strukturen, wie Meniskus oder Kreuzbänder, ist bei einigermaßen sachgemäßer Handhabung fast nicht möglich.

Jedoch sollte insbesondere bei der Operation in den hinteren Gelenkabschnitten mit Vorsicht gearbeitet werden, um keine Gefäße oder Nerven in der Kniekehle durch ein Abrutschen des Instruments zu verletzen.

Eine weitere Gefahr für die Methode der operativen Arthroskopie besteht darin, daß viele Operateure nicht selbstkritisch genug sind und ihre Möglichkeiten und technischen Fähigkeiten überschätzen. Nach einem 2tägigen Seminar glauben viele Teilnehmer, diese Methode erlernt zu haben und sie ebenso elegant anwenden zu können wie die Lehrmeister.

Ohne kritische Anamnese, sorgfältige Untersuchung und radiologische Abklärung wird beim uncharakteristischen Knieschmerz arthroskopiert und „im Knie herumgeschnipselt". Damit wird diese aufstrebende Methode in Verruf gebracht.

KAPITEL 25
Praxis der operativen Arthroskopie

Der operative Aufwand der arthroskopischen Operation ist gering; es handelt sich jedoch um ein technisch schwieriges Verfahren, das neben manueller Geschicklichkeit und operativem Feingefühl auch große Erfahrung voraussetzt.

Nur in den Händen eines geübten Operateurs ist eine zuverlässige Beurteilung des Untersuchungsbefundes gewährleistet und nur bei ständiger Übung wird der Eingriff so schonend ausgeführt, daß die Vorteile der arthroskopischen Operation auch ganz zur Geltung kommen.

Der Zeitaufwand des operativen Eingriffs wird beim Anfänger 2- bis 3mal so groß sein wie bei einer Arthrotomie. Mit Geduld und Durchhaltevermögen wird es jedoch jedem leidlich begabten und mit einem räumlichen Vorstellungsvermögen ausgestatteten Operateur nach anfänglichen Schwierigkeiten gelingen, die nötige Übung und Erfahrung zu sammeln, um die Operationszeit einer Arthrotomie zu erreichen und später deutlich zu unterschreiten.

Die Minimierung des operativen Eingriffs, eine daraus resultierende deutlich geringere Traumatisierung des Gelenks, der geringere Zeitaufwand und der der Arthrotomie gleichzusetzende therapeutische Effekt bei erheblich erweiterter und umfassender Diagnostik des gesamten Kniegelenks in der Hand des geübten endoskopischen Operateurs, das sind die wesentlichen Fortschritte in der Kniegelenkchirurgie, die durch die operative Arthroskopie erreicht wurden.

KAPITEL 26
Arthroskopische Operationen unter Gasfüllung des Kniegelenks

Die arthroskopische Operation unter Gasfüllung des Kniegelenks ist möglich und in bestimmten Fällen der Technik mit Wasserfüllung überlegen. Unsere Operationstechnik weist einige Besonderheiten auf, die ich mit allen Vor- und Nachteilen gegenüber der allgemein üblichen Wassertechnik erläutern möchte.

Nach meiner Überzeugung ist die arthroskopische Operation einer routiniert ausgeführten Arthrotomie nur dann wirklich überlegen, wenn sämtliche Vorteile der Arthroskopie mit eingebracht werden. Die Bedingungen sind also: Lokalanästhesie und gleiche oder bessere Operationsqualität wie bei Arthrotomie. Es ist deshalb unstrittig, daß eine in Lokalanästhesie unter Gasfüllung in einer kurzen Zeit sauber ausgeführte Teilmeniskektomie einem operativen Eingriff in Narkose und einer Wasserfüllung überlegen ist. Der begrenzte Zeitraum der Lokalanästhesie zwingt den Operateur zu Selbstdisziplin und evtl. zur Aufgabe seines operativen Plans. In Lokalanästhesie und bei Gasfüllung stehen dem Operateur meist nur ca. 30 min mit sehr guten Sichtverhältnissen zur Verfügung. Danach kommt es oft zur gestörten Sicht durch Einblutung aus der inzwischen mehrfach verletzten Synovialis. Gelingt es also, innerhalb weniger Minuten die verletzte Struktur darzustellen, zu resezieren und zu entfernen, so ist diese Methode allen anderen überlegen.

Es ist nur ein geringes Problem, innerhalb der ersten 30 min einen genügenden Druck durch Gas im Knie aufrechtzuerhalten. Wie schon dargestellt, ist eigentlich nur ein Druck zwischen 20 und 30 mmHg erforderlich, um den Binnenraum ausreichend zu erweitern. Durch Einführung der Instrumente durch Trokare, die gegenüber dem Instrument gut abschließen, kann der Druck sogar noch erhöht und konstant gehalten werden. Der Nachteil der Trokartechnik besteht darin, daß es bis zum heutigen Zeitpunkt noch keinen so biegsamen und gut verankerbaren Trokar gibt, der die Eintrittsstelle in der Synovialis vollständig abschirmt und auch erlaubt, gebogene Scheren und Knipszangen in das Knieinnere einzuführen.

Aber auch ohne die Trokartechnik ist es in den ersten 30 min unter Gasfüllung bei geringem Druck immer möglich, den Knieinnenraum sehr gut darzustellen und die Operation auch mit gebogenen Instrumenten auszuführen.

Die Probleme bei der operativen Technik unter Gas und Lokalanästhesie sind wie erwähnt der limitierte Zeitraum, und zwar nicht so sehr wegen des Nachlassens der Narkosewirkung als vielmehr wegen des v.a. bei Frauen nach ca. 30–45 min auftretenden Gasemphysems um die Einführungsstelle des Arthroskops. Auch die Blutungsneigung nimmt zu und führt zur Sichtverschlechterung. Jetzt ist es möglich, unter Lokalanästhesie auf eine Spülung und anschließend auf eine wäßrige Füllung umzusteigen. Die Fortsetzung der Operation erfolgt dann unter ständigem Flüssigkeitszufluß durch eine suprapatellare Kanüle (s. Abschn. 16.1).

Auch der Einsatz von Hochfrequenzstrom zur Resektion von Meniskusanteilen ist in Gasfüllung möglich. Bei geeigneter Einstellung des Stroms entsteht während des Schneidevorgangs ein nebelhaftes Bild. Die Konturen sind jedoch weiter erkennbar. Der Austausch des Gases durch geeignete Technik ist innerhalb von Sekunden möglich, so daß auch das Herausschneiden großer Meniskusanteile keine Probleme verursacht. Hier gilt zeitmäßig unter Lokalanästhesie das gleiche Prinzip wie für die anderen operativen Maßnahmen.

KAPITEL 27
Miniarthrotomie in Lokalanästhesie

Daß die diagnostische Arthroskopie selbst klinisch verborgene Meniskusschäden aufzuklären in der Lage ist, weiß man seit Jahren. Viele Untersucher haben nach Erlernen der diagnostischen Methodik das eingeführte Häkchen mit der Schere oder der Knipszange vertauscht und versucht, arthroskopische Operationen auszuführen. In vielen Fällen erweist sich die Operation als sehr schwierig und zeitaufwendig. In einem großen Operationsbetrieb ist dann eine exakte Planung des Programms nicht mehr möglich. Findet die diagnostische Arthroskopie in Lokalanästhesie statt, kann und darf die Operation nicht länger als 1 h dauern. Aus diesen Gründen hat Gächter die Miniarthrotomie unter arthroskopischer Kontrolle empfohlen. Dies stellt für den Anfänger einen annehmbaren Kompromiß dar. Die Diagnose wird arthroskopisch gestellt. Unter Herausnahme des Arthroskops wird in Allgemein- oder Lokalanästhesie über dem defekten Meniskus eine Inzision von 2–2,5 cm in Längsrichtung gelegt. Mit speziell flachen Langenbeck-Haken wird die Kapsel und die Synovialis zur Seite gehalten und der Knieinnenraum sichtbar. Da der Operateur schon genaue Kenntnis über die Meniskusverletzung und den Verlauf des Risses hat, gelingt es jetzt sehr schnell, insbesondere bei Lappen- oder Korbhenkelläsionen, die entsprechend nötigen Schnitte mit dem Smillie-Messer unter direkter Sicht auszuführen (Abb. 225).

Diese „Notlösung" hat sich auch bei uns schon in vielen Fällen bewährt. Wir wenden diese Technik immer dann an, wenn sich aufgrund einer starken Synovitis oder anderer sichtbehindernder Probleme die arthroskopische Operation schon von Anfang an als schwierig herausstellt.

Nachteil dieser Art von Operation ist wie bei der Arthrotomie, daß sich letztlich die

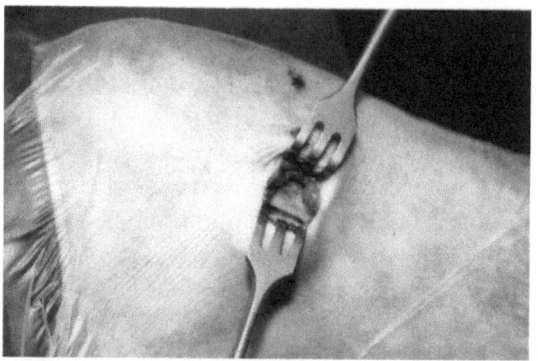

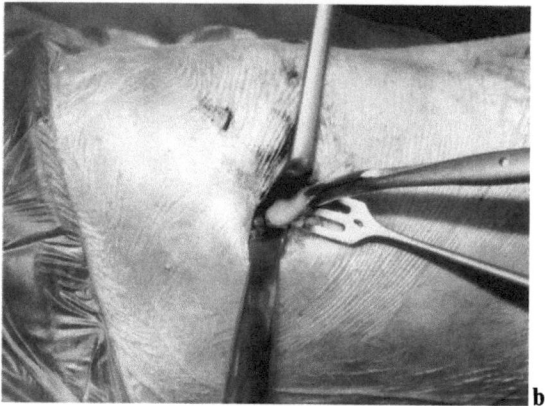

Abb. 225a, b. Die „Miniarthrotomie" in Lokalanästhesie. **a** Längsinzision des Retinaculums, **b** Entfernung eines Korbhenkelrisses

Schnittstelle im Hinterhornbereich, sei es bei einem Lappenriß oder sei es bei einem dorsal abzuschneidenden Korbhenkelriß, nicht sicher beurteilen läßt. Auch die Möglichkeit, im Anschluß an die Operation nochmals arthroskopisch zu kontrollieren, ist fast nicht gegeben, da die Miniarthrotomie eine zu große Austrittspforte für Wasser und erst recht für eine Gasfüllung darstellt. Die saubere Hinterhornresektion bleibt deshalb gelegentlich unsicher.

Die Technik der Miniarthrotomie kann ebenfalls ambulant ausgeführt werden. Bei Einlage einer Redon-Drainage in das Gelenk empfehlen wir die stationäre Behandlung für 2 Tage. Ein vollständiger Ersatz der arthroskopischen Operation durch die Miniarthrotomie ist sicher nicht gerechtfertigt. Diese Methode kann unseres Erachtens nur als eine „gute Notlösung" bei endoskopisch nicht zu Ende zu bringenden schwierigen Eingriffen betrachtet werden.

KAPITEL 28

Ausblick

Die Arthroskopie des Kniegelenks hat sich im diagnostischen Bereich bereits vollständig durchgesetzt. Die Methoden ihrer Anwendung sind standardisiert. Ihre Aussagekraft ist unbestritten gut. Sie hat die Probearthrotomie des Kniegelenks verdrängt und diese obsolet gemacht. In Zukunft wird die diagnostische Arthroskopie mit anderen bildgebenden Verfahren, wie z.B. der Computertomographie oder dem NMR konkurrieren müssen. Ob die Ultraschalldiagnostik einmal in der Lage sein wird, eine gute Kniegelenkdiagnostik ohne invasives Eingreifen zu ergeben, kann heute noch nicht gesagt werden.

Noch in der Entwicklung und Verbreitung begriffen ist die endoskopische operative Technik am Kniegelenk. Hier sind in den letzten Jahren durch die Videotechnik entscheidende Fortschritte erzielt worden. Insbesondere konnte dadurch der sog. „halbsterile Eingriff" der Arthroskopie zu einem vollständig sterilen umgewandelt werden. Auch das Instrumentarium der Operationen hat sich in den letzten Jahren erheblich verbessert. Hier sind aber noch weitere Verbesserungen möglich.

Auch die Standardisierung der einzelnen Operationstechniken ist in keiner Weise abgeschlossen. Es wird sicherlich noch einige Jahre dauern, bis bestimmte Methoden schulmäßig gelehrt werden. Endoskopische Eingriffe werden auch in ihrer Technik immer anspruchsvoller. Es wird sich in den nächsten Jahren zeigen, ob die endoskopisch so elegant erscheinende Meniskusnaht einen wirklichen Fortschritt in der Therapie bringt. Es wird sich außerdem herausstellen, ob es möglich ist, die Kreuzbandchirurgie zu verbessern, evtl. sogar Endoprothesen als Kreuzbandersatz unter arthroskopischer Kontrolle mit langdauerndem Erfolg zu implantieren. Bisher ungelöste Probleme im Bereich der Knorpelerkrankungen könnten arthroskopisch behandelt und v.a. kontrolliert werden. Es ist durchaus vorstellbar, daß Knorpelkittmassen entwickelt werden könnten, die in tiefe Knorpelfissuren, unter arthroskopischer Kontrolle eingespritzt, zu einer besseren Vernarbung von Knorpelrissen führen könnten. Warum sollte es nicht auch möglich sein, Ulzerationen und ausgestanzte Knorpeldefekte mit solchen Substanzen so auszufüllen, daß die chronischen Reizzustände, die von diesen Ulzerationen gewöhnlich ausgehen, vermieden werden können.

Eine völlig neue Dimension in der Diagnostik und in der Therapie bringen die arthroskopischen Untersuchungen der anderen großen und evtl. sogar kleinen Gelenke. Insbesondere im Bereich des Schultergelenks kann die diagnostische Arthroskopie mit großer Sicherheit in den nächsten Jahren Fortschritte beim Erkennen und Therapieren von Schultergelenkschmerzen bringen. Wir stehen bei den anderen Gelenken, was Diagnostik und v.a. Therapie betrifft, erst am Anfang einer bisher noch nicht abzusehenden Entwicklung.

Literaturverzeichnis

Alm A (1974) The diagnostic value of arthroscopy of the knee-joint. Injury 5/4:319–324

Andersen RB, Rossel I (1973) Arthroscopy of the knee-joint in rheumatic diseases. Ugeskr Læger 135:71

Berner W (1983) Die arthroskopische Meniskusresektion. Unfallheilkunde 86:241

Bircher E (1921) Die Arthroendoskopie. Zentralbl Chir 48:1460–1461

Bircher E (1922) Beitrag zur Pathologie und Diagnose der Meniscus-Verletzungen. Bruns' Beitr Klin Chir 127:239–250

Brühlmann-Keller H et al. (1986) Arthrographie und Arthroskopie in der Meniscusdiagnostik. Unfallchirurgie 89:547–550

Burman MS (1931) Arthroscopy or the direct visualisation of joints. An experimental cadaver study. J Bone Joint Surg 13:669–695

Burman MS, Mayer L (1936) Arthroscopic examination of the knee-joint. Arch Surg 32:846

Burman MS, Finkelstein H, Mayer L (1934) Arthroscopy of the knee-joint. J Bone Joint Surg 16:255–268

Casscells W (1971) Arthroscopy of the knee-joint. J Bone Joint Surg [Am] 53:287–298

Dandy DJ (1982a) Arthroscopy and the management of the ruptured anterior crueiale ligament. Clin Orthop 167:43–49

Dandy DJ (1982b) The bucket handle meniscal tear: A technique detaching the posterior segment first. Orthop Clin North Am 13:369–385

Dandy DJ (1984) The arthroscopy of the knee. Gower, London

Dandy DJ, Jackson RW (1975a) The impact of arthroscopy on the management of disorders of the knee. J Bone Joint Surg [Br] 58/3:346–348

Dandy DJ, Jackson RW (1975b) The diagnosis of problems after meniscectomy. J Bone Joint Surg [Br] 58/3:349–352

Delbarre F, Aignan M, Ghozlan R (1975) L'Arthroscopie du genou. Institut de Rhumatologie et la Faculté de Médicine de Paris-Cochin

Dorfmann H, Dreyfus P (1971a) Arthroscopy of the knee (methods and results). Cah Sociol Demogr Med 12:561

Dorfmann H, Dreyfus P (1971b) Arthroscopy of the knee (methods and results). Minerva Med 62:2621

Dorfmann H, Seze S de (1972) Nouvelles observations sur l'arthroscopie du genou. Résultat d'une expérience personnelle. Sem Hôp Paris 48:3011–3019

Dorfmann H, Dreyfus P, Justin-Besancon L (1970) Arthroscopy of the knee-joint. Current status of the question. Sem Hôp Paris 46:3442–3450

Edgar MA, Lowy M (1973) Arthroscopy of the knee. Proc R Soc Med 66:512–515

Eickelaar HR (1975) Arthroscopy of the knee. Royal United Printers Hoitsema B.V.

Finkelstein H, Mayer L (1931) The arthroscopy, a new method of examining joints. J Bone Joint Surg 13:583–588

Fujimoto K (1949) Arthroscopic findings of the experimental arthritis caused by intra-articular injection of various disinfectant medicaments. J Jap Orthop Assoc 22:60

Gächter A (1986) Meniscectomy by mini arthrotomy in local anesthesia. In: Trickey, Hertel P (eds) Surgery and arthroscopy of the knee. Springer, Berlin Heidelberg New York Tokyo, p 113

Gallannaugh S (1973) Arthroscopy of the knee-joint. Br Med J III (5874):285–286

Geist EW (1926) Arthroscopy. Preliminary report. Lancet 46:306–307

Gillquist J, Hagberg G (1976) A new modification of the technic of the arthroscopy of the knee-joint. Acta Chir Scand 142:123–130

Gillquist J, Karpf PM (1982) Arthroskopische Operationen am Knie. Fortschr Med 3:51

Gillquist J, Oretorp N (1982) Arthroscopic partial meniscectomy technique and long-term results. Clin Orthop 167:29–33

Gillquist J, Hagberg G, Oretorp N (1977) Arthroscopy in acute injuries of the knee-joint. Acta Orthop Scand 48:190–196

Glinz W (1973) Arthroscopy in trauma of the knee-joint. International Congress on the knee-joint, Rotterdam

Glinz W (1974) Diagnostische Bedeutung der Arthroskopie bei Präarthrosen des Kniegelenkes. Unfallmed Berufskr 4:260–265

Glinz W (1976a) Die Arthroskopie bei Meniscusverletzungen. Unfallmed Berufskr 3/4:106–115

Glinz W (1976b) Arthroskopie beim Knorpelschaden des Kniegelenkes. Hefte Unfallheilkd 127:46–57

Glinz W (1977) Arthroskopische Diagnostik der traumatischen Knorpelläsion am Kniegelenk. Hefte Unfallheilkd 129:242–246

Glinz W (1979) Diagnostische Arthroskopie und arthroskopische Operationen am Kniegelenk. Huber, Bern Stuttgart Wien

Gschwend N (1976) Die Arthroskopie. Fortbildk Rheumatol 4:189–192

Hempfling H (1987) Die Endoskopie an großen Gelenken. Med Orthop Tech 107/2:73–78

Henche HR (1974) Indikation, Technik und Resultate der Arthroskopie nach Traumatisierung des Kniegelenks. Orthopäde 3:128–133

Henche HR (1976) Indikation und Technik der Arthroskopie des Kniegelenkes. Orthop Prax 2:165–167

Henche HR (1977) Die Arthroskopie des Kniegelenkes. Beitr Orthop Traumatol 24:217–220

Henche HR (1986) Von der diagnostischen zur operativen Arthroskopie des Kniegelenkes. Schweiz Rundschau Med 75/24:735

Henderson C et al (1982) Pneumoserotum as a complication of arthroskopy. J Bone Joint Surg [Am] 64/8:1239

Henry A (1972) Arthroscopy in the management of internal derangements of the knee-joint. International Congress on the knee-joint, Rotterdam, pp 120–125

Hertel P, Schweiberer L (1980) Die Akutarthroskopie des Kniegelenkes als diagnostischer und therapeutischer Eingriff. Unfallheilkunde 83:233–240

Hertel P, Schweiberer L (1982) Die Arthroskopie des Kniegelenkes. Dtsch Ärztebl 79/19:29–38

Hey W, Henche HR (1984) Endoskopische Operationen am Kniegelenk. Chir Prax 33:491–496

Hofer H (1985) Fortschritte in der Arthroskopie. Enke, Stuttgart

Holder J (1982) Die arthroskopische Operation am Kniegelenk. Aktuel Traumatol 5:222–227

Holder J (1984) Arthroskopische Operationen am Kniegelenk. In: Buess G, Unz S, Pichlmaier H (Hrsg) Endoskopische Techniken. Deutscher Ärzte-Verlag, Köln, S 142–149

Holder J (1986) Technik und Ergebnisse der arthroskopischen Meniskotomie. Orthop Prax 22:115–122

Hurter E (1955) L'arthroscopie, nouvelle méthode d'exploration du genou. Rev Chir Orthop 41:763–766

Imbert R (1956) Arthroscopy of the knee; its technique. Marseille Chir 8:368

Imbert R (1957) Arthroscopy; significance of the method. Marseille Chir 9:676

Ino S (1939) Normal arthroscopic findings of the knee-joint in adults. J Jap Orthop Assoc 14:467

Jackson RW (1973) Arthroscopy of the knee. Curr Pract Orthop Surg 4:93–117

Jackson RW (1974) The role of arthroscopy in the management of the arthritic knee. Clin Orthop 101:28–35

Jackson RW (1975) Diagnostic uses of arthroscopy. Recent Adv Orthop 10:217–234

Jackson RW (1983) Arthroscopic surgery. J Bone Joint Surg [Am] 65:416–420

Jackson RW (1987) Memories of the early days of arthroscopy: 1965–1975, the formative years. J Arthrosk Rel Surg 3:1

Jackson RW, Abe J (1972) The role of arthroscopy in the management of disorders of the knee. J Bone Joint Surg [Br] 54:310–322

Jackson RW, Dandy DJ (1976) Arthroscopy of the knee. Grune & Stratton, New York

Jackson RW, De Haven KE (1975) Arthroscopy of the knee. Clin Orthop 107

Jackson RW, McCarthy DD (1971) Arthroscopy of the knee. University of Toronto Press, Toronto, pp 293–297

Jayson MI (1968) Arthroscopy; a new diagnostic method. Nurs Times 64:1002

Jayson MI, Dixon ASJ (1968) Arthroscopy of the knee in rheumatic diseases. Ann Rheum Dis 27:503–511

Johnson LL (1973) Diagnostic arthroscopy of the knee. International Congress on the knee-joint, Rotterdam, pp 131–139

Johnson LL (1981) Diagnostic and surgical arthroscopy. Mosby, St. Louis Toronto London

Johnson LL, Becker RL (1975) The role of the assistant in arthroscopy. 42nd Annual Meeting American Academy of Orthopedic Surgery, March 1975

Johnson LL, Becker RL (1976) Arthroscopy, technique and the role of the assistant. Orthop Rev 9:31–43

Johnson LL, Shneider DA, Becker RL (1976) Arthroscopy 76. 43rd Annual Meeting American Academy of Orthopedic Surgery, January–February 1976

Kawashima W (1943) Arthroscopy of the tuberculous knee in its early stage. J Jap Orthop Assoc 18:651

Kieser C, Rüttimann A (1976) Die Arthroskopie des Kniegelenkes. Schweiz Med Wochenschr 106:1631–1637

Klein W, Schultz KP (1983) Arthroscopic Meniscotomy. Technique, problems, complications and follow up results. Arch Orthop Trauma Surg 101:231–237

Koike F (1943) Arthroscopic study of experimental suppurative arthritis. J Jap Orthop Assoc 18:656

Kreuscher P (1925) Semilunar cartilage disease, a plea for early recognition by means of the arthroscope and early treatment of this condition. IMJ 47:290–292

Lesky E (1966) Vom Lichtleiter zum Zystoskop. Med Monatsspiegel 4:76–80

Lipson RL, Clemmons JJ, Frymoyer JW (1967) Arthroscopy: Experience with percutaneous biopsy of intraarticular structures under direct vision. Arthritis Rheum 10:294

Löhnert J, Raunest J (1985) Arthroskopische Chirurgie des Kniegelenkes. Regensberg & Biermann, Münster

Marques J, Sanamaria A, Gomes, Martinez G (1971) Arthroscopy. Rev Esp Reum 14:47

Matsumo J (1959) Arthroscopic and histological studies of tuberculous and nonspecific chronic arthrides. J Jap Assoc Rheum 1:409

Mayer L, Burman MS (1939) Arthroscopy in the diagnosis of meniscal lesions of the knee-joint. Am J Surg 43:501

McGuire et al. (1986) Local anesthesia and arthroscopy surgery of the knee. Alaska Med 28/2:20

Mennet P (1971) Möglichkeiten und Grenzen der Kniearthroskopie. Schweiz Med Wochenschr 101:1591

Metcalf RW (1979a) Arthroscopic meniscectomy seminar, Salt Lake City, Utah, pp 21–22

Metcalf RW (1979b) Arthroscopic surgery technique: The bucket handle meniscal tear. Am Acad Orthop Surg Proceedings

Metcalf RW (1984) Arthroscopic knee surgery. Adv Surg 17:197–240

Morscher E (1984) Erfindung und Entwicklung der Kniearthroskopie durch Eugen Birchner (1882–1984). Swiss Med 6:28

O'Connor RL (1973) The arthroscope in the management of crystal-induced synovitis of the knee. J Bone Joint Surg [Am] 55:1443

O'Connor RL (1974) Arthroscopy in the diagnosis and treatment of acute ligament injuries of the knee. J Bone Joint Surg [Am] 56/2:333–337

O'Connor RL (1977) Arthroscopy. Lippincott, Philadelphia Toronto

Ohnsorge J (1969a) Arthroskopie des Kniegelenkes mittels Glasfasern. Z Orthop 106:535–538

Ohnsorge J (1969b) Farbphotographie des Kniegelenkinnenraumes über ein neues Glasfiberendoskop. Langenbecks Arch Klin Chir 325:965–967

Ohnsorge J (1970) Die Arthroskopie des Kniegelenkes. Fortschr Endoskopie 2:29–34

Okamura T (1945) An arthroscopic study of the traumatic disorders of the knee-joint. J Jap Orthop Assoc 23:28

Robles Gil J, Katona G (1969) Arthroscopy as a means of diagnosis and research. Review of 80 arthroscopies proceeding of the 4th Panamerican congress of Rheumatology. Excerpta Medica Amsterdam, p 209

Robles Gil J, Katona G (1971) Clinical and therapeutic usefulness of arthroscopy. Gazz Sanit 20:16

Robles Gil J, Katona G, Barroso MR (1968) Arthroscopy as an aid to diagnosis and investigation. Excerpta Medica International Congress Series 143

Sato K (1950) An arthroscopic study of knee-koint injury caused by dull force. J Jap Orthop Assoc 24:184

Sato K (1955) An arthroscopic study of knee-joint injury caused by dull force. J Jap Orthop Assoc 28:467

Shahriaree H (1984) O'Connor's textbook of arthroscopic surgery. Lippincott, Philadelphia

Sommer R (1937) Die Endoskopie des Kniegelenkes. Zentralbl Chir 64:1692–1697

Sprague NF (1982) The bucket-handle meniscal tear: A technique using two incisions. Orthop Clin North Am 13:337–348

Suckert R (1960) Photoarthroskopie des Kniegelenkes. Z Unfallmed Berufskr 53:65–67

Takagi K (1933) Practical experience using Takagi's arthroscope. J Jap Orthop Assoc 8:132

Takagi K (1939) The arthroscope. J Jap Orthop Assoc 14:359–441

Tesson MC, Aignan M, Delbarre F (1970) Arthroscopy of the knee. Technique, indications, results. Presse Med 78:2467

Tiling T (1986) Arthroskopische Meniskuschirurgie. Enke, Stuttgart

Trickey, Hertel P (1986) Surgery and arthroscopy of the knee. Springer, Berlin Heidelberg New York Tokyo

Tsuyama N, Udagawa E (1966) Arthroscopy. Surg Ther (Osaka) 14:581

Vaubel E (1938a) Die Endoskopie des Kniegelenkes. Z Rheumaforsch 1:210–213

Vaubel E (1938b) Die Arthroskopie. Rheumatismus 9

Wagner H, Holder J (1982) Bericht über die 7. Murnauer Unfalltagung der Landesverbände

der gewerblichen Berufsgenossenschaft am 15.5.1982
Watanabe M (1949) Arthroscopy of the ankle joint of the horse. J Jap Orthop Assoc 22:51
Watanabe M (1954) The development and present status of the arthroscope. J Jap Med Inst 25:11
Watanabe M (1974) Arthroscopy of the knee-joint. In: Helfet AJ (ed) Disorders of the knee. Lippincott, New York, pp 139–149
Watanabe M, Takeda S (1960) The number 21 arthroscope. J Jap Orthop Assoc 34:1041
Watanabe M, Takeda S, Ikeuchi H (1969) Atlas of arthroscopy, 2nd edn. Igaku Shoin, Tokio
Wilcke KH (1939) Endoskopie des Kniegelenkes an der Leiche. Bruns' Beitr Klin Chir 169:75–83
Wruhs O (1970) Die Arthroskopie und Endophotographie zur Diagnostik und Dokumentation von Kniegelenksverletzungen. Wien Med Wochenschr 8:126–133

Wruhs O (1972) Die Arthroskopie. Orthop Prax 9:75–78
Wruhs O (1973a) Die Endoskopie des Kniegelenkes zur Diagnostik und Dokumentation von Binnenschäden und Erkrankungen. Fortschr Endoskopie 4:225–226
Wruhs O (1973b) Endoskopisch faßbare Veränderungen des Femurpatellargelenkes. Z Orthop 111:525–526
Wruhs O (1973c) Die Arthroskopie des Kniegelenkes. Z Orthop 111:664–665
Wruhs O (1975a) Arthroskopische Befunde bei Vorverlagerung d. Tuberositas tibiae. Hefte Unfallheilkd 127:187–194
Wruhs O (1975b) Arthroskopie bei Schienbeinkopfbrüchen. Hefte Unfallheilkd 126:234–236
Zollinger H (1977) Indikation und Aussage der Gelenkendoskopie bei der Chondropathia patellae. Z Orthop 115:617

Sachverzeichnis

Die *kursiven Seitenzahlen* weisen auf den Hauptbehandlungsort des betreffenden Stichwortes hin

Abdeckung 27, *28*, 96
Abrasio patellae 78 f.
Abrasionsarthroplastik 163
Acetylen 30
Allgemeinnarkose *31*, 42, 81, 94
Anästhesie *31 ff.*, 94
Aquariumeffekt *38 f.*, 66, 179
Arthropneu 41
Arthroskop *6 ff.*, 13
Arthroskopieindikation 24
Arthroskopieoperation 93 ff.
Arthrotomie 93, 106
Aufklappbarkeit
–, mediale 83
Aufklärung 25 ff.
Außenmeniskusoperation 141 ff.

Bakterienfilter 40
Begutachtung 88 f.
Beinhalter *28*, 94
Blutsperre 96

Capsula synovialis 66
Chipkamera 14 ff.
Chondromalazie 78
Chondropathia genus 88
Chondropathia patellae *78 f.*, 88, 158, 162
CLA-Kniemodell 18 f.
Corpora libera 37, *102 ff.*
Cydexlösung 30

Doppelbetrachtersysteme 12
Drainagekanüle 98
Dreipunkttechnik 107

Einbestellung 25
Einklemmungserscheinungen 37
Elektrochirurgie 173 f.
Elektroresektion 10, 173
Emphysembildung *40*, 178
Empyem 178

Faßzange 99, 101, 102
Femoropatellargelenk 20, 35, 43, 46 f., *53 ff.*, 95, 88
Femorotibialgelenk 43
Femurkondylus
–, medialer 35, 46, *51*, 59
–, lateraler 35, 59, 62
Flüssigkeitsspülung 96
Formalindampf 30
Fossa intercondylaris 35, 58, *95*

Gassterilisation 30
Gelenkerguß *47 f.*, 179
Gelenkfüllung
–, flüssig *38 ff.*, 48, 96
–, gasförmig *40 ff.*, 48, 96, 180 f.
Gelenkkompartiment
–, laterales 95
–, mediales 96
Gelenkkörper
–, freie 37, *102*
Gelenkspülungen 18 f.
Geradeausoptik 7
Glasfibersystem 6
Gliederoptik 12

Hakenschere 101, 111
Haltezange 99
Haupthähne 48, 49
Hautemphysem 40
Hautinzision 35
Hinterhornbasisriß
–, zirkulärer 116 ff.
Hinterhornlappen 123 ff.
Hinterhornresektion
–, laterale 147 ff.
Hinterhornschicht 109 ff., 118, 125, 131, 144, 150, 157
Hoffa-Fettkörper 33, 36, *43*, 47 f., 50, 53, 85, 166, 178
Hohlmeißel 99, 101
Horizontalrisse 68
Hyperextensionshaltung 94

Innenband 83
Innenmeniskusoperation 108 ff.
Instabilität
–, anteromediale *53*, 71
–, vordere 83
Instrumentenbruch
–, intraartikulärer 178
Interkondylenregion 35, *58 f.*, 95
Inzision 35, *97*

Kaltlicht 9
Kaltlichtfontäne 9
Knieanatomie 13 ff.
Kniegelenkzugang
–, anterolateraler 97
–, anteromedialer 97
–, dorsolateraler 37
–, dorsomedialer 37
–, lateraler 35
–, medialer 36
–, nach Gillquist 36
–, nach Patel 36
–, posteromedialer 97
–, suprapatellarer *36 f.*, 98
Knipszange *99 f.*, 109, 122
Knorpelablösung 78
Knorpelabscherfraktur 55
Knorpeldefekt 39, 158
–, degenerativ 74 f., 88
–, arthroskopische Therapie 159 ff.
–, traumatisch 74 f., 88
Knorpeldefektstadien 74, *76 f.*
Kochsalzlösung
–, physiologische 38, 97, 175
Kohlensäuregas 40
Kollateralband
–, mediales 97
Kondylus 43
–, medialer 48
Korbhenkelriß *66 f.*, 72, *108 ff.*
–, artifizieller 140
–, lateraler 141 ff.
–, luxierter 108 f.

189

Korbhenkelriß medialer 108 ff.
–, Reposition 108
–, Resektion 108
Komplikationen 178 f.
Kreuzband
–, hinteres 35, 46, *59*, *83f.*
–, vorderes 35, *59*, *81*, 88
Kreuzbandersatz
–, plastischer 168
Kreuzbandriß 59, 168
Kryotherapie 176

Lachgas 40
Lagerung *25*, 28, 94
Längsriß *66ff.*, 72
Lappenriß 67 f., 123 ff.
Lateral release 169
Lichtquellen 9
Ligamentum patellae 97
Ligamentum transversum *43*, 51
Linea
–, terminalis 45
–, trochleocondylaris *43*, 45, 53
Linsensysteme 6
Lokalanästhesie *32*, 42, 81

Matratzennähte 169
Membrana synovialis 165
Meniskektomie
–, partielle 106
–, subtotale 106, *139*
–, totale 106
Meniskus
–, lateraler *62*, 71 ff.
–, medialer *51ff.*, 61, 66 ff.
Meniskusauffaserungen 136 ff.
Meniskuseinriß
–, horizontaler 134 ff.
–, inkompletter 134 ff.
–, radiärer 129 ff.
–, tangentialer 134 ff.
Meniskuslappen 68
Meniskusnaht 168
Meniskusoperation 106
Meniskusresektion 93, 106 f.
Meniskusveränderungen
–, degenerative 136 ff.

Metallentfernung
–, arthroskopische 173
Miniarthrotomie 182
Musculus-popliteus-Sehne 62, 71

Narkose 31

Operationsarthroskop 13
Operationsbericht 21
Operationsinstrumentarium 99 ff.
Osmiuminjektion 66
Osteochondrosis dissecans *80*, 88, 104, 163
–, Refixation 80, 163
Outerbridgekante 55

Patella 53 ff.
–, Lateralisation 169
Patella alta 88
Patellafacette 56, 169 ff.
Patellaluxation
–, habituelle 172 f.
Pes anserinus 37
Photoausrüstung 13 f.
Photodokumentation 13, 21
Plica
–, alata 13, *58*
–, mediopatellaris 165 ff.
–, synovialis 43, *58f.*, *85*, 165 ff.
Plicasyndrom 85
Polaroidkamera 13
Popliteusschlitz 62
Popliteussehne 62, 71
Präparierschere 99, 101, 111

Querriß 67, 71

Recessus
–, dorsaler 37, 48, 59, 83, 84
–, lateraler *63f.*, 95
–, medialer 95, 111
–, suprapatellaris 35, 42, 43, 48, *58*, 95
Regionalanästhesie 31 f.
Regio tibialis anterior 59
Ringer-Lösung 38, 97, 175

Rißformen 67
Röhrenkamera 14 ff.
Rotationsinstrumente 10 f.

Scheibenmeniskus
–, lateraler 71, *154ff.*
Schnelldesinfektion 30
Schubladenzeichen 83
Shaversysteme 10 f.
Spülung 48, 97, 175
Stablinsensystem 6, 13
Sterilisation 30
Stummelbildung 115
Synovektomie
–, arthroskopische 165
Synovialbiopsie 165
Synovialis 35, 46, 51, *66*, 165
Synovialzotten 38, 165, 178
Synoviorthese
–, chemische 66
Synovitis 38, 165

Teppichfaltenbildung 53
Trochlea *43*, 47
Trokar *8*, 46
Trokarhülse *8*, 46 ff., 50

U-matic-System 16, *17*, 21

Valgusdruck 94
Varusdruck 94
Videodokumentation 21
Videosysteme 14 ff.
Viererposition 19, 35, 48, 62, 72
Vorderhornlappen 123 ff.
Vorderhornresektion
–, laterale 150 ff.
Vorderhornschnitt 111 ff., 131, 144, 151, 155

Weiterbehandlung 175 ff.
Winkeloptik
–, 30° *7*, 35
–, 70° *7*, 35, 84

Yttriuminjektion 66

Zweipunkttechnik 107

MIX
Papier aus verantwortungsvollen Quellen
Paper from responsible sources
FSC® C105338

If you have any concerns about our products,
you can contact us on
ProductSafety@springernature.com

In case Publisher is established outside the EU,
the EU authorized representative is:
**Springer Nature Customer Service Center GmbH
Europaplatz 3, 69115 Heidelberg, Germany**

Printed by Libri Plureos GmbH
in Hamburg, Germany